全国中等卫生职业教育护理专业"双证书"人才培养"十二五"规划教材

供护理、助产及相关医学类专业使用

丛书顾问 文历阳 沈彬

病理学基础

主 编 裴喜萍 符 兵 刘雪松
副主编 王志勇 王亚宁
编 者 （以姓氏笔画为序）
马晓梅 甘肃省酒泉卫生学校
王亚宁 陕西省宝鸡职业技术学院
王志勇 湖北省枣阳市卫生职业技术学校
刘雪松 辽宁省营口市卫生学校
李 平 山东省潍坊护理职业学院
金 雪 贵州省人民医院护士学校
符 兵 江西护理职业技术学院
曹世明 湖北省枣阳市卫生职业技术学校
裴喜萍 甘肃省天水市卫生学校

U0362767

华中科技大学出版社
http://www.hustp.com
中国·武汉

内 容 简 介

本书是全国中等卫生职业教育护理专业"双证书"人才培养"十二五"规划教材。

本书每章内容由学习目标、正文、小结和能力检测四部分组成。本教材有如下特点：突出中等卫生职业教育特点，强调对学生职业能力和素质的训练、培养，反映教学改革的最新理念；每章配套护士执业资格考试历年真题和习题，有助于提高护士执业资格考试通过率；内容紧密联系后续课程，尽量使用临床真实案例、大体标本、组织切片插图和归纳性图表，突出病理学基本知识、基本理论及其与护理、临床的内在联系。

本书适合护理、助产及相关医学类专业使用。

图书在版编目(CIP)数据

病理学基础/裴喜萍,符兵,刘雪松主编.—武汉:华中科技大学出版社,2013.2(2022.12重印)
ISBN 978-7-5609-8561-9

Ⅰ.①病… Ⅱ.①裴… ②符… ③刘… Ⅲ.①病理学-中等专业学校-教材 Ⅳ.①R36

中国版本图书馆 CIP 数据核字(2012)第 290712 号

病理学基础　　　　　　　　　　　　　　　　裴喜萍　符 兵　刘雪松　主编

策划编辑：荣　静
责任编辑：柯其成
封面设计：范翠璇
责任校对：马燕红
责任监印：周治超
出版发行：华中科技大学出版社(中国·武汉)　　　电话：(027)81321913
　　　　　武汉市东湖新技术开发区华工科技园　　邮编：430223
录　　排：华中科技大学惠友文印中心
印　　刷：湖北恒泰印务有限公司
开　　本：787mm×1092mm　1/16
印　　张：15
字　　数：370 千字
版　　次：2022 年12月第 1 版第10次印刷
定　　价：58.00 元

全国中等卫生职业教育护理专业"双证书"人才培养"十二五"规划教材编委会

丛书顾问 文历阳 沈 彬

委 员（按姓氏笔画排序）

马世杰	湖北省潜江市卫生学校	杨永庆	甘肃省天水市卫生学校
王 梅	北京护士学校	杨运霞	安康职业技术学院
王 懿	甘肃省酒泉卫生学校	杨厚谊	江苏省镇江卫生学校
王志勇	枣阳市卫生职业技术学校	张 录	乌兰察布医学高等专科学校
尤学平	江苏省镇江卫生学校	陈天泉	甘肃省天水市卫生学校
乌建平	江西医学院上饶分院	林秋红	辽宁省营口市卫生学校
艾力·孜瓦	新疆维吾尔医学专科学校	凯赛尔·阿不都克热木	新疆维吾尔医学专科学校
石艳春	内蒙古医科大学	孟宪明	枣阳市卫生职业技术学校
朱梦照	惠州卫生职业技术学院	赵小义	陕西省咸阳市卫生学校
任卫东	辽宁省营口市卫生学校	晏志勇	江西护理职业技术学院
刘卫国	呼和浩特市卫生学校	徐玉梅	潍坊护理职业学院
刘波涛	乌兰察布医学高等专科学校	徐国华	江西护理职业技术学院
许煜和	新疆伊宁卫生学校	徐神恩	江西医学院上饶分院
孙学华	淮北职业技术学院	黄晓华	湖州中等卫生专业学校
李俊华	贵州省人民医院护士学校	董淑雯	潍坊护理职业学院
李晓彬	甘肃省酒泉卫生学校	韩爱国	潍坊护理职业学院

总　序

　　随着我国经济的持续发展和教育体系、结构的重大调整,职业教育办学思想、培养目标随之发生了重大变化,人们对职业教育的认识也发生了本质性的转变。我国已将发展职业教育作为重要的国家战略之一。《中共中央国务院关于深化教育改革,全面推进素质教育的决定》中提出,在全社会实行学业证书和执业资格证书并重的制度。《国家中长期教育改革和发展规划纲要(2010—2020年)》中也强调,积极推进学历证书和执业资格证书"双证书"制度,推进职业学校专业课程和执业标准相衔接,完善就业准入制度。护理专业被教育部、卫生部等六部委列入国家紧缺人才专业,予以重点扶持。根据卫生部的统计,到2015年我国的护士数量将增加到232.3万人,平均年净增加11.5万人,这为护理专业的毕业生提供了广阔的就业空间,也对卫生职业教育如何进行高素质技能型护理人才的培养提出了新的要求。护理专业的人才培养应以职业技能的培养为根本,与护士执业资格考试紧密结合,力求满足学科、教学和社会三方面的需求,突出职业教育特色。

　　为了顺应中等卫生职业教育教学改革的新形势和新要求,在认真、细致调研的基础上,在教育部高职高专医学类及相关医学类教学指导委员会文历阳教授、沈彬教授等专家的指导下,我们组织了全国30多所卫生职业院校的200多位老师编写了这套秉承"学业证书和执业资格证书并重"理念的全国中等卫生职业教育护理专业"双证书"人才培养"十二五"规划教材。

　　本套教材编写过程中,力求充分体现以服务为宗旨,以就业为导向,以培养技能型、服务型高素质劳动者为目标,以临床实际应用和技能提高为主线的基本思想,结合护士执业资格考试的"考点",突出职业教育应用能力培养的特点,充分考虑中等卫生职业学校的学生特点、就业岗位和职业考试的要求,坚持"五性"(思想性、科学性、先进性、启发性、适用性),强调"三基"(基本理论、基本知识、基本技能),以"必需、够用"为度,融入学科的新知识、新进展和新技术,力求符合中职学生的认知水平和心理特点,符合社会对护理等相关卫生人才的需求特点,适应岗位对护理专业人才知识、能力和素质的需求。在充分研究、分析已有教材的优缺点的基础上,取其精华,并进行创新,力求建设一套实用性强、适用性广、老师好教学生好学的精品教材。本套教材的编写原则和主要特点如下。

　　(1)紧扣教育部制定的新专业目录、新教学计划和新教学大纲的要求编写,随章节配套习题,全面覆盖知识点与考点,有效提高护士执业资格考试通过率。教材内容的深度和广度严格控制在中等卫生职业教育教学要求的范围内,具有鲜明的中等卫生职业教育特色。

　　(2)紧跟教改,接轨"双证书"制度。紧跟教育部教学改革步伐,注重学业证书和执业资格证书相结合,提升学生的就业竞争力。

（3）体现"工学结合"的人才培养模式和"基于工作过程"的课程模式。

（4）以"必需、够用"为原则，简化基础理论，侧重临床实践与应用。多数理论课程都设有实验或者实训内容，以帮助学生理论联系实践，培养其实践能力，增强其就业能力。

（5）基础课程注重联系后续课程的相关内容，专业课程注重满足执业资格标准和相关工作岗位需求，以利于学生就业，突出卫生职业教育的要求。

本套教材编写理念新颖，内容实用，符合教学实际，注重整体，重点突出，编排新颖，适合于中等卫生职业教育护理、助产、涉外护理等专业的学生使用。这套规划教材得到了各院校的大力支持和高度关注，它将为新时期中等卫生职业教育的发展作出贡献。我们衷心希望这套教材能在相关课程的教学中发挥积极的作用，并得到读者的喜爱。我们也相信这套教材在使用过程中，通过教学实践的检验和实际问题的解决，能不断得到改进、完善。

全国中等卫生职业教育护理专业"双证书"人才培养"十二五"规划教材
编写委员会

前 言

　　本书是全国中等卫生职业教育护理专业"双证书"人才培养"十二五"规划教材,根据《国家中长期教育改革和发展规划纲要》中所强调的"积极推进学历证书和职业资格证书'双证书'制度,推进职业学校专业课程内容和职业标准相衔接"的有关文件精神编写。针对目前中等卫生职业学校护理专业学生的实际状况,结合护理岗位的实际需求和学生的就业现状,我们在编写过程中坚持"贴近学生、贴近岗位、贴近社会"的基本原则,编写思路是以就业为导向,以教学计划和教学大纲为纲领,以临床实际应用和技能提高为主线,结合护士执业资格考试的"考点",在兼顾科学性、思想性的同时,体现教材的针对性、实用性、适用性、可读性和创新性。本书以护理、助产等专业为主要对象,兼顾其他相关专业需求。各学校在使用本教材时,可根据各自的学时情况安排教学内容。

　　本书有如下特点。①突出中等卫生职业教育特点,强调对学生职业能力和素质的训练、培养,反映教学改革的最新理念。本书内容包含足够的考点和知识点,每章节配套护士执业资格考试历年真题和习题,有助于提高护士执业资格考试通过率,从而提升学生的就业竞争力。②在介绍病理学基本知识的同时,适当增加医学研究新进展的内容,便于学生了解医学发展的新动态。③针对目前中等卫生职业学校护理专业学生的实际状况(如学生年龄较小、基础知识相对不足),本书在内容的编写上力求内容精练,文字通俗易懂,表达深入浅出,图文并茂,可读性强。编写中紧密联系后续课程,尽量使用临床真实案例、大体标本、组织切片插图和归纳性图表,突出病理学基本知识、基本理论及其与护理、临床的内在联系。④为了激发学生的学习兴趣、拓展知识和活跃思维,帮助学生复习,加深理解,把握教材的重点、难点,检验学习效果,每章开头都有明确的学习目标,文中插入知识链接、案例分析,每章最后设有本章小结、能力检测。⑤为增强学生的认知能力和实践动手能力,书后附有实验指导。

　　本书编写人员由全国各大中专院校的一线教师组成。在教材编写过程中,所有参编人员认真负责,团结协作,参编院校的领导也都给予了大力支持和帮助,在此表示最诚挚的感谢!

　　尽管本书内容经过多次讨论、修改、审阅,但由于编者水平和能力有限,书中错误在所难免,恳请使用本书的广大师生予以批评指正,以便再版时完善。

裴喜萍

能力检测答题说明

一、A1 型题(单句型最佳选择题)

每道试题由 1 个题干和 5 个供选择的备选答案组成。题干以叙述式单句出现,备选答案中只有 1 个是最佳选择,称为正确答案,其余 4 个均为干扰答案。干扰答案或是完全不正确,或是部分正确。

二、A2 型题(病例摘要型最佳选择题)

试题结构是由 1 个简要病例作为题干、5 个供选择的备选答案组成,备选答案中只有 1 个是最佳选择。

三、A3 型题(病例组型最佳选择题)

试题结构是:叙述一个以患者为中心的临床情景,然后提出 2～3 个相关问题,每个问题均与开始的临床情景有关,但测试要点不同,且问题之间相互独立(1～3 题共用题干)。每题有 5 个供选择的备选答案,备选答案中只有 1 个是最佳选择。

四、A4 型题(病例串型最佳选择题)

叙述一个以单一患者或家庭为中心的临床情景,然后提出 3～6 个相关问题。每题有 5 个供选择的备选答案,备选答案中只有 1 个是最佳选择。当病情逐渐展开时,可以逐步增加新的信息。有时陈述了一些次要的或有前提的假设信息,这些信息与病例中叙述的具体患者并不一定有联系。提供信息的顺序对回答问题是非常重要的。每个问题均与开始的临床情景有关,又与随后的改变有关。回答这样的试题一定要以试题提供的信息为基础。

五、B1 型题(标准配伍题)

试题开始是 5 个备选答案,备选答案后提出至少 2 道试题,要求应试者为每一道试题选择一个与其关系密切的答案。在一组试题中,每个备选答案可以选用一次,也可以选用数次,也可以一次都不选用。

目 录

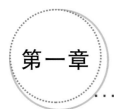

第一章　绪论与疾病概论

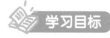

1. 熟悉病理学的任务、范围及在医学中的地位。
2. 熟悉疾病的概念、疾病发展过程中的共同规律及转归。
3. 了解病理学的研究方法及学习方法。
4. 了解疾病的原因。

第一节　绪　　论

一、病理学的任务

病理学是研究人体患病时体内所发生的形态结构、功能和代谢等方面的改变,从而揭示疾病的病因、发病机制和转归的医学基础学科。其目的是认识和掌握疾病的本质和发生发展规律,为疾病的诊治和预防提供理论基础。其主要任务是研究以下内容。①病因学,即疾病发生的原因;②发病学,即在病因作用下导致疾病发生、发展的具体环节、机制和过程;③病理变化,即在疾病的发生、发展过程中,机体的功能、代谢和形态结构的变化以及这些变化与临床表现之间的关系(临床病理联系);④疾病的转归等。

二、病理学的范围及在医学中的地位

本书内容包括病理学和病理生理学两大部分。前者侧重从形态角度观察和研究疾病,后者则侧重从功能和代谢的角度研究疾病。二者相辅相成,紧密联系。本书除绪论与疾病概论外,前面部分为病理学内容,共6章。其中2~5章为总论,依次为细胞和组织的适应、损伤与修复、局部血液循环障碍、炎症、肿瘤,主要阐述各种疾病及病理过程中所发生的共同规律;6~7章为各论,包括常见疾病、传染病,主要阐述各系统常见疾病的特殊规律。后面部分为病理生理学内容,共8章,分别为水、电解质代谢紊乱,水肿,酸碱平衡紊乱,发热,缺氧,弥散性血管内凝血,休克,重要器官功能衰竭,主要阐述存在于各种不同疾病中的共同的、规律性的病理生理学变化。因此,学习和掌握这些病理学与病理生理学的基本概念和基本理论,将有助于临床课程的学习和临床实践工作。

病理学既是一门极其重要的基础医学课程,又是实践性很强的具有临床性质的学科,在医学中的地位主要体现在以下三个方面。①在医学教育中,病理学是联系基础医学和临床医学的"桥梁",要学好病理学,应以解剖学、组织胚胎学、生理学、生物化学等为基础,同时也为今后的临床课程如内科护理、外科护理、儿科护理、妇产科护理等的学习打下坚实的基础;②在临床医疗中,由于病理诊断更具有直观性和客观性,因而是迄今临床诊断疾病最可靠的方法,实际上病理诊断在很多疾病中起到了最后确诊的作用;③在医学科学研究中,病理学是重要的支撑点,各种临床科研均需要以正确的病理学诊断为依据。总之,病理学在医学教育、临床医疗和科学研究上都扮演着重要的角色,它在整个医学教育体系中具有重要的作用和地位。

三、病理学的研究方法及学习方法

病理学的研究方法很多。从 19 世纪中叶德国病理学家魏尔啸(P. Virchow)创立细胞病理学以来,人们又陆续发明了电子显微镜技术、组织细胞培养、免疫荧光、流式细胞术、图像分析技术、分子生物学、基因芯片等技术,使病理学得到了快速发展,使我们对疾病发生、发展规律的了解更为深入。临床上常用的病理学研究方法主要有以下几种。

(一)活体组织检查

活体组织检查简称活检,即用局部切除、钳取、穿刺和摘除等方法,从患者活体获取病变组织进行病理检查,以确定诊断的方法。活检是目前临床诊断疾病广为采用的方法,尤其是良、恶性肿瘤诊断的重要手段,对临床诊断、指导治疗和判断预后都具有十分重要的意义。

(二)细胞学检查

细胞学检查是通过采集病变处的细胞,涂片染色后进行显微镜观察,了解病变性质。此方法简便易行,患者痛苦少,易于被接受。常用于某些肿瘤的诊断,也适合于重点人群的普查,对于早期发现病变有重要意义。

(三)尸体剖验

尸体剖验简称尸检,即对死亡者的遗体进行病理剖验。其主要方法是通过肉眼观察和显微镜观察,系统地检查全身各脏器、组织的病理变化,并结合临床资料,做出全面的疾病诊断和死因分析。尸检目的:可确定诊断,查明死因,验证诊断和治疗是否正确,以总结经验,吸取教训,提高临床诊治水平;能及时发现和确诊某些传染病、地方病、职业病和新发生的疾病,为采取防治措施提供依据;可为医疗事故及医疗纠纷的正确解决提供证据;可收集各种疾病的病理标本,以供教学所用。故尸检是病理学的基本研究方法之一。

(四)组织细胞培养

组织细胞培养是将人体和(或)动物体内某种组织或单细胞用适宜的培养基在体外培养,以研究在各种因子作用下细胞、组织病变的发生和发展。如在病毒感染和其他致癌因素的作用下,细胞如何发生恶性转化等。这种研究方法针对性强,条件易于控制,周期短,见效快,已广泛应用于病理学的研究领域。但缺点是孤立的体外环境与复杂的体内整体环境有很大的不同,故不能将体外研究结果与体内过程等同看待。

(五) 动物实验

动物实验是在动物身上复制某些人类疾病的模型。通过疾病复制过程可以研究疾病的病因、发生机制、病变、转归及验证疗效等。动物实验可以弥补人体观察的局限和不足。但动物和人之间存在物种的差异,不能把动物实验结果不加分析地直接用于人体,动物实验结果只可作为研究人体疾病的参考,最后还必须通过临床来验证。

病理学是一门理论性和实践性较强的学科。学习时要以辩证唯物主义观点作为指导,正确认识疾病过程中动与静、局部与整体、形态结构与功能代谢、外因与内因之间的辩证关系。既要学习、理解病理学基本概念和基本理论,更要重视病理学与护理、临床实际相联系,学会用病理学基础知识去分析、思考和解决临床上的实际问题,把病理学的学习作为从事临床护理、预防保健等的良好开端。随着人类学习、工作、生活方式和环境的不断变化,疾病的发生原因、种类等也会发生变化,因此在学习病理学时,要以生物-心理-社会医学模式,综合分析和认识疾病,指导学习;通过理论学习和实践,实现"教-学-做"一体化,学以致用。一方面培养实践动手能力,另一方面提高对问题的认知水平,不断增强发现问题、分析问题和解决问题的能力,为临床课程的学习和今后的临床工作奠定坚实的基础。

第二节 疾病概论

一、疾病的概念

(一) 健康的概念

人们对健康的理解各不相同。有人认为"不生病"、"无病痛"就是健康。这种认识是不全面的。世界卫生组织指出:健康不仅是没有疾病和病痛,而且是一种躯体上、精神上和社会上处于完好状态。躯体上的完好状态是指未发现躯体结构、功能和代谢的任何异常现象;精神上的完好状态是指人的心理、情绪、记忆力、思维和学习等处于正常状态;社会上的完好状态是指人的行为和社会道德规范相吻合,有良好的人际关系,与其所处的环境保持协调的关系,并具有进行有效活动和工作的能力。全面、准确地理解健康的定义,对于护理工作者在临床工作中树立正确的护理理念有重要的意义。

(二) 疾病的概念

疾病是相对人类健康而言,是指机体在一定病因作用下,自稳调节发生紊乱导致的异常生命活动过程。现代医学认为疾病的特征有:①任何疾病都是由病因引起的,没有病因的疾病是不存在的;②自稳调节紊乱是疾病发病的基础;③疾病的发生是损伤与抗损伤斗争的过程,常可引起机体的生理功能、物质代谢和形态结构改变,临床上表现为一系列的症状、体征和社会行为的异常;④疾病是一个过程,具有发生、发展和转归的一般规律。

知识链接

亚 健 康

亚健康是指介于健康与疾病之间的"第三状态",可表现为躯体状态、心理状态、社会适应能力三个方面的某个或两个以上方面呈低下状态。亚健康可以向健康和疾病转化。因此亚健康概念的提出,对于疾病的预防有重要的积极意义。

病理过程

病理过程是指存在于不同疾病中的共同的、成套的功能、代谢和形态结构的病理性变化。例如,肺炎、肝炎、阑尾炎等炎性疾病都有炎症这个病理过程,包括变质、渗出和增生等基本病理变化。病理过程可以局部变化为主(如充血、血栓形成等),也可以全身反应为主(如发热、休克等)。

二、疾病的原因

疾病发生的原因简称病因,它是指引起某一疾病的必不可少的、特异性的、决定疾病特征的因素。如肝炎病毒引起病毒性肝炎,结核杆菌引起结核病。在病因作用于机体的前提下,影响疾病发生和发展的各种体内外因素称为疾病发生的条件,其中促进疾病发生、发展的因素称为诱因。如昏迷患者容易吸入带菌分泌物而诱发肺炎;肝硬化食管静脉曲张破裂,使血氨突然增高而诱发肝性脑病。很多疾病的发生与多种因素有关,其中有些因素还分不清楚是原因还是条件时,可笼统地将这些因素称为危险因素,如高血脂、高血压、吸烟、糖尿病等是动脉粥样硬化的危险因素。

疾病发生的原因很多,大致可分为以下几类(表1-1)。

表1-1 疾病的原因与致病特点

类 型	举 例	致 病 特 点	疾 病 举 例
生物性因素	各种病原微生物(如病毒、细菌等)和寄生虫(如原虫、蠕虫等)	致病力的强弱不仅与其侵入机体的数量和侵袭力、毒力有关,还与机体的防御功能特别是免疫力有关	细菌性痢疾、病毒性肝炎、血吸虫病等
理化因素	异常的温度、气压、机械力、电流、电离辐射、噪音等;强酸、强碱、化学毒物、药物等	对机体的影响主要取决于因素自身的强度或浓度、作用部位、持续时间等	烫伤、冻伤、减压病、外伤、有机磷农药中毒和一氧化碳中毒等
营养因素	蛋白质、脂肪、糖、维生素、无机盐、微量元素等的缺乏或过剩	对机体的影响与营养缺乏或过剩的程度、种类及体质有关	营养不良、肥胖、维生素C缺乏症、佝偻病、地方性甲状腺肿等
遗传性因素	遗传物质的异常(如染色体畸变、基因突变等)或遗传易感性	与机体敏感性、外界某些诱因和遗传物质改变的种类有关	先天愚型、血友病、精神分裂症、糖尿病、高血压病等
先天性因素	损害胎儿正常发育的有害因素,如妇女妊娠期病毒感染	对胎儿的影响取决于孕妇,如患病时受孕的周数	先天性心脏病、唇裂、多指(趾)等
免疫因素	机体免疫反应低下、缺陷、过强,或产生自身免疫反应等	对机体的影响与性别、敏感性和免疫因素的强弱有关	支气管哮喘、获得性免疫缺陷综合征、系统性红斑狼疮等

续表

类 型	举 例	致 病 特 点	疾 病 举 例
心理、社会因素	学习、工作、竞争产生的心理压力、焦虑等情绪异常、重大事件的打击等	对机体的影响与个体的性格、生活、工作环境及作用时间长短等有关	高血压、冠心病、溃疡病、神经官能症、精神病等

三、疾病发展过程中的共同规律

任何疾病都有其特定的发生、发展规律。但各种疾病在发生、发展过程中存在着一些基本的共同规律,掌握这些共同规律,不仅可以了解疾病当时所发生的变化,而且可以预计疾病可能的发展和转归,及时采取有效的预防和治疗措施。

（一）损伤与抗损伤

病因导致机体的损伤与机体调动各种防御、代偿功能的抗损伤反应贯穿于疾病的始终,二者相互联系,相互对抗。损伤与抗损伤的力量对比决定疾病的发展方向和转归。如果疾病过程中抗损伤反应占优势,则疾病好转或痊愈;如果损伤反应占优势,则病情恶化,甚至导致死亡。但损伤和抗损伤反应通常具有两重性并可相互转化(图1-1)。因此,正确区分疾病过程中损伤和抗损伤的变化,对于疾病的有效治疗十分重要。在临床的疾病防治中,原则上就是尽量支持和加强抗损伤反应和减轻或消除损伤反应,以使病情好转。

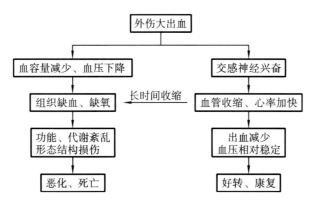

图 1-1 外伤大出血后的损伤与抗损伤反应

（二）因果转化

疾病过程中的因果转化是指在疾病过程中,原始病因作用于机体后产生一定的损伤结果,这种损伤结果又可作为新的病因引起新的损伤结果,以此类推,病因与结果间相互交替和相互转化,形成一个链式的发展过程,如不及时地加以阻断,就可形成恶性循环,使病情进一步恶化(图1-2)。因此,在临床实践中必须抓住疾病发生发展的主导环节,采取有效的措施,及早预防或阻断发病过程中的因果交替和恶性循环,才能使疾病朝着有利于机体康复的良性循环方向发展。

（三）局部与整体

任何疾病都有局部表现和全身反应。在疾病过程中,一方面局部的病变可通过神经-体液等途径引起机体的整体反应,另一方面机体的整体反应也可影响局部变化的发展,局

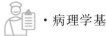

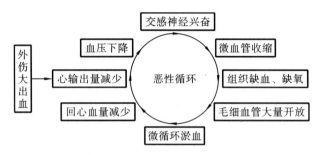

图 1-2 外伤大出血时的因果转化

部和整体相互影响,相互制约。例如,肺结核的病变主要在肺,表现为咳嗽、咯血、咳痰等,但同时它会引起发热、盗汗、消瘦、乏力等全身反应;而另一方面,全身状态又影响着肺部病变的发展方向,当全身抵抗力下降时,肺结核病变可进一步发展,甚至扩散到全身;当全身抵抗力增强时,肺部病变则可逐渐缩小直至痊愈。同样,全身性疾病也常常出现局部改变。因此,正确认识局部与整体的相互关系对疾病的诊治具有重要意义,护理工作中要善于用局部病变解释整体反应,也要学会从整体反应中了解局部病变的情况。切不可只顾局部,忽视全身;或只重视全身而忽视局部。

案例分析

患者,38 岁,男。因发热、胸痛、咳嗽、咳血痰 1 周入院。近三月来有低热、午后体温升高、咳嗽。给予抗感冒治疗后疗效欠佳。1 周来体温升高,咳嗽加剧,痰中带血。半年来有明显厌食、消瘦、夜间盗汗。体格检查:体温 38 ℃,脉搏 88 次/分,呼吸 28 次/分。发育正常,消瘦。X 线检查可见双肺纹理增粗,右肺有片状阴影。取痰送检,经浓缩集菌后涂片:抗酸杆菌阳性。该患者诊断为肺结核。

问题:

1. 以本肺结核患者为例,说明疾病过程中局部与整体的关系。
2. 正确认识局部与整体的相互关系有何重要意义?

四、疾病的经过与转归

(一)疾病的经过

疾病的发生和发展是一个非常复杂的过程,其经过一般可分为潜伏期、前驱期、症状明显期和转归期四个阶段。有的疾病四期比较明显,如病毒性肝炎和伤寒等急性传染病,但有的疾病分期不明显,如急性外伤等。

(二)疾病的转归

疾病的转归是指疾病发生、发展过程中所呈现的发展趋势和结局。它主要取决于致病因素作用于机体后发生的损伤与抗损伤反应的力量对比和正确及时有效的治疗。疾病的转归大体上有完全康复、不完全康复和死亡三种形式。

1. 完全康复

完全康复又称痊愈,指病因消除,损伤反应完全消失,机体的自稳调节恢复正常,机体恢复正常的代谢、功能和形态结构,临床症状和体征完全消失。比如感冒等大多数感染性疾病都可以完全康复。

2. 不完全康复

不完全康复又称不完全痊愈,是指病因及其引起的损伤性变化得到控制,主要症状和体征已经消失,但仍留下了某种不可恢复的病变和后遗症,要通过机体的代偿才能维持相对正常的生命活动。如烧伤后留下的瘢痕,胸膜炎造成的胸膜粘连等。

3. 死亡

死亡是生命活动的终止。传统的死亡概念认为,死亡是一个过程,可分为以下三期。

(1)濒死期:也称临终状态。本期的重要特征是脑干以上的神经中枢功能处于深度抑制。主要表现为意识模糊或丧失、反应迟钝、呼吸减慢、血压下降、心跳微弱等。猝死患者呼吸、心跳突然停止,可以不经过濒死期。

(2)临床死亡期:死亡的可逆阶段。本期的主要特征是延髓神经中枢处于深度抑制。表现为患者的呼吸、心跳停止,各种反射消失,但组织器官仍在进行着微弱的代谢活动,有可能使之复苏或复活。此期应尽可能实施紧急抢救措施。这在护理学实践中有重要意义。

(3)生物学死亡期:死亡过程的最后阶段,也是死亡的不可逆阶段。此时,机体各重要器官的代谢活动相继停止,直至完全停止,出现尸冷、尸僵和尸斑,最终腐烂、分解。

📖 知识链接

脑 死 亡

脑死亡是指全脑功能(包括大脑半球、间脑和脑干各部分)的不可逆的永久性丧失,它是机体整体死亡的标志。其判断标准如下:①不可逆的昏迷和大脑无反应性;②呼吸停止,人工呼吸 15 min 仍无自主呼吸;③瞳孔散大及固定;④颅神经反射(瞳孔反射、角膜反射、咳嗽反射、吞咽反射等)消失;⑤脑电波消失;⑥脑血液循环完全停止。脑死亡不代表全身器官组织均已死亡,这对器官移植具有极其重要的意义。但脑死亡者不可能再恢复意识,更不可能复活。所以脑死亡可协助医务人员判断患者死亡时间并确定终止复苏抢救的界限,同时可减少人力、财力的消耗,减轻家属躯体上、精神上的负担。有关脑死亡的法律标准在我国尚未确立。

➤ 小 结

病理学是研究疾病发生、发展和转归的规律和机制的科学。它是联系基础医学和临床医学的"桥梁"。病理学的主要内容包括病理学和病理生理学两大部分。病理学的研究方法很多,临床上常用的主要有活体组织检查、脱落细胞学检查、尸体剖验、组织细胞培养和动物实验。学习病理学时既要学习、理解基本概念和基本理论,更要重视病理学与临床实际的联系,把病理学的学习作为从事临床护理、预防保健等的良好开端。

疾病是指机体在一定病因作用下,自稳调节发生紊乱导致的异常生命活动过程;病因是指引起疾病必不可少的、特异性的、决定疾病特征的因素。一般可分为生物性因素、理化因素、营养因素、遗传性因素、先天性因素、免疫因素和心理、社会因素等几大类,其中最常见的病因是生物性因素。在病因作用于机体的前提下,影响疾病发生和发展的各种体内外因素称为疾病发生的条件,其中促进疾病发生、发展的因素称为诱因;疾病发生发展过程中存在三个一般规律:损伤与抗损伤、因果交替、局部和整体。疾病的转归有完全康复、不完全康复和死亡三种形式。传统的死亡概念认为死亡是一个过程,包括濒死期、临床死亡期和生物学死亡期三个阶段。判断死亡的标志是心跳、呼吸停止和各种反射消失。现代的死亡概念认为死亡是指机体作为一个整体功能的永久性停止。整体死亡的标志是脑死亡,指全脑功能的不可逆的永久性丧失。

能力检测

一、A1 型题/A2 型题

1. 世界卫生组织对健康的定义不包括下列哪项?（   ）
   A. 躯体没有疾病   B. 有完整的生理状态   C. 有完整的心理状态
   D. 有一定的劳动力   E. 有社会适应能力

2. 疾病的本质是指机体（   ）。
   A. 结构、功能、代谢异常   B. 心理状态不良   C. 出现各种症状和体征
   D. 社会适应能力差   E. 因自稳调节紊乱而发生的异常生命活动过程

3. 疾病的发展方向取决于（   ）。
   A. 病因的数量与强度   B. 是否存在诱因   C. 机体的抵抗力
   D. 损伤与抗损伤的力量对比   E. 机体自稳调节的能力

4. 下列可作为肿瘤定性诊断的检查是（   ）。
   A. CT   B. B超   C. 核素检查
   D. X线造影   E. 病理检查

5. 不是临床死亡期患者临床表现的是（   ）。
   A. 呼吸停止   B. 心跳停止   C. 反射消失
   D. 延髓处于深度抑制状态   E. 出现尸冷

6. 患者,女性,78 岁。多器官功能衰竭,表现为意识模糊、肌张力消失、心音低钝,血压 70/40 mmHg,潮式呼吸。此时患者处于（   ）。
   A. 濒死期   B. 临床死亡期   C. 躯体死亡期
   D. 生物学死亡期   E. 脑死亡

二、A3 型题/A4 型题

7～8 题共用题干

某冠心病患者死亡 3 h 后,家属为其更换衣物时发现其腰背部出现暗红色条纹。

7. 这种现象说明尸体出现了（   ）。
   A. 尸冷   B. 尸斑   C. 尸僵   D. 尸体腐败   E. 尸体受伤

8. 此时患者处于（   ）。
   A. 濒死期   B. 临床死亡期   C. 躯体死亡期
   D. 生物学死亡期   E. 脑死亡

9~11 题共用题干

患者,男性,50 岁。患尿毒症,目前神志模糊,肌张力消失,心音低钝,脉搏细弱,血压下降,呼吸呈间歇呼吸。

9. 该患者处于(　　)。

A. 濒死期　　　　　　　　B. 临床死亡期　　　　　　C. 躯体死亡期

D. 生物学死亡期　　　　　E. 脑死亡

10. 护理该患者的主要措施是(　　)。

A. 置肢体于功能位　　　　B. 帮助患者刷牙　　　　　C. 检验生化指标

D. 帮助其行走　　　　　　E. 减轻疼痛

11. 该患者经过治疗,效果不理想,出现呼吸、心跳停止,各种反射消失。该患者疾病的转归是(　　)。

A. 完全康复　　　　　　　B. 不完全康复　　　　　　C. 死亡

D. 康复　　　　　　　　　E. 脑死亡

三、B1 型题

12~14 题共用备选答案

A. 艾滋病　　　　　　　　B. 地方性甲状腺肿　　　　C. 肺结核

D. 减压病　　　　　　　　E. 一氧化碳中毒

12. 免疫因素所致的疾病是(　　)。

13. 生物因素所致的疾病是(　　)。

14. 营养因素所致的疾病是(　　)。

(裴喜萍)

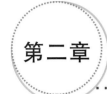

第二章　细胞和组织的适应、损伤与修复

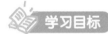 学习目标

1. 掌握坏死的病理变化及类型、肉芽组织的形态及功能。
2. 熟悉萎缩、肥大、增生、化生、坏死、肉芽组织的概念。
3. 熟悉细胞水肿、脂肪变性的病变特点。
4. 熟悉各种组织的再生能力及影响再生修复的因素。
5. 了解各种组织的再生过程。

人体生命活动过程中,机体细胞、组织不断受到内、外环境变化的刺激,通过自身的生理反应和调节机制,机体细胞、组织可以适应其变化,但代谢、功能和形态结构发生了一定程度的改变;如果刺激超过了细胞、组织的耐受和适应能力,则可出现损伤性变化。机体细胞和组织的适应性变化与损伤性变化是大多数疾病发生发展过程中的基础性病理变化。

第一节　细胞和组织的适应

适应是指细胞、组织或器官对内、外环境变化产生的非损伤性应答反应过程。在病理形态学上表现为萎缩、肥大、增生、化生。

一、萎缩

萎缩是指发育正常的细胞、组织或器官的体积缩小。器官、组织的萎缩除实质细胞体积缩小外,常伴有细胞数目减少。组织、器官未发育或发育不全则不属于萎缩的范畴。

(一)原因及类型

萎缩可分为生理性萎缩和病理性萎缩两大类。生理性萎缩与年龄有关,如青春期后的胸腺萎缩以及女性停经后的卵巢、子宫、乳腺萎缩等。病理性萎缩根据发生原因分为以下几种类型。

1. 营养不良性萎缩

营养不良性萎缩分为局部性和全身性营养不良性萎缩两种。局部性营养不良性萎缩常见于血液供应不足,如脑动脉粥样硬化可引起脑萎缩等;全身性营养不良性萎缩常见于消化系统疾病、慢性消耗性疾病及恶性肿瘤等,由于蛋白质等营养物质摄入不足或消耗过度引起全身器官萎缩,这种萎缩常按一定顺序发生,即脂肪组织首先发生萎缩,其次是肌肉,再其次是肝、脾、肾等器官,而心、脑的萎缩发生最晚。

2. 压迫性萎缩

器官或组织长期受压后可导致萎缩,如尿路阻塞肾盂积水时,潴留尿液压迫肾实质,造成肾实质细胞萎缩(图 2-1)。

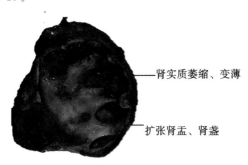

肾实质萎缩、变薄

扩张肾盂、肾盏

图 2-1 严重肾盂积水、肾压迫性萎缩

3. 失用性萎缩

失用性萎缩是指组织、器官由于长期不活动或功能代谢低下导致的萎缩。如骨折患者或长期卧床的患者,可引起骨骼肌和骨组织的萎缩等。

4. 去神经性萎缩

去神经性萎缩是因运动神经损伤所致的效应器萎缩。常见于脑、脊髓或神经损伤所致的肌肉萎缩,如脊髓灰质炎患者的下肢肌肉萎缩。

5. 内分泌性萎缩

由于某个内分泌器官功能低下,激素分泌减少引起相应靶器官的萎缩,称内分泌性萎缩。如脑垂体功能严重受损,激素分泌减少可引起甲状腺、肾上腺、性腺等萎缩。

(二)病理变化

(1)肉眼观:器官体积缩小,重量减轻,颜色变深,包膜皱缩。脑萎缩时,除体积缩小、重量减轻外,还可出现脑回变窄、脑沟变宽、切面皮质变薄。

(2)镜下观:实质细胞体积变小,数目减少,胞质与胞核均较浓染。

(三)对机体的影响及结局

萎缩的器官、组织或细胞对氧和营养物质的需求减少,以适应低水平代谢生存环境。但其功能降低对机体是不利的,如心肌萎缩时,心肌收缩力降低;脑萎缩时,思维能力减弱,记忆减退。萎缩是可复性变化,轻度萎缩,当原因去除后,可逐渐恢复正常,如病变持续进展,细胞最终会死亡、消失。

二、肥大

肥大是指细胞、组织或器官的体积增大。组织、器官的肥大除有实质细胞的体积增大外,可伴有细胞的数量增多,合成代谢旺盛,功能增强。肥大可分为生理性和病理性两种,每种又可分为以下两种类型。

1. 内分泌性肥大

内分泌性肥大是指由内分泌器官分泌激素增多或某些激素的代谢紊乱引起的相应组

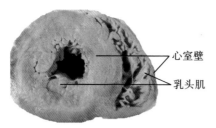

图 2-2　左心室肥大

织、器官的肥大。如妊娠时的子宫肥大、哺乳期的乳腺肥大、肢端肥大症等。

2. 代偿性肥大

代偿性肥大是指某些组织、器官为了适应长期功能负荷过重而发生的肥大。如高血压病引起的左心室肥大(图 2-2),一侧肾摘除后对侧肾的肥大。肥大的细胞合成代谢增加,功能增强,通常具有代偿意义。若肥大的器官超过其代偿限度时,便会出现失代偿,导致相应器官功能不全。

三、增生

增生是指器官或组织的实质细胞数量增多。增生可分为生理性增生和病理性增生两种。如女性青春期、哺乳期乳腺的增生等,均属生理性增生。病理性增生可分为以下两种类型。①内分泌性增生,见于内分泌功能紊乱引起的增生,如雌激素分泌过多所致的子宫内膜增生过长、老年男性的前列腺增生等。②代偿性增生,是指器官、组织受损后,机体为代替补偿病变器官的功能而发生的原器官、组织或其他器官、组织细胞数量的增多。如肝切除或肝细胞损伤后的肝细胞再生、溶血性贫血时骨髓增生等。

增生具有更新、代偿、防御和修复等功能,但过度增生也会引起不良后果,如甲状腺增生可压迫气管。大部分病理性增生(如炎性增生)会随原因的去除而停止。若细胞增生过度则有可能演变为肿瘤性增生。

四、化生

化生是指一种已分化成熟的组织为适应机体需要,而转化成另一种分化成熟组织的过程。它是该处具有分裂增殖和多向分裂能力的干细胞横向分化的结果。化生主要发生在同源组织之间,即上皮组织之间或结缔组织之间,如柱状上皮细胞能化生为鳞状上皮,而不能化生为结缔组织。鳞状上皮化生最为常见(图 2-3)。如慢性支气管炎时,支气管假复层纤毛柱状上皮转化为复层鳞状上皮(简称鳞化)。

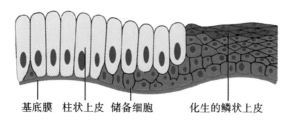

基底膜　柱状上皮　储备细胞　　化生的鳞状上皮

图 2-3　柱状上皮化生为鳞状上皮

化生是机体对不良刺激的适应性反应,可使局部组织对刺激的抵抗力增强。但多数情况下化生对机体不利,不但丧失了原来组织的结构与功能,若持续存在,还有可能发生癌变。

第二节　细胞和组织的损伤

损伤是指细胞和组织遭到不能耐受的有害因子刺激后,引起的细胞及其间质的异常代谢、功能和形态变化。根据损伤程度的轻重分为可逆性损伤(变性)和不可逆性损伤(细胞死亡)两大类。

一、损伤的原因

1. 缺氧

缺氧是引起细胞和组织损伤最重要的因素。缺氧导致 ATP 生成减少,引起细胞膜、线粒体和溶酶体的损伤。

2. 生物因素

病原微生物是引起细胞损伤最常见的因素。细菌通过其释放的内、外毒素,病毒通过干扰细胞代谢,真菌、原虫和寄生虫等通过代谢产物、分泌物引起直接损伤或变态反应等。

3. 物理因素

物理因素包括机械性、高温、低温、电流、射线等因素。机械性损伤可使组织断裂和细胞破裂,高温使细胞内蛋白质和酶变性,低温引起血管收缩导致组织缺血等。

4. 化学因素

化学因素有强酸、强碱、四氯化碳等。能够与细胞和组织发生化学反应并引起细胞损伤的物质称为毒物。损伤的程度主要取决于毒物的浓度、作用持续的时间和作用的部位。

5. 免疫因素

免疫因素如变态反应、自身免疫反应、免疫缺陷等均造成组织损伤。

6. 遗传因素

遗传性疾病可因染色体畸变或基因突变而引起细胞出现异常。

二、损伤的形态学变化

(一) 变性

变性是指细胞或组织因物质代谢障碍所致的细胞或细胞间质内出现异常物质或正常物质数量显著增多。细胞变性往往是可逆的,病因消除后可恢复正常,但严重者可发展为坏死。间质的变性常常是不可逆的。变性的组织、细胞功能降低。变性有多种类型,常以显著增多或异常的沉积物命名。

1. 细胞水肿

细胞水肿是指细胞内水、钠增加所致的细胞肿胀和功能下降,又称水变性。它是细胞损伤中早期最常见、较轻的变性,好发于代谢旺盛、线粒体丰富的器官,如心、肝、肾等的实质细胞。

(1) 原因及发生机制:①缺氧、高热、感染和中毒等引起细胞膜受损,通透性增高;②线粒体受损,使 ATP 生成减少,细胞膜钠-钾泵功能发生障碍,细胞内的钠不能及时运转到细胞外,引起细胞内钠、水增多。

(2) 病理变化:①肉眼观:病变器官体积增大,包膜紧张,切面隆起,边缘外翻,颜色较苍白而无光泽,似沸水烫过。②光镜下:细胞体积增大,胞质内出现许多红染的细小颗粒,进一步发展可使细胞体积明显增大,胞质疏松淡染,称胞质疏松化;重度的细胞水肿,使整个细胞膨胀如气球,胞质透明,称气球样变。

(3)病理临床联系:细胞的功能降低,如心肌细胞水肿可使心肌的收缩力降低。细胞水肿是一种轻度损伤,当原因去除后可逐渐恢复正常。但病因持续,可导致细胞溶解、坏死。

2.脂肪变性

脂肪变性是指中性脂肪(即甘油三酯)蓄积于非脂肪细胞质中,多发生于肝、心、肾等器官。脂肪变性的原因有感染、缺血缺氧、中毒、营养不良、糖尿病、酗酒和肥胖等。

(1)肝脂肪变性:最为常见,因肝细胞是脂肪代谢的重要场所。其发生机制有:①脂蛋白的合成减少,肝细胞不能将甘油三酯运出肝脏;②中性脂肪合成过多;③脂肪酸氧化受损,使脂肪在肝细胞内蓄积。

病理变化如下。①肉眼观:轻度者无明显改变。中、重度者肝体积增大,边缘变钝,颜色变淡黄,质较软,切面隆起,边缘外翻,触摸有油腻感。②镜下观:肝细胞的胞质中出现大小不等的脂肪滴,大者可充满整个细胞而将胞核挤到一侧。在 HE 染色的切片中,脂滴在制作切片中被酒精、二甲苯等脂溶剂溶解,脂肪滴呈空泡状(图 2-4)。

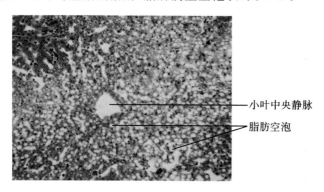

　　　　　　　　　　　　　　　　　　　——小叶中央静脉
　　　　　　　　　　　　　　　　　　　——脂肪空泡

图 2-4　肝细胞脂肪变性

轻度的肝细胞脂肪变性,临床上常无症状,重度者可伴有肝功能的异常。当肝脏出现显著弥漫性脂肪变性时,称为脂肪肝。病因消除后,病变的肝细胞可恢复正常。若持续发展,肝细胞则逐渐坏死,间质纤维组织增生,最终可发展成为肝硬化。

(2)心肌脂肪变性:多发生在左心室的心内膜下和乳头肌部位,常由严重贫血和中毒引起。肉眼观:心内膜下,尤其是乳头肌处出现大致横行的黄色条纹,与正常的暗红色心肌相间排列,状似虎皮斑纹,故有"虎斑心"之称。镜下观:脂肪空泡较细小,常位于心肌细胞胞核附近。

3.玻璃样变

玻璃样变是指细胞或细胞间质中出现半透明状的蛋白质蓄积,又称透明变性。HE 染色呈红染均质状。常见的玻璃样变有以下三种。

(1)纤维结缔组织玻璃样变:常见于增生的纤维结缔组织,如瘢痕组织、动脉粥样硬化的纤维斑块、纤维化的肾小球等。镜下观:纤维细胞明显减少,胶原纤维肿胀、增粗并互相融合,形成梁状、片状或带状的均质红染的半透明状结构。肉眼观:病变组织呈灰白透明状,质地坚韧,缺乏弹性。

（2）细动脉壁玻璃样变:常见于高血压病时的肾、脑、脾及视网膜的细动脉。其发生是由于细动脉的持续性痉挛,使内膜通透性增高,血浆蛋白渗入内膜,在内皮下凝固,形成均匀红染的无结构状物质。血管壁增厚、变硬、弹性减弱、脆性增加、管腔狭窄甚至闭塞,又称细动脉硬化,易导致血管破裂出血。

（3）细胞内玻璃样变:细胞质内出现均质红染的圆形小体。常见于肾小球肾炎或其他疾病伴有明显蛋白尿时,蛋白质被肾小管上皮细胞吞饮并在胞质内融合而成。肾近曲小管上皮细胞内可出现大小不等的圆形红染小滴。

二、细胞死亡

细胞死亡是指细胞受到严重损伤时呈现的代谢停止、功能丧失等不可逆性变化,包括坏死和凋亡。

（一）坏死

坏死是指活体内局部组织、细胞的死亡。组织坏死后,不仅结构自溶、功能丧失,还可引起急性炎症反应,渗出的中性粒细胞释放的溶解酶可加速坏死溶解。

1. 基本病理变化

坏死的基本病理变化包括细胞核、细胞质及间质三部分的变化。

（1）细胞核的变化:为判断细胞坏死的主要形态学标志。①核固缩:细胞核染色质浓缩,细胞核的体积缩小,染色变深;②核碎裂:核膜破裂,核染色质崩解为小碎片分散在胞质中;③核溶解:染色质的 DNA 被 DNA 酶分解,细胞核失去对碱性染料的亲和力,染色变淡,只能见到细胞核的轮廓甚至细胞核完全消失(图 2-5)

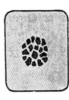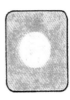

图 2-5 细胞坏死的形态学变化示意图

（2）细胞质的变化:坏死细胞的胞质发生凝固或溶解,嗜酸性增强,胞质呈红染颗粒状。随后细胞膜破裂,整个细胞迅速溶解、吸收而消失。

（3）间质的变化:各种溶解酶作用下,基质解聚,胶原纤维肿胀、崩解、液化。最后坏死的细胞核、细胞质及间质融合成一片模糊的颗粒状、无结构的红染物质。

知识链接

肉眼如何辨认坏死组织

坏死组织特点:①失去原组织的光泽,颜色变苍白、混浊;②失去原组织的弹性,捏起或切断后组织回缩不良;③失去正常组织的血液供应,摸不到动脉搏动,针刺或清创切开时无新鲜血液流出;④失去正常组织的感觉和运动功能等。

2. 坏死的类型

根据形态变化,坏死可分为凝固性坏死、液化性坏死和纤维素样坏死三个基本类型。另外,还有干酪样坏死、脂肪坏死、坏疽等一些特殊类型的坏死。

(1)凝固性坏死:坏死过程以蛋白质变性、凝固为主,坏死组织变成灰白或黄白色、质地比较坚实的凝固体,坏死灶与周围健康组织常有一条暗红色(出血)分界线。镜下可见坏死区域细胞结构消失,但组织的轮廓仍然较长时间地保存,多见于心、脾和肾等实质器官。

其中,干酪样坏死是一种特殊类型的凝固性坏死,主要见于结核病。其特点是坏死更为彻底,不见原组织轮廓,呈一片无定形的红染颗粒状物质。肉眼观:坏死组织呈微黄色(坏死组织内含有较多的脂质),质松软、细腻,状似干酪,故称干酪样坏死。

(2)液化性坏死:指坏死组织因酶消化、分解而变为液态。主要发生在水分和磷脂含量高而蛋白含量少的组织。如脑组织坏死时,坏死灶由质软到液化,故脑液化性坏死又称脑软化。化脓性炎症渗出的中性粒细胞能产生大量蛋白水解酶,将坏死组织溶解而发生液化性坏死,如脓肿。脂肪坏死是一种特殊类型的液化性坏死。

(3)纤维素样坏死:发生在间质结缔组织及小血管的一种坏死,其染色性质类似纤维素,即伊红染成鲜红色或磷钨酸苏木素染成紫蓝色,故得名。病变呈细丝状、颗粒状或小条状无结构物质。常见于自身免疫性疾病,如风湿病、系统性红斑狼疮及急性肾小球肾炎等。

(4)坏疽:指较大范围的组织坏死后,由于继发腐败菌感染而使坏死组织呈黑色或污秽绿色等特殊形态改变。坏死组织经腐败菌分解产生 H_2S,与血红蛋白降解产生的铁结合,形成硫化铁,使坏死组织呈黑色。根据发生原因和形态特点可分为三种类型:①干性坏疽(图 2-6);②湿性坏疽;③气性坏疽。三种坏疽的比较见表 2-1。

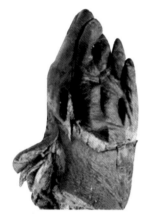

图 2-6 足干性坏疽(大体)

注:可见坏死区干燥、皱缩,呈黑色。

表 2-1 三种类型坏疽的比较

	干 性 坏 疽	湿 性 坏 疽	气 性 坏 疽
发病原因	动脉阻塞,静脉回流畅通,腐败菌感染较轻	动、静脉同时阻塞,腐败菌感染较重	深部肌肉损伤合并厌氧菌感染
好发部位	四肢末端	与外界相通的内脏器官	战伤、深达肌肉的创伤
病变特点	干、黑、硬、皱,与周围组织界限清楚	湿软、肿胀、黑色或污秽绿色,与周围组织界限不清	明显肿胀、污秽、暗棕色,按压有捻发感,切面呈蜂窝状,有恶臭
病变进展	缓慢	较快	迅速
对机体的影响	中毒症状轻	中毒症状重,可危及生命	全身中毒症状重,常危及生命

3. 坏死的结局

(1)溶解吸收:坏死细胞或坏死灶周围浸润的中性粒细胞释放各种水解酶,水解、液化坏死组织,然后由淋巴管、血管吸收;不能吸收的碎片,则被巨噬细胞吞噬消化。小范围的坏死组织可完全溶解吸收。

(2)分离排出:较大坏死灶不易被完全溶解吸收,周边可以发生炎性反应,中性粒细胞释放水解酶,将坏死边缘组织溶解、吸收,使坏死组织与周围健康组织分离排出,形成缺损。皮肤、黏膜的浅表性缺损称为糜烂;较深的坏死组织缺损称为溃疡;肾、肺等与外界相通的内脏器官的坏死组织溶解液化后,可经支气管或输尿管等排出,局部残留的空腔称为空洞。

(3)机化:坏死组织如不能完全溶解吸收或分离排出,可发生机化,最后成为瘢痕组织。机化是指由肉芽组织取代坏死组织、血栓、炎性渗出物以及其他异物的过程。

(4)包裹、钙化:包裹是指较大坏死灶不能完全机化,被周围增生的纤维组织包绕。钙化是指坏死组织内有钙盐沉积,如结核病灶的干酪样坏死的钙化等。

(二)凋亡

凋亡是指机体细胞在发育过程中或在某些因素作用下,通过细胞内基因及其产物的调控而发生的一种程序性细胞死亡。一般表现为单个细胞的死亡。凋亡细胞的质膜不破裂,不引发死亡细胞的自溶,且不伴有炎症反应。凋亡见于许多生理过程中,如胚胎发育、个体形成、成熟细胞的新旧交替等;也可见于某些病理状态下,如肿瘤、某些病毒感染(病毒性肝炎嗜酸性小体)、自身免疫性疾病、心血管疾病和神经系统疾病等。

第三节 损伤的修复

修复是指机体对所形成的缺损进行修补恢复的过程。组织的修复是通过邻近健康细胞的再生来完成的。修复后可完全或部分恢复原组织的结构和功能。

一、再生

再生是指机体的细胞和组织损伤后,由邻近的同种细胞增生填补的过程。再生可分为生理性再生和病理性再生。

(一)生理性再生

生理性再生是指生理过程中,机体有些细胞不断衰老死亡,由新生的同种细胞增生补充,以维持原组织的形态和功能,如子宫内膜周期性脱落,由基底层细胞增生加以恢复等。

(二)病理性再生

病理性再生是指组织、细胞缺损后发生的再生,分为完全性再生和纤维性修复。如再生修复后完全恢复了原组织的结构和功能,称为完全性再生;由纤维结缔组织来完成修复,称为纤维性修复,最后形成瘢痕组织。组织缺损后的修复是通过完全性再生还是纤维性修复,主要取决于受损组织的再生能力和损伤的程度等。

1. 各种组织的再生能力

全身各种组织的再生能力是不完全相同的。一般按再生能力的强弱,可分为以下三类。

(1)不稳定细胞:又称持续分裂细胞,有很强的再生能力,这类细胞在生理情况下就在不断地增殖,以代替衰亡或破坏的组织,如表皮细胞、呼吸道和消化道黏膜上皮细胞、淋巴细胞及造血细胞、间皮细胞等。

（2）稳定细胞：又称静止细胞，在生理状态下不表现出再生能力，但有强大的潜在再生能力。在组织受到损伤后，表现较强的再生能力。如各种腺体（肝、胰等）或腺样器官的实质细胞、成纤维细胞、血管内皮细胞、骨膜细胞和结缔组织中的原始间叶细胞等。平滑肌细胞虽属稳定细胞，但再生能力弱。

（3）永久性细胞：又称非分裂细胞，如神经细胞、骨骼肌细胞及心肌细胞。这类细胞基本上无再生能力，一旦遭到破坏则永久性缺失，受损后由纤维修复，最后形成瘢痕。

2. 各种组织的再生过程

（1）上皮组织的再生：皮肤、黏膜的被覆上皮损伤后，由创缘或基底部残存的基底细胞分裂增生，向缺损中心覆盖，恢复组织结构。腺上皮损伤后，由残留的上皮细胞分裂、补充。

（2）纤维组织的再生：在损伤的刺激下，受损处静止状态的纤维细胞或间充质干细胞转变为成纤维细胞，并进行分裂、增生。成纤维细胞具有很强的合成胶原蛋白的功能，在细胞周围形成网状纤维，网状纤维互相聚合形成胶原纤维，而细胞胞体逐渐变成长梭形，胞质越来越少，胞核变纤细且染色越来越深，成为纤维细胞。

（3）血管的再生：毛细血管多以出芽的方式再生。内皮细胞分裂增生形成突起的幼芽，随着内皮细胞向前移动及后续细胞的增生而形成一条细胞索，在血流的冲击下，出现管腔并形成新生的毛细血管，进而彼此吻合构成毛细血管网。为适应功能的需要，毛细血管不断改建，形成小静脉、小动脉。但大血管断裂后需手术吻合，吻合处两侧的内皮细胞分裂增生、互相连接，恢复原来内膜结构。而平滑肌细胞的再生能力较低，故离断的肌层常由肉芽组织增生，最后形成瘢痕修复。

（4）神经组织的再生：脑及脊髓内的神经细胞坏死后不能再生，由神经胶质细胞及其纤维修补，形成胶质瘢痕。神经纤维断离后，如果其胞体还存活，可以完全再生。首先，断离的远端及近端的一部分髓鞘及轴突崩解、吸收，然后由两端的神经鞘细胞增生形成带状的合体细胞，将断端连接。近端轴突逐渐向远端生长，穿过神经鞘细胞带，最后达到末梢，鞘细胞产生髓磷脂将轴索包绕形成髓鞘，常需数月以上才能完成。若断离的两端相距太远（超过 2.5 cm 时）或有其他组织嵌入，或者因截肢失去远端，再生轴突均不能达到远端，而与增生的结缔组织混合在一起，形成肿瘤样团块，称创伤性神经瘤。临床上可出现顽固性疼痛。故肢体外伤致神经断离后，经手术缝合，愈合后可逐渐恢复其感觉和运动功能。

二、纤维性修复

纤维性修复是由肉芽组织填补组织缺损，以后逐渐转化成以胶原纤维为主的瘢痕组织，故又称为瘢痕修复。

（一）肉芽组织

肉芽组织是由新生的毛细血管及增生的成纤维细胞构成的一种幼稚的纤维结缔组织。它常伴有各种炎细胞的浸润。

1. 肉芽组织的形态

①肉眼观：肉芽组织呈鲜红色，颗粒状，质地柔软、湿润，形似鲜嫩的肉芽，触之易出血，但无痛觉。②镜下观：可见大量由内皮细胞增生形成的新生毛细血管，多与创面垂直生长，并在近表面处互相吻合形成弓状突起。毛细血管间有许多增生的成纤维细胞及多少不等

的巨噬细胞、中性粒细胞及淋巴细胞等(图2-7)。

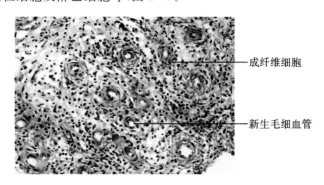

成纤维细胞

新生毛细血管

图 2-7 肉芽组织

2. 肉芽组织的功能

①抗感染和保护创面:巨噬细胞和中性粒细胞不仅能吞噬细菌及组织碎片,而且可释放出各种蛋白水解酶,将坏死组织溶解吸收,故肉芽组织能消除感染,清除异物,保护伤口洁净,以利愈合;②机化坏死组织、血栓、炎性渗出物及其他异物;③填补伤口及其他组织缺损。肉芽组织成熟变为纤维结缔组织,并逐渐老化为瘢痕组织。

(二)瘢痕组织

瘢痕组织是指肉芽组织经改建成熟形成的纤维结缔组织。

1. 瘢痕组织的形态

大量胶原纤维束平行或交错排列,纤维细胞少,毛细血管闭合、退化、消失。肉眼观:呈苍白色或灰白色、半透明,质地坚韧,缺乏弹性。

2. 对机体的影响

①对机体有利的一面:可长期填补缺损并牢固地连接组织,使组织器官保持其完整性和坚固性;②对机体不利的一面:瘢痕收缩可引起有腔器官管腔狭窄、关节挛缩、活动受限、瘢痕性粘连、器官硬化等;由于瘢痕组织缺乏弹性,若局部承受过大的压力,可使瘢痕组织向外膨出,如腹壁瘢痕可形成腹壁疝;瘢痕组织增生过度,形成突出于皮肤表面的大而不规则的硬块,称为瘢痕疙瘩,具有这种现象者,称为瘢痕体质。

三、创伤愈合

创伤愈合是指机体遭受外力作用,皮肤等组织出现离断或缺损后,通过组织再生和肉芽组织增生进行修补恢复的过程。创伤愈合包括各种组织的再生、肉芽组织的增生和瘢痕形成。

(一)皮肤创伤愈合

最轻的创伤仅限于皮肤表皮层,可通过上皮的再生完全愈合;重者有皮肤和皮下组织断裂,肌肉、肌腱、神经的断离及骨折。下面以皮肤手术切口为例描述创伤愈合的基本过程。

1. 创伤愈合的基本过程

(1)急性炎症:伤口局部有不同程度的组织坏死和小血管断裂出血,数小时后局部便可出现炎症反应,表现为充血、浆液渗出和中性粒细胞、巨噬细胞等各种细胞游出,故伤口局部可出现红肿。伤口中的血液和渗出液中的纤维蛋白原凝固在伤口表面形成痂皮,以保护伤口。

（2）伤口收缩:创伤后第2~3天开始,伤口边缘的皮肤及皮下组织向中心移动,伤口迅速缩小以利于愈合。

（3）肉芽组织增生和瘢痕形成:大约第3天开始,伤口底部及边缘长出肉芽组织,将伤口填平。第5~6天起,成纤维细胞产生胶原纤维,其后1周胶原纤维形成甚为活跃,以后逐渐缓慢下来,大约一个月,肉芽组织成熟完全转变成瘢痕组织。

（4）表皮及其他组织再生:第1天,伤口边缘的基底层细胞开始增生,向伤口中心迁移,并分化成为鳞状上皮覆盖于肉芽组织的表面。毛囊、汗腺及皮脂腺等皮肤附属器损伤后多为纤维性修复。

2. 创伤愈合的类型

根据损伤程度及有无感染等,创伤愈合分为以下三种类型。

（1）一期愈合:见于组织缺损少、创缘整齐、无感染和异物、对合严密的伤口。炎症反应轻微,愈合时间短,形成瘢痕少,如无菌手术切口。表皮再生在24~48 h内便可将伤口覆盖。肉芽组织在第3天就可将伤口填满,第5~7天胶原纤维形成,将两断端连接,此时达到临床愈合,可以拆除手术缝线。最后留下一条线状瘢痕(图2-8)。

（2）二期愈合:见于组织缺损较大、创缘不整齐、缝合不严密或无法整齐对合,或伴有明显感染、有异物的伤口。由于组织缺损较大,需从伤口底部及边缘长出多量肉芽组织才能将伤口填平;且伤口坏死组织多,炎症反应明显,只有在感染被控制、坏死组织被清除后,再生才能开始。故二期愈合的伤口愈合时间较长,形成瘢痕较大(图2-9)。

（3）痂下愈合:创口表面的血液、渗出物及坏死物质干燥后形成黑褐色硬痂覆盖于创面,创伤在痂下进行愈合,表皮再生完成后,痂皮自行脱落,称为痂下愈合。痂下愈合见于较浅表并有少量出血或血浆渗出的皮肤创伤。

一期愈合、二期愈合的比较见表2-2。

表2-2　一期愈合、二期愈合的比较

愈合类型	组织缺损	创缘	缝合程度	感染、异物	愈合时间	瘢痕
一期愈合	较小	整齐	缝合严密	无	短	小
二期愈合	较大	不整齐	无法严密缝合	有	长	大

（二）骨折愈合

骨折经过复位、固定和功能锻炼,一般数月内可以完全愈合,恢复其结构和功能。骨折愈合过程可分为以下几个阶段。

1. 血肿形成

骨折后在骨折的断端及其周围可有大量出血形成血肿,数小时后血肿即可发生凝固,可暂时黏合骨折断端。同时局部出现炎症反应,故外观红肿。渗出的白细胞清除坏死组织等,为肉芽组织的长入与机化创造了条件。

2. 纤维性骨痂形成

骨折后第2天开始,骨折断端的骨膜处形成肉芽组织,逐渐往血肿内长入,最终将其完

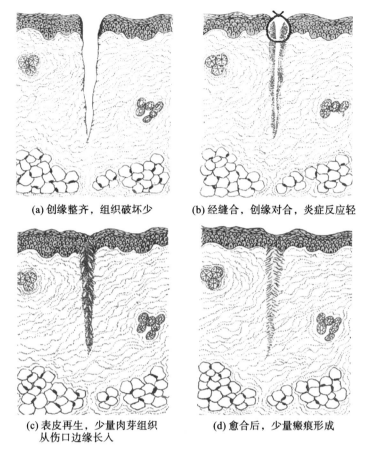

(a) 创缘整齐，组织破坏少　　　(b) 经缝合，创缘对合，炎症反应轻

(c) 表皮再生，少量肉芽组织　　　(d) 愈合后，少量瘢痕形成
　　　从伤口边缘长入

图 2-8　一期愈合示意图

全取代而机化。肉芽组织逐渐纤维化形成纤维性骨痂。此过程需 2～3 周。纤维性骨痂可使骨折两断端紧密连接起来，但不牢固，无负重能力。

3. 骨性骨痂形成

在纤维性骨痂形成的基础上，成纤维细胞逐渐分化为成骨细胞和成软骨细胞。成骨细胞分泌大量骨基质，沉积于细胞间，并转变成骨细胞，形成骨样组织，骨样组织内钙盐沉积形成骨组织。成软骨细胞经过软骨骨化过程变成骨组织，形成骨性骨痂。骨性骨痂使骨折断端牢固地结合在一起，具有一定的负重功能，但骨小梁排列紊乱，仍达不到正常骨组织的功能需要。此期需 4～8 周。

4. 骨痂改建

骨性骨痂内骨小梁排列紊乱，不具备正常板层结构。随着站立活动和负重所受应力的影响，骨性骨痂逐渐改建为成熟的板层骨，在成骨细胞和破骨细胞的协调作用下，逐渐完全恢复正常骨的结构和功能。此期需几个月甚至 1～2 年。

（三）影响创伤愈合的因素

1. 全身因素

（1）年龄因素：儿童和青少年组织再生能力强，愈合快。老年人则相反，这与血液供应减少及生理功能日益衰退有关。

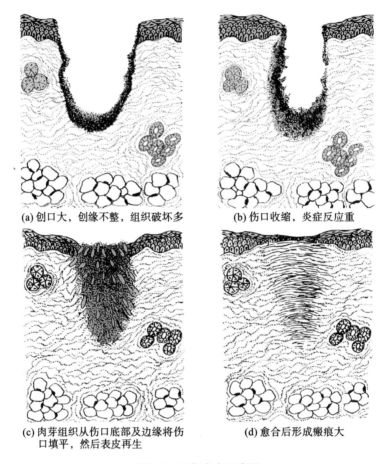

(a) 创口大，创缘不整，组织破坏多　　(b) 伤口收缩，炎症反应重

(c) 肉芽组织从伤口底部及边缘将伤
口填平，然后表皮再生　　　　(d) 愈合后形成瘢痕大

图 2-9　二期愈合示意图

（2）营养因素：蛋白质、维生素 C、微量元素锌、钙与磷等缺乏，肉芽组织及胶原纤维形成不足，可使伤口愈合延缓。

（3）激素及其他因素：糖皮质激素能抑制炎症的渗出，抑制肉芽组织增生及胶原纤维的合成，不利于伤口愈合。故临床上在创伤时应慎用此类药物。糖尿病、免疫缺陷病等疾病，也影响伤口愈合。

2. 局部因素

（1）局部血液循环：局部血液循环保证组织再生所需的氧和营养供应，同时也有利于坏死组织的吸收和感染的控制，故局部血液循环障碍可影响愈合。

（2）感染与异物：局部感染时，细菌毒素和酶可引起组织坏死及组织溶解而致感染扩散，加重局部损伤；伤口感染时渗出物很多，可增加局部伤口的张力，常使正在愈合的伤口或已缝合的伤口裂开，从而严重妨碍伤口愈合。异物如丝线、纱布、泥沙、金属碎屑等，妨碍伤口愈合并有利于感染。

（3）神经支配：神经损伤可导致局部神经性营养不良而影响愈合。如麻风病引起的溃疡不易愈合，就是神经受损的缘故。因此，临床对神经损伤的伤口，要及时予以修复，清创术中也要避免伤及神经。

案例分析

患者,男性,22岁,转移性右下腹痛3 h入院。体格检查:体温38.2 ℃,右下腹有明显的压痛点。实验室检查白细胞计数明显增高。诊断为急性阑尾炎,随即手术,术中发现阑尾已穿孔,切除阑尾后缝合刀口并给以抗感染输液治疗。术后换药时发现手术切口有红、肿及脓性渗出物。

问题:

1. 该患者手术后1周可以拆线吗?为什么?
2. 该患者的手术伤口为何种愈合类型?

小 结

机体细胞、组织受到内、外环境变化刺激时,可发生适应性变化,主要有萎缩、肥大、增生、化生。不能适应则可出现细胞和组织的损伤。可逆性损伤的形态学改变主要有细胞水肿、脂肪变性等。肝脂肪变性时体积增大,颜色变淡黄,质较软,触摸有油腻感。镜下见肝细胞的胞质中出现大小不等的脂肪滴,大者可充满整个细胞而将细胞核挤到一侧。在HE染色的切片中,脂肪滴呈空泡状。不可逆性损伤有坏死、凋亡。细胞坏死的主要形态学标志是细胞核的变化,包括:①核固缩;②核碎裂;③核溶解。坏死可分为凝固性坏死、液化性坏死、纤维素样坏死以及特殊类型的坏死。特殊类型的坏死主要是坏疽,又可分为干性、湿性和气性坏疽。坏死的结局有溶解吸收、分离排出、机化和包裹、钙化。细胞、组织损伤时自身有修复功能,修复功能强弱取决于细胞的再生能力。根据人体各种组织的再生能力不同,可将机体细胞分为不稳定细胞、稳定细胞和永久性细胞。组织缺损后的修复是完全性再生还是纤维性修复,主要取决于受损组织的再生能力和损伤的程度等。损伤面积过大的组织多为纤维性修复。纤维性修复中肉芽组织起着重要的作用。肉芽组织是由新生的毛细血管及增生的成纤维细胞构成的幼稚纤维结缔组织,其功能有:①抗感染和保护创面;②机化坏死组织、血栓、炎性渗出物及其他异物;③填补伤口及其他组织缺损。肉芽组织成熟后转变成瘢痕组织。根据损伤程度及有无感染,将皮肤创伤愈合分为一期愈合、二期愈合和痂下愈合三种。影响创伤愈合的全身因素有:①年龄因素;②营养因素;③激素及其他因素。局部因素有:①局部血液循环;②感染与异物;③神经支配等。机体细胞和组织的适应性变化与损伤性变化是大多数疾病发生、发展过程中的基础性病理变化,是学习临床专业课的重要基础知识。

能力检测

一、A1型题/A2型题

1. 干酪样坏死是下列哪种疾病的特征性改变?(　　)

A. 梅毒　　　　　　　　B. 麻风　　　　　　　　C. 结核病

D. 风湿病　　　　　　　E. 阿米巴病

2. 细动脉壁的玻璃样变最常发生于（　　）。

A. 风湿性心脏病　　　　B. 缓进性高血压　　　　C. 急性肾小球肾炎

D. 急性肾盂肾炎　　　　E. 嗜铬细胞瘤

3. 坏死组织经自然管道排出后留下的空腔称（　　）。

A. 瘘管　　B. 窦道　　C. 溃疡　　D. 空洞　　E. 糜烂

4. 下述哪种情况不属于化生？（　　）

A. 移行上皮变为鳞状上皮　　　　　　B. 柱状上皮变为鳞状上皮

C. 胃黏膜上皮变为肠上皮　　　　　　D. 成纤维细胞变为骨细胞

E. 成纤维细胞变为纤维细胞

5. 肠扭转可导致肠管发生（　　）。

A. 干性坏疽　　　　　　B. 湿性坏疽　　　　　　C. 气性坏疽

D. 液化性坏死　　　　　E. 干酪样坏死

6. 下列哪项是伤口二期愈合的特点？（　　）

A. 创面小　　　　　　　B. 创面不洁、伴感染　　　　C. 手术切口

D. 肉芽组织少　　　　　E. 形成瘢痕小

二、A3 型题/A4 型题

7～8 题共用题干

患者，56 岁，女性，有多年高血压病史。平时会出现心悸，劳累后加重。在一次情绪激动后，突然出现偏瘫，不久发生呕吐，陷入昏迷，急诊入院。体格检查：血压 260/135 mmHg，心界扩大。脑脊液检查：压力增高，呈淡红色。尿：尿蛋白（＋＋），尿管型 1～3 个/HP。经抢救无效死亡。

7. 本病例尸检应该有下列哪种现象？（　　）

A. 右心室扩张　　　　　B. 左心室肥大并扩张　　　C. 右心室肥大并扩张

D. 左心室扩张　　　　　E. 左心室肥大

8. 本病例细动脉有什么病理变化？（　　）

A. 病理性钙化　　　　　B. 脂肪变性　　　　　　　C. 纤维素样坏死

D. 血管壁玻璃样变　　　E. 坏死

9～11 题共用题干

患者，男，40 岁，因右小腿严重外伤后发生气性坏疽，住院治疗。

9. 首先的处理是（　　）。

A. 给氧　　　　　　　　B. 高压氧治疗　　　　　　C. 止痛

D. 清创手术　　　　　　E. 加强营养

10. 下列哪项处理不必要？（　　）

A. 高压氧治疗　　　　　B. 清创手术　　　　　　　C. 隔离

D. 应用青霉素　　　　　E. 避光安静

11. 该患者外伤后如何处理可避免发生气性坏疽？（　　）

A. 彻底清创缝合　　　　B. 清创后伤口敞开　　　　C. 应用 T. A. T

D. 应用青霉素　　　　　E. 应用甲硝唑

三、B1 型题

12～14 题共用备选答案

A. 阿米巴脓肿　　　　B. 肝淤血　　　　C. 肺结核

D. 虎斑心　　　　E. 瘢痕组织

12. 纤维结缔组织玻璃样变（　　）。

13. 液化性坏死（　　）。

14. 干酪样坏死（　　）。

（符　兵）

第三章 局部血液循环障碍

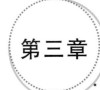

学习目标

1. 掌握充血、淤血、血栓形成、栓塞、梗死的概念。
2. 掌握淤血的病理变化、后果与血栓形成的条件。
3. 熟悉血栓的转归及对机体的影响。
4. 熟悉栓子的类型及栓子的运行途径。
5. 了解栓塞的类型及后果。
6. 了解充血、淤血、梗死的原因与梗死的类型及形态特点。

机体通过血液循环向各器官组织输送氧和各种营养物质,同时把组织中的二氧化碳和各种代谢产物运走,保证机体正常的新陈代谢和内环境的稳定。当血液循环发生障碍时,就可引起相应组织器官的代谢紊乱、功能失调和形态改变,并出现各种临床表现,严重的甚至危及生命。临床上一些重要疾病的死因,有的就是基于血液循环障碍,如冠状动脉粥样硬化引起的心肌梗死等。

血液循环障碍可分为全身性和局部性两种。全身性血液循环障碍是由整个心血管系统发生结构或功能异常引起,如心力衰竭、休克等。局部血液循环障碍则发生于个别器官或组织,可表现为:①局部组织血管内血液含量的异常,如充血、淤血、缺血;②血管内成分溢出血管外,如出血、水肿;③血液内出现异常物质,如血栓形成、栓塞及梗死。二者之间既有区别又有联系。局部血液循环障碍时可以影响全身,如冠状动脉粥样硬化严重时可引起心肌梗死,使心肌收缩力减弱,导致全身性血液循环障碍。全身性血液循环障碍也可通过局部表现出来,如心力衰竭时可有各器官的淤血和水肿等。本章主要叙述几种常见的局部血液循环障碍。

第一节　充血和淤血

充血和淤血都是指机体局部组织或器官的血管内血液含量增多的状态。

一、充血

由于动脉血输入量增多,引起局部组织或器官的血管内血液含量增多的状态称为充血。充血是一个主动的过程。

（一）原因

任何原因通过神经体液的作用，使血管舒张神经兴奋性增高或血管收缩神经兴奋性降低，引起细小动脉扩张，都可引起局部器官和组织的充血。常见的类型有以下两类。

1. 生理性充血

为适应组织器官的生理需要或机体代谢增强所发生的充血，称为生理性充血。如情绪激动时的面部充血，进食后的胃肠道充血，运动时的骨骼肌充血等。

2. 病理性充血

病理性充血指各种病理状态下的充血。①炎症性充血：见于局部炎症反应的早期。②减压后充血：由于局部组织或器官长期受压，使组织内的血管张力降低，当压力突然解除时，受压组织内的细小动脉发生反射性扩张，形成局部充血，称减压后充血。如快速大量抽腹水可引起减压后充血，严重时可引起有效循环血量骤减，导致患者血压下降，脑缺血甚至晕厥。

> **知识链接**
>
> **抽取腹腔积液注意事项**
>
> 在抽腹腔积液前督促患者术前排尿，手术时患者应采取舒适的坐或半卧位。术中密切观察患者，如有头晕、心悸、恶心、气短、脉搏增快及面色苍白等，应立即停止操作，并进行适当处理。抽取腹腔积液时速度不能过快、量不能过多，一次放液一般不超过3000 mL。大量放液后，需束以多头腹带，以防腹压骤降、腹腔血管反射性扩张引起减压后充血，导致血压下降或脑缺血甚至晕厥。注意无菌操作，以防止腹腔感染。

（二）病理变化

由于充血时局部组织器官血管内动脉血量增多，组织或器官体积增大，颜色鲜红，局部温度增高。镜下见局部组织内细小动脉、毛细血管扩张，充满血液。

（三）后果

充血多属于暂时性的，充血消退后局部组织即恢复正常。多数情况下充血对机体是有利的。充血可加快局部组织血液循环，带来大量氧及营养物质，促进物质代谢，增强组织器官的功能。但在高血压或动脉粥样硬化等疾病的基础上，患者可由于情绪激动等原因导致脑动脉充血而出现脑血管破裂、出血等严重后果。

二、淤血

由于静脉血液回流受阻，引起局部组织或器官的血管内血液含量增多的状态称为淤血。

淤血是一个被动过程。淤血远较充血多见，具有重要的临床和病理意义。它可发生于局部，也可发生于全身。

（一）原因

1. 静脉受压

妊娠子宫压迫髂静脉可引起下肢淤血;肿瘤、炎症包块等压迫局部静脉可引起相应器官或组织的淤血;肠套叠、肠扭转和肠疝时肠系膜静脉受压可引起局部肠壁淤血。

2. 静脉管腔阻塞

静脉管腔阻塞常见于静脉内血栓形成或栓塞。但由于静脉的分支多,只有当静脉管腔阻塞而血流又不能充分地通过侧支回流时,才发生淤血。

3. 心力衰竭

二尖瓣瓣膜病和高血压病引起左心衰竭时,导致肺淤血;肺源性心脏病引起右心衰竭时,导致体循环淤血。

（二）病理变化

淤血的组织和器官,由于血液的淤积而肿胀;发生于体表的淤血,由于局部的血液灌流减少,脱氧血红蛋白增多,局部皮肤呈紫蓝色,称发绀;又由于局部血流淤滞,毛细血管扩张,使得散热增加,该处体表的温度下降。镜下见局部组织内细小静脉和毛细血管扩张,充满血液,可伴有组织水肿和出血。

（三）后果

淤血的后果取决于淤血发生的部位、淤血的程度、速度、持续时间以及侧支循环建立的状况等因素。长期淤血的后果主要如下。

1. 组织水肿及积液

淤血时,由于毛细血管流体静压增高以及组织缺氧,使毛细血管壁受损,其通透性增大,导致血管内液体过多地漏至组织间隙,形成组织水肿或积液。如慢性充血性心力衰竭患者发生的下肢水肿及胸腔积液、腹腔积液、心包腔积液。

2. 出血

淤血严重时,毛细血管壁由于严重的缺氧受损,红细胞也可漏出,称为淤血性出血。如肺淤血发生肺水肿时,肺泡腔内可出现红细胞。

3. 器官实质细胞损伤

长期淤血时由于氧和营养物质供应不足及局部酸性代谢产物积聚,可导致实质细胞发生萎缩、变性、坏死。

4. 间质纤维组织增生

组织、器官慢性淤血时,间质纤维组织增生,加上组织内网状纤维胶原化,使组织、器官质地变硬,称淤血性硬化。如长期肝淤血可导致肝硬化。

（四）重要器官淤血

1. 肺淤血

左心衰竭时,因肺静脉回流受阻,发生肺淤血。①肉眼观察:肺体积增大,重量增加,呈暗红色,质地稍变实,切面可有红色泡沫状液体流出;②镜下所见:肺细小静脉及肺泡壁毛细血管高度扩张、淤血,肺泡腔内可有水肿液,其中含有少量的红细胞和巨噬细胞。红细胞被巨噬细胞吞噬后,血红蛋白被分解为棕黄色的含铁血黄素颗粒,这种吞噬有含铁血黄素颗粒的巨噬细胞,常在心力衰竭时出现,故称心力衰竭细胞(图 3-1);③长期的肺淤血,可引起肺间质的纤维组织增生,肺质地变硬,加上含铁血黄素的沉积,肺肉眼呈棕褐色,称为肺褐色硬化;④临床上患者可出现呼吸困难、发绀、咳粉红色泡沫痰,双肺听诊可闻及湿性啰音。

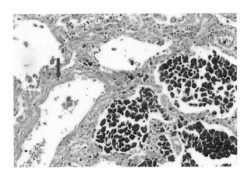

图 3-1 慢性肺淤血

2.肝淤血

肝淤血见于右心衰竭时,因肝静脉回流受阻所致。①肉眼观察:肝体积增大,重量增加,质较实,呈暗红色,表面及切面可见红(淤血)、黄(脂肪变性)相间花纹状结构,似槟榔的切面,故称槟榔肝(图3-2);②镜下所见:肝小叶的中央静脉及其邻近的肝窦高度扩张、淤血,肝小叶中央的肝细胞发生萎缩甚至消失,肝小叶周边部的肝细胞可发生脂肪变性(图3-3);③长期肝淤血时,可形成淤血性肝硬化。

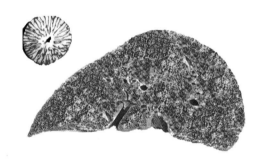

图 3-2 槟榔肝(大体观)

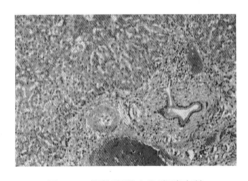

图 3-3 慢性肝淤血和脂肪变性

第二节 血栓形成

在活体的心脏和血管内,血液发生凝固或血液中某些有形成分凝集形成固体质块的过程,称为血栓形成。所形成的固体质块称为血栓。

血液中存在着凝血系统和抗凝血系统,二者相互拮抗,保持动态平衡。因此,在生理情况下血液在循环系统内不发生凝固或凝集。但如果在某些促凝血因素的作用下,打破了这种动态平衡,触发了凝血过程,血液便可在心血管内发生凝固或凝集,从而形成血栓。

一、血栓形成的条件

血栓形成是血液在流动状态下,受到一定条件的作用(如血小板被活化、凝血因子被激活等)而发生凝固。目前公认的血栓形成条件有以下三种。

1. 心血管内膜的损伤

心血管内膜损伤是血栓形成的最常见和最重要的因素。它可通过以下环节促进血栓形成:①心血管内膜损伤,内皮细胞发生变性、坏死、脱落,内皮下胶原暴露,激活血小板和凝血因子Ⅻ,启动内源性凝血过程;②损伤的内皮细胞同时还可释放组织因子,启动外源性凝血过程。临床上它常见于风湿性和感染性心内膜炎、动脉粥样硬化和心肌梗死、动脉或静脉内膜炎等疾病。

2. 血流状态的改变

生理状态下,血液中的有形成分在血流的中轴流动,其边流为血浆,可阻止血小板和内膜接触。当血流缓慢或者有涡流形成时,血小板由轴流进入边流,可增加与血管壁接触的机会而利于发生黏着。同时,血流缓慢也不易把已被激活的凝血因子和已黏集的血小板稀释冲走,从而有利于血栓形成。此外,当血液流经不规则的扩张或狭窄的血管腔时,血流常发生漩涡,也会有血栓形成。可见于静脉曲张、长期卧床、二尖瓣狭窄及动脉瘤等患者。

3. 血液凝固性增高

血液浓缩、黏稠度增高、血小板和凝血因子增多,或纤溶系统的活性降低,均可使血液的凝固性增高,易促使血栓形成。常见于:①创伤、大手术后、烧伤及产后等大量失血;②某些肿瘤(如肺癌、胃癌、前列腺癌等)以及胎盘早期剥离。

上述血栓形成的三个条件往往是同时存在的。血栓形成常常是三个条件综合作用的结果。在不同情况下,其中某一个条件起着主要作用。如:创伤或手术后大失血,血栓的形成主要与血液的凝固性增高有关;若卧床过久,则血流缓慢也可促进血栓形成。

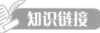

预防静脉血栓形成的常识

预防静脉血栓形成的关键是避免引起血流缓慢和血管内膜损伤的各种因素。①要尽量避免长期卧床,不活动;②长期操作电脑者和长时间乘飞机、火车等要穿宽松的衣服和鞋袜,做些适当的活动以促进血液循环;③手术后患者应尽早下床活动;④临床上静脉输液时,应避免在同一部位反复多次进行静脉穿刺,防止因血管内皮细胞损伤引起血栓形成。

二、血栓形成的过程及类型

(一)形成过程

血栓形成的过程分为以下三个阶段。①血小板黏附与黏集形成血小板血栓,血小板血栓作为血栓的起始点,构成延续性血栓的头部;②血栓头部形成后,其下游的血流变慢和出现涡流,导致血小板黏集形成珊瑚状的小梁,这一过程反复交替进行,形成延续性血栓的体部;③随着血栓的体积不断增大,致使血管管腔阻塞,局部血流停滞而使血液凝固,构成延续性血栓的尾部(图3-4)。

(二)类型

血栓的类型可分为以下四种。

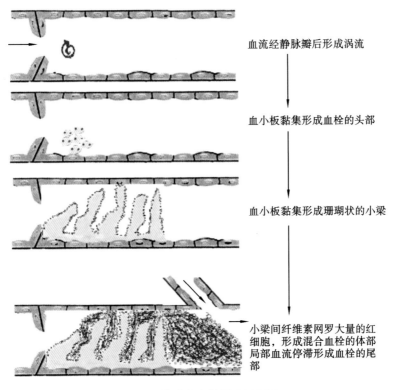

血流经静脉瓣后形成涡流

血小板黏集形成血栓的头部

血小板黏集形成珊瑚状的小梁

小梁间纤维素网罗大量的红细胞,形成混合血栓的体部局部血流停滞形成血栓的尾部

图 3-4 静脉内血栓形成示意图

1. 白色血栓

白色血栓常见于血流速度较快的心瓣膜、心腔内和动脉内,以及静脉血栓的头部。发生在心瓣膜上的白色血栓又称赘生物。①肉眼观察:灰白色,质硬,呈小结节状或赘生物状,与瓣膜或血管壁紧密黏着不易脱落;②镜下观察:主要由血小板和少量的纤维蛋白构成,故又称血小板血栓。

2. 混合血栓

混合血栓即延续性血栓的体部,多发生在血流缓慢、出现涡流的静脉内。①肉眼观察:呈灰白色和红褐色层状交替的结构。静脉内的混合血栓为粗糙、干燥的圆柱状,与血管壁粘连(图 3-5);心腔内、动脉粥样硬化溃疡部位或动脉瘤内的混合血栓,常不堵塞管腔,又称为附壁血栓。②镜下观察:可见淡红色的血小板小梁,小梁边缘附着白细胞,小梁之间为纤维蛋白网,网中充满大量的红细胞。

3. 红色血栓

红色血栓主要见于静脉内。①肉眼观察:新鲜的红色血栓呈湿润的暗红色,有一定的弹性,与血管壁无粘连。陈旧的红色血栓由于水分被吸收,变得干燥、无弹性、质脆易碎,容易脱落进入血流从而造成血栓栓塞;②镜下观察:在纤维蛋白网中充满大量的红细胞和少量的白细胞。

4. 透明血栓

透明血栓主要见于弥散性血管内凝血时微循环的血管内,肉眼不能识别,只能在显微镜下观察到,故又称为微血栓。镜下观察:主要由嗜酸性均质、透明状的纤维素构成,故又

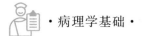

称纤维素性血栓。

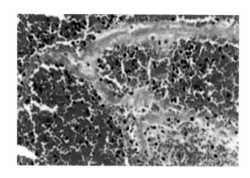

图 3-5　静脉内混合血栓

三、血栓的转归

（一）溶解、吸收、软化、脱落

血栓形成后,可被血栓内的纤溶酶和白细胞崩解释放出的蛋白溶解酶逐渐溶解。小的血栓可完全溶解吸收而不留痕迹;大的血栓部分被溶解,质地变软,可在血流的冲击下形成碎片状脱落或整个脱落,成为血栓栓子,随血流运行造成血栓栓塞。

（二）机化、再通

1. 机化

血栓形成后,很快由血管壁向血栓内长入肉芽组织并逐渐取代血栓,这个过程称为血栓机化。机化后的血栓与血管壁紧密相连,不易脱落。

2. 再通

在血栓机化的过程中,由于水分被逐渐吸收,血栓收缩或部分溶解,从而在血栓内或血栓与血管壁之间出现裂隙,新生的血管内皮细胞长入并被覆于裂隙的表面,形成新的血管腔,使已阻塞的血管部分地重新恢复血流,这个过程称为再通。

（三）钙化

若血栓未被溶解吸收或未被完全机化,可发生钙盐沉积。完全钙化的血栓质硬如石,静脉内血栓钙化称为静脉石,动脉内血栓钙化称为动脉石。

四、血栓对机体的影响

血栓形成对机体的影响,既有有利的一面,也有不利的一面。

1. 有利方面

（1）止血和预防出血:如当胃、十二指肠溃疡底部或肺结核空洞壁血管破裂出血时,在血管破裂口处形成的血栓可阻塞破裂口,起到止血或避免大出血的作用;若病变周围血管血栓形成,可防止病灶内的血管破裂出血。

（2）防止炎症扩散:炎症时病灶周围小血管内血栓形成,可防止病原微生物及其代谢产物随血流扩散。

2. 不利方面

在大多数情况下,血栓形成会对机体造成不利的影响,影响的严重程度取决于血栓的部位、大小、阻塞管腔的程度、阻塞发生的速度以及有无侧支循环已建立等情况。主要的不利影响如下。

（1）阻塞血管：血栓形成后阻塞动脉管腔可引起局部组织或器官缺血缺氧，进而引起实质细胞萎缩、变性甚至坏死，如脑梗死、心肌梗死等；血栓阻塞静脉管腔时，如果侧支循环未建立，可引起局部淤血、水肿、出血等；若侧支循环已建立，一般不会引起严重后果。

（2）栓塞：血栓部分或全部脱落成为血栓栓子，随血流运行造成血栓栓塞。若栓子内含有细菌，可引起栓塞组织发生败血性梗死或脓肿形成。

（3）心脏瓣膜变形：心脏瓣膜上形成的血栓机化后使心脏瓣膜增厚、变硬、缩短和瓣叶之间粘连等，从而造成瓣膜口狭窄或关闭不全，形成慢性心瓣膜病。

（4）出血：由严重创伤、大面积烧伤、严重感染等引起弥散性血管内凝血时，微循环内广泛的微血栓形成，消耗了大量的血小板和凝血因子，使血液处于低凝状态而引起全身广泛性出血和休克，对机体产生严重的后果。

第三节　栓　　塞

在循环的血液中出现不溶于血液的异常物质，随血流运行阻塞心血管管腔的现象称为栓塞。阻塞心血管的异常物质称为栓子。栓子可以是固体、液体或气体。其中最常见的栓子是血栓栓子，其他栓子有脂肪栓子、羊水栓子、空气栓子和瘤细胞栓子等。

一、栓子的运行途径

栓子的运行途径一般与血流的运行方向一致。栓子来源不同，随血流运行的途径不同，主要运行途径有以下三种（图 3-6）。

（1）来自左心和体循环动脉系统的栓子：随动脉血流运行，最终栓塞在各组织器官的口径与栓子直径相当的动脉分支，常栓塞于脑、脾、肾及四肢等处。

（2）来自体循环静脉系统和右心的栓子：随静脉血流运行，最终进入肺动脉主干或其分支，引起肺栓塞。但某些体积小且具有一定弹性的栓子（如脂肪、空气栓子等）例外。

（3）来自门静脉系统的栓子：如来自肠系膜静脉的栓子，随血流运行，经门静脉入肝，引起肝内门静脉分支的栓塞。

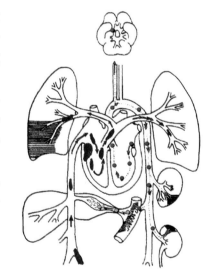

图 3-6　栓子运行途径与栓塞部位模式图

二、栓塞的类型及其对机体的影响

根据栓子的不同，栓塞分为以下几种类型。

（一）血栓栓塞

由脱落的血栓引起的栓塞称为血栓栓塞，它是栓塞中最常见的类型，占栓塞的 99% 以

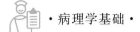

上。血栓栓塞对机体的影响取决于血栓栓子的来源、大小、数目、栓塞的部位及局部能否建立有效的侧支循环。

1. 肺动脉栓塞

引起肺动脉栓塞的血栓栓子95％以上来自下肢深部静脉,尤其是腘静脉、股静脉和髂静脉,偶见来自于盆腔静脉或右心的附壁血栓。肺动脉栓塞造成的影响取决于栓子的大小和数目。①如栓子较小且栓塞肺动脉的少数小分支,因肺动脉和支气管动脉之间有丰富的吻合支,故血管阻塞区肺组织可由支气管动脉的血流通过吻合支供应血液,一般不引起严重后果;但若栓塞前,肺组织已有严重淤血,因肺循环内压力的升高,与支气管动脉之间的侧支循环难以有效建立,可导致肺组织发生出血性梗死;②当大量小栓子广泛地栓塞肺动脉的多数分支,或较大肺动脉血栓栓塞(图3-7)引起肺动脉主干或大分支的栓塞时,可导致急性右心衰竭从而使患者发生猝死。临床上患者可突然出现呼吸困难、发绀、休克等症状,严重者可因急性呼吸、循环衰竭而死亡。

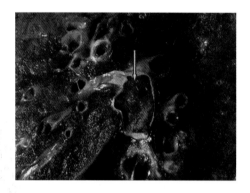

图3-7　肺动脉血栓栓塞

2. 体循环动脉血栓栓塞

引起栓塞的血栓栓子80％来自左心,常见的是心肌梗死区心内膜上的附壁血栓和亚急性感染性心内膜炎时心瓣膜上的赘生物。引起栓塞的部位主要为脑、肾、脾和下肢等,栓塞的后果视栓塞的部位和栓子的大小及局部侧支循环建立的情况而异。当栓塞动脉的较大分支且不能建立有效的侧支循环时,可引起局部组织的梗死。

（二）脂肪栓塞

循环血流中出现脂肪滴并阻塞小血管,称为脂肪栓塞。脂肪栓子常来源于长骨骨折、脂肪组织严重挫伤、骨科手术等,这些损伤导致脂肪细胞破裂并释放出脂肪滴,脂肪滴可经破裂的静脉进入血液内,引起肺小动脉和毛细血管栓塞。有时脂肪滴(直径小于 20 μm)可通过肺泡壁毛细血管进入体循环动脉系统,引起脑、肾、皮肤等处的栓塞。脂肪栓塞对机体的影响取决于脂肪滴的数量,如少量脂肪滴入血,可被吞噬细胞吞噬或被血内脂酶分解而清除,不产生严重后果;若大量的脂肪滴入血,导致肺小动脉和毛细血管广泛栓塞,可导致猝死。

（三）气体栓塞

大量空气迅速进入血液循环或由原来溶解于血液内的气体迅速游离出来,形成气泡并阻塞心血管管腔,称为气体栓塞。

1. 空气栓塞

空气栓塞多因静脉损伤破裂,外界空气从破裂口进入血流引起栓塞。它对机体的影响取决于进入气体的速度和气体量。①少量空气入血后可溶解于血液内,不会发生空气栓塞;②大量空气(>100 mL)迅速进入静脉后,随血流回流到达右心,由于心脏的搏动,将空气和心腔内的血液搅拌形成大量泡沫状血液,泡沫状血液具有压缩性和膨胀性,不易排出,影响静脉血液回流和向肺动脉输出血液,造成严重的循环功能障碍,临床上患者突然出现呼吸困难、发绀,重者导致猝死;③进入右心的部分气泡可进入肺动脉,引起肺小动脉分支空气栓塞。

2. 氮气栓塞

氮气栓塞又称减压病、沉箱病或潜水员病,指机体从高气压环境急速转到常气压或低气压环境的减压过程中(如飞行员由地面升入高空或潜水员由深水潜出水面),原来溶解于血液中的气体(主要是氮气)迅速游离出来并形成气泡所引起的气体栓塞。氮气析出时因气体所在部位不同,临床表现也不一样。若短期内大量气泡阻塞了多数血管,尤其是阻塞冠状动脉时,可引起严重血液循环障碍甚至猝死。

(四)羊水栓塞

由羊水进入母体血液循环造成的栓塞称为羊水栓塞,多见于胎盘早期剥离等。分娩过程中,宫腔内压力增高,羊水可被压入子宫壁破裂的静脉窦,羊水随血流进入母体的体循环静脉系统,经右心到达肺动脉,引起肺动脉分支和肺泡壁毛细血管栓塞。此时,在肺的小动脉及毛细血管内可见角化鳞状上皮、胎毛、胎脂、胎粪等。患者肺内除有羊水成分的栓塞病变外,还可引起弥散性血管内凝血。临床上患者常在分娩过程中或分娩后突然出现呼吸困难、发绀、抽搐、休克、昏迷甚至死亡。

(五)其他栓塞

其他栓塞如下。①由恶性肿瘤细胞侵入血管并随血流运行引起的肿瘤细胞栓塞;②细菌菌团进入血液循环引起的细菌栓塞;③寄生虫及其虫卵侵入血管引起的寄生虫栓塞等。

案例分析

患者,女,26岁。两年前曾妊娠行流产术,术后曾有一定量出血。本次因待产入院,进入产房后自然破膜,约10 min后,产妇突然出现寒战、呼吸困难、口唇发绀。随后病情迅速恶化,抢救无效死亡。

问题:

1. 试分析患者的死亡原因。

2. 患者肺部可能出现的病理变化是什么?

第四节 梗 死

组织或器官由于血管阻塞、血流停止,导致缺氧而发生的坏死,称为梗死。

一、梗死的原因

任何引起动脉血管阻塞,导致局部血液循环中断的原因均可引起梗死。常见原因如下。

1. 动脉血栓形成

动脉血栓形成是梗死最常见的原因。如冠状动脉和脑动脉粥样硬化继发血栓形成,可将动脉完全堵塞,分别引起心肌梗死和脑梗死。

2. 动脉栓塞

动脉栓塞也是梗死的常见原因。血栓栓塞多见,可引起肾梗死、脾梗死和肺梗死等。

3. 动脉血管受压闭塞

当动脉受到压迫时,可使其管腔闭塞而引起局部组织缺血、缺氧而发生坏死。如:肿瘤对局部血管的压迫所引起的局部梗死;肠扭转、肠套叠时,肠系膜静脉首先受压引起淤血,进而动脉也受压,使局部血流中断引起梗死。

4. 动脉痉挛

单纯的动脉痉挛引起的梗死极为罕见,多数是在发生动脉粥样硬化且有管腔狭窄的情况下,再发生血管持续性痉挛,可导致血管闭塞,血流中断,组织缺血引起梗死。如冠状动脉、脑动脉粥样硬化合并血管持续性痉挛,可引起心肌梗死和脑梗死。

二、梗死的类型及形态特点

根据梗死灶内含血量的多少,梗死分为贫血性梗死和出血性梗死两种类型。

(一)贫血性梗死

贫血性梗死常发生于组织结构致密、侧支循环不丰富的实质器官,如心、脑、脾、肾等。

(1)肉眼观察 ①颜色:取决于梗死灶内的含血量。贫血性梗死灶内含血量少,梗死灶呈灰白色或灰黄色。②形状:取决于梗死器官的血管分布。多数器官血管呈锥形分支状分布,如脾、肾等,故梗死灶也呈锥形,切面呈扇形或楔形,其尖端(为血管阻塞处)指向器官的门部(如脾门、肾门等),底部靠近器官的表面(图3-8);因心脏冠状动脉分支不规则,故心肌梗死灶的形状呈不规则形或地图形。③质地:多数梗死灶为凝固性坏死,质实;脑梗死灶为液化性坏死,日久逐渐液化成囊腔状。④在梗死灶周围有明显的充血出血带,与周围组织分界清楚。

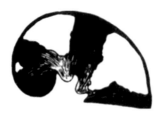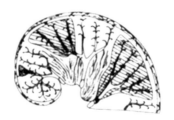

图3-8 肾动脉分支栓塞及肾贫血性梗死模式图

(2)镜下观察 ①早期可见核固缩、核碎裂和核溶解等细胞坏死的改变,组织结构轮廓尚保存,坏死区与正常组织交界处见充血出血带;②后期坏死组织成为一片均匀、红染、无结构的物质；③晚期肉芽组织长入取代坏死组织，最终形成瘢痕组织。

（二）出血性梗死

出血性梗死的特点是梗死灶内有明显出血。其发生除动脉血流阻断这个基本条件外，还有严重淤血、组织结构疏松、双重血液循环或吻合支丰富等因素，故好发器官是肺和肠。

（1）肉眼观察 ①颜色：梗死灶含血量多，呈暗红色或紫红色；②形状：由于肺血管呈锥形分支状分布，肺梗死灶呈锥体形；肠系膜血管呈扇形、节段性分布，故肠梗死灶呈节段形；③梗死灶较湿润；④在梗死灶周围无明显的充血出血带，与周围组织分界不清楚。

（2）镜下观察 除早期梗死灶内弥漫性出血外，其余同贫血性梗死的镜下所见。

三、梗死对机体的影响

梗死对机体的影响，取决于发生梗死的器官、梗死灶的大小及部位、有无细菌感染等因素。若发生在重要器官，可产生严重的后果，如：心肌梗死轻则影响心功能，重则导致心功能不全；脑梗死可出现神经功能障碍（偏瘫、失语等），严重者可导致昏迷甚至死亡。发生在肾、脾的梗死，一般对机体的影响不大，仅引起局部症状，如肾梗死可出现腰痛和血尿，脾梗死可出现左季肋区疼痛；肺梗死可出现胸痛和咯血，梗死区大者可引起呼吸困难等；肠梗死除引起剧烈腹痛、血便外，还可并发肠穿孔，导致弥漫性腹膜炎。若治疗不及时，后果严重。由含有化脓菌的栓子栓塞导致的败血性梗死，梗死灶内可出现脓肿，导致感染扩散。

案例分析

患者，男，20岁，因腹痛18 h入院。体格检查：板状腹，压痛、反跳痛明显。手术探查：见空肠中段扭转，肠管坏死发黑。切除肠管可见：肠壁增厚呈暗红色，肠黏膜皱襞消失，浆膜失去正常光泽。该患者诊断为肠扭转并发肠出血性梗死。

问题：

1. 解释肠出血性梗死的原因。

2. 不积极手术治疗可能会产生什么后果？

小 结

常见的局部血液循环障碍有充血、淤血、血栓形成、栓塞和梗死。由于动脉血输入量增多，引起局部组织或器官的血管内血液含量增多的状态称为充血。淤血是指由于静脉血液回流受阻，引起局部组织或器官的血管内血液含量增多的状态。临床上淤血远比充血多见。淤血的原因有静脉受压、静脉管腔阻塞、心力衰竭。镜下见局部组织内细小静脉和毛细血管扩张，充满血液。长期淤血的后果主要有组织水肿和积液、出血、器官实质细胞损伤、间质纤维组织增生。血栓形成是指在活体的心脏和血管内，血液发生凝固或血液中某些有形成分凝集形成固体质块的过程。血栓形成的条件有心血管内膜损伤、血流状态的改变、血液凝固性增高。血栓的转归有溶解、吸收、软化、脱落、机化、再通、钙化。血栓形成对机体的影响既有有利的一面，也有不利的一面；栓塞是指在循环的血液中出现不溶于血液的异常物质,随血流运行并阻塞心血管管腔的现象。血栓栓塞最常见。栓子的运行途径一般与血流的运行方向一致。栓塞对机体的影响取决于栓子的种类、来源、大小、数目、栓塞的部位及局部能否建立有效的侧支循环。梗死是指组织或器官由于血管阻塞、血流停止,导致缺氧而发生的坏死。梗死最常见的原因是血栓形成。根据梗死灶内含血量的多少,梗死分为贫血性梗死和出血性梗死两种类型。梗死对机体的影响取决于发生梗死的器官、梗死灶的大小、部位,以及有无细菌感染等。

能力检测

一、A1 型题/A2 型题

1. 淤血时扩张充盈的血管主要是(   )。

A. 动脉　　　　　　　　B. 静脉　　　　　　　　C. 小动脉和毛细血管

D. 小静脉和毛细血管　　E. 小动脉、小静脉和毛细血管

2. 槟榔肝是由于(   )。

A. 中央静脉淤血　　　　B. 肝窦扩张　　　　　　C. 肝细胞萎缩

D. 肝细胞脂肪变性

E. 中央静脉、肝窦扩张淤血及肝小叶周边肝细胞脂肪变性

3. 左心衰竭首先引起淤血的是(   )。

A. 肝　　　B. 肺　　　C. 脾　　　D. 肠　　　E. 四肢

4. 透明血栓主要发生在(   )。

A. 大动脉　　　　　　　B. 大静脉　　　　　　　C. 微循环血管

D. 中等静脉　　　　　　E. 中等动脉

5. 右下肢血栓脱落主要栓塞于(   )。

A. 肠系膜动脉　　　　　B. 门静脉　　　　　　　C. 肾动脉

D. 脑动脉　　　　　　　E. 肺动脉

6. 分娩时可发生(   )。

A. 血栓栓塞　　B. 脂肪栓塞　　C. 羊水栓塞　　D. 空气栓塞　　E. 氮气栓塞

7. 下列哪些器官容易发生出血性梗死?(   )

A. 心、肝　　B. 心、脑　　C. 心、肺　　D. 肺、肠　　E. 脾、肾

二、A3 型题/A4 型题

8~9 题共用题干

某老年患者因患肺癌入院,住院半个多月来一直卧床休息,做各种辅助检查及各项术前准备。一日在去厕所途中突然晕倒,经多方抢救无效死亡。

8. 该患者的死亡原因是(   )。

A. 脑栓塞　　B. 肾栓塞　　C. 脾栓塞　　D. 肺栓塞　　E. 下肢栓塞

9. 该患者的栓塞类型是(   )。

A. 血栓栓塞　　　　　　B. 脂肪栓塞　　　　　　C. 空气栓塞

D. 氮气栓塞　　　　　　E. 肿瘤细胞栓塞

三、B1 型题

10~13 题共用备选答案

A. 血栓栓塞   B. 空气栓塞   C. 脂肪栓塞

D. 氮气栓塞   E. 细菌栓塞

10. 股骨骨折可能引起(　　)。

11. 颈静脉破裂可能引起(　　)。

12. 下肢静脉血栓脱落可能引起(　　)。

13. 潜水员从深海浮出水面上升过快可能引起(　　)。

（王志勇）

第四章 炎　症

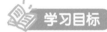学习目标

1. 掌握炎症的基本病理变化。
2. 掌握渗出性炎症的病变特点。
3. 熟悉炎症的概念及变质性炎症、增生性炎症的病变特点。
4. 了解炎症的原因、局部表现与全身反应及结局。

第一节　炎症的概念

炎症是具有血管系统的活体组织对各种致炎因子引起的局部组织损伤所发生的防御反应。炎症局部组织的基本病理变化有变质、渗出和增生。临床局部表现为红、肿、热、痛和功能障碍，并伴有不同程度的全身反应，如发热、外周血白细胞计数改变、单核-吞噬细胞系统增生等。

炎症是一种十分常见且重要的病理过程，人类的许多疾病，如肺炎、风湿病、各种传染病等都属于炎症性疾病。血管反应是炎症过程的中心环节，主要特征是液体渗出和白细胞渗出。炎症是机体的防御性反应。炎症时机体的变化，有利于局限、消除致炎因子，清除坏死组织，修复组织损伤。但炎症过程中发生的一些反应有时也会引起组织和细胞的损伤，给机体带来不同程度的危害，如心包炎时，心包腔内纤维素性渗出物机化可引起缩窄性心包炎而影响心功能；脑膜炎时，可因蛛网膜下腔大量渗出物积聚引起颅内压升高，甚至形成脑疝。医务工作者在临床实践中正确认识炎症有着重要意义。

第二节　炎症的原因

任何能够引起组织损伤的因素均为致炎因子。致炎因子种类繁多，可归纳为以下几类。

1. 生物性因子

生物性因子是炎症最常见、最重要的致炎因子。生物性因子所致的炎症通常称为感染。生物性因子包括各种病原微生物（如细菌、病毒、立克次体、支原体、螺旋体、真菌等）和

寄生虫等,其中以细菌和病毒最为常见。

2. 物理性因子

高温、低温、机械性损伤、紫外线和放射线等,均可引起炎症反应。

3. 化学性因子

化学性因子包括外源性和内源性化学物质。外源性化学物质有强酸、强碱、强氧化剂和各种毒性物质等。内源性化学物质有组织坏死所产生的崩解产物及其在某些病理条件下堆积在体内的代谢产物(如尿素、尿酸等)。

4. 免疫反应异常

机体免疫反应异常可造成组织损伤,引起炎症反应,如肾小球肾炎、系统性红斑狼疮等。

第三节 炎症的基本病理变化

临床上炎性疾病繁多,表现各异,但从炎症局部组织病理变化观察,无论何种致炎因子引起的任何组织的炎症,都有共同的基本病理变化即变质、渗出和增生。这三者既有区别又互相联系、互相影响。一般急性炎症或炎症早期以变质和渗出为主,慢性炎症及炎症后期以增生为主。变质为损伤性过程,而渗出和增生是抗损伤和修复过程。

一、变质

炎症局部组织、细胞所发生的变性和坏死称为变质。炎症时的变质,一是致炎因素的直接作用,二是局部血液循环障碍所致。变质包括组织细胞形态变化、代谢变化、炎症介质的产生与释放三方面。

(一)形态变化

炎症组织中的实质细胞可发生细胞水肿、脂肪变性,重者可发展为凝固性坏死或液化性坏死。间质可出现玻璃样变、黏液样变和纤维素样坏死等。

(二)代谢变化

1. 局部酸中毒

炎症初期组织分解代谢增强使局部耗氧量增加,随后血液循环障碍,各种氧化不全的中间代谢产物(如乳酸、酮体等)堆积,出现局部酸中毒。

2. 炎症局部的渗透压增高

炎症局部坏死组织崩解,蛋白质等大分子物质分解为许多小分子物质,使局部分子浓度增高;局部氢离子浓度升高使盐类解离增强,炎症部位离子浓度增加,从而使炎症局部渗透压增高。

(三)炎症介质

变质过程中可伴随炎症介质的形成和释放。炎症介质是指参与并诱导炎症发生、发展的具有生物活性的化学物质。主要炎症介质及其作用见表4-1。

表 4-1 主要炎症介质及其作用

炎症介质	血管扩张	血管壁通透性增加	趋化作用	其他作用
组胺、5-羟色胺	+	+	+	
前列腺素	+	+	+	致痛、发热
激肽	+	+	+	致痛、组织损伤
补体	+	+	+	

二、渗出

炎症局部组织血管内的液体成分和白细胞通过血管壁进入组织间隙、体腔、黏膜表面和体表的过程称为渗出。渗出的液体和细胞成分称为渗出物。渗出是炎症的重要标志,是消除致炎因子和有害物质的重要环节。渗出过程主要包括血流动力学改变、液体渗出和白细胞渗出等三个相互关联的过程。

(一)血流动力学改变

急性炎症组织受损时,局部微循环很快发生血流动力学改变,表现为血流量和血管口径的变化,一般按以下顺序发生(图 4-1)。①细动脉短暂收缩:持续几秒钟时间,主要由神经反射引起;②血管扩张和血流加速:细动脉和毛细血管扩张,局部血流加快,血流量增多,导致局部动脉性充血,此时炎症区组织代谢增强,温度升高,呈鲜红色;③血流速度减慢:静脉端毛细血管和小静脉也扩张,血流逐渐减慢,导致淤血。随后小静脉和毛细血管的通透性升高,液体渗出,导致血液浓缩和黏滞度增加,以致血流停滞,为白细胞渗出提供了条件。

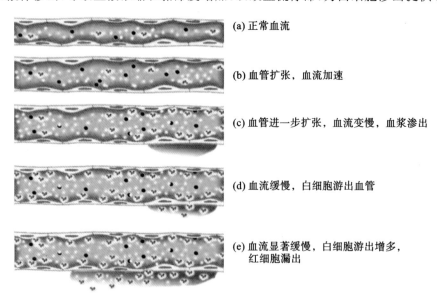

(a) 正常血流

(b) 血管扩张,血流加速

(c) 血管进一步扩张,血流变慢,血浆渗出

(d) 血流缓慢,白细胞游出血管

(e) 血流显著缓慢,白细胞游出增多,红细胞漏出

图 4-1 急性炎症血流动力学变化模式图

(二)液体渗出

炎症过程中致炎因子、炎症介质等作用于内皮细胞使血管壁通透性增高,加上微循环内流体静压升高及组织渗透压升高,引起液体渗出的发生。血管壁通透性增加是导致炎症

局部液体渗出的主要因素。

1. 渗出液与漏出液比较

炎症时渗出的液体称为渗出液。渗出液积聚在组织间隙称为炎性水肿,若聚集于体腔(如胸腔、腹腔、心包腔等)则称为积液;非炎症时的组织水肿液称为漏出液。两者在发生机制和组成成分上有所不同。关键的区别在于渗出液的产生是血管壁通透性增高的结果,而漏出液的产生是由于静脉淤血使毛细血管内压增高,或某些疾病引起低蛋白血症、血浆胶体渗透压降低等引起血浆超滤的结果,并无血管壁通透性明显增加。但两者都可引起水肿或积液。所以,临床上遇到体腔积液的患者,首先应当鉴别其是渗出液还是漏出液(表 4-2),以便明确诊断,进行正确的治疗。

表 4-2 渗出液与漏出液的区别

	原因	外观	凝固性	蛋白质含量	比重	细胞数	黏蛋白定性试验
渗出液	炎症	混浊	常自凝	>30 g/L	>1.018	$>0.5×10^9$/L	阳性
漏出液	非炎症	澄清	不能自凝	<25 g/L	<1.018	$<0.1×10^9$/L	阴性

2. 渗出液的作用

渗出液对机体具有重要的防御作用。主要表现在如下方面。①渗出液可稀释局部毒素,减轻毒素对组织的损伤;②为局部带来营养物质,带走炎症区域内的有害物质;③渗出液含有抗体、补体、溶菌物质,有利于消灭病原体;④渗出液中的纤维素交织成网,可阻止病原微生物的扩散,也有利于吞噬细胞发挥吞噬作用,纤维素网还是炎症后期修复的支架;⑤渗出液中的病原微生物和毒素随淋巴液被带到局部淋巴结,可刺激机体产生免疫反应。

若渗出液过多则会给机体带来不利影响,可压迫或阻塞周围组织器官,加重血液循环障碍或影响器官功能;纤维蛋白渗出过多不能完全溶解吸收,发生机化可造成组织粘连、硬化。

(三)白细胞渗出

白细胞通过血管壁游出到血管外的过程称为白细胞渗出。炎症时渗出的白细胞称为炎细胞。炎细胞在炎区聚集的现象,称为炎细胞浸润。炎细胞浸润是炎症反应最重要形态学特征。炎细胞可以吞噬和降解细菌、免疫复合物及坏死组织碎片。白细胞的吞噬作用是炎症的主要防御环节。

1. 白细胞渗出过程

白细胞渗出是一种主动游出过程,比较复杂,大致步骤为:白细胞边集、附壁、游出,然后在趋化因子的作用下向炎症灶游走(图 4-2),在局部发挥重要的防御作用。

2. 白细胞在炎症局部的作用

(1)吞噬作用:指炎症灶内的白细胞吞噬病原体和组织碎片及异物的过程。吞噬过程大致分为三个阶段:①识别和黏着;②包围吞入;③杀灭与降解(图 4-3)。发挥吞噬作用的细胞主要为中性粒细胞和巨噬细胞。通过白细胞的吞噬作用,绝大多数病原体可以被杀灭和降解,但有些细菌(如结核杆菌等)被吞噬细胞吞噬后难以被全部消灭,部分细菌可在白细胞内处于静止状态,当机体抵抗力降低时,这些细菌又可以生长繁殖,并可随吞噬细胞的游走而在体内播散。

(2)免疫作用:发挥免疫作用的细胞主要为淋巴细胞、单核细胞、浆细胞。抗原进入机

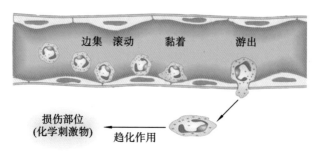

图 4-2　白细胞渗出过程示意图

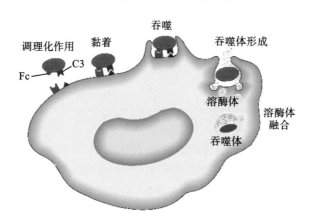

图 4-3　吞噬过程示意图

体后,巨噬细胞将其吞噬处理,再把抗原递呈给 T 淋巴细胞和 B 淋巴细胞,免疫活化的淋巴细胞分别产生淋巴因子或抗体,从而发挥杀伤病原体的作用。

（3）组织损伤作用:白细胞在吞噬过程中可向间质中释放溶酶体酶、活性氧自由基、前列腺素等产物。这些产物可引起内皮细胞和组织损伤,加重原始致炎因子的损伤作用并因此延长炎症过程。

3. 炎细胞的种类和功能

常见炎细胞的种类、形态、功能和临床意义见表 4-3。

表 4-3　常见炎细胞的种类、形态、功能和临床意义

种　类	形　态	功　能	临床意义
中性粒细胞	呈圆形或椭圆形,分叶核,胞质内有浅红色的中性细颗粒	有活跃的吞噬能力,能吞噬细菌和较小的组织崩解碎片	见于急性炎症、炎症早期,尤其是急性化脓性炎症
单核巨噬细胞	体积大,胞质丰富,胞核呈肾形或椭圆形,常偏位,染色浅	吞噬能力强,能吞噬细菌、较大的组织碎片和异物,可释放内源性致热原等	见于急性炎症的后期、慢性炎症,非化脓性炎症、病毒感染
嗜酸性粒细胞	呈圆形,胞质内有多量粗大嗜酸性颗粒	吞噬抗原抗体复合物	见于某些变态反应性疾病和寄生虫感染
淋巴细胞	呈圆形,胞核呈圆形,染色深,胞质少	无吞噬能力,发挥细胞免疫和体液免疫作用	见于慢性炎症和病毒感染

续表

种 类	形 态	功 能	临 床 意 义
浆细胞	多呈椭圆形,胞核呈圆形,偏于一侧,染色质呈车辐状排列	B淋巴细胞演变而来,产生抗体,参与体液免疫	见于慢性炎症

三、增生

在致炎因子、组织崩解产物或某些理化因子的刺激下,炎症局部实质细胞和间质细胞均可增生。增生是机体在炎症过程中的一种防御反应,如:增生的巨噬细胞可以吞噬病原体和组织崩解产物等;增生的成纤维细胞、血管内皮细胞及局部浸润的炎细胞共同构成肉芽组织,可以限制炎症的蔓延,使受损伤组织得以修复。但过度增生会影响组织器官的结构和功能,如肝炎后肝硬化等。

第四节 炎症的局部表现和全身反应

一、局部表现

炎症局部的表现以体表的急性炎症最为明显,表现为红、肿、热、痛和功能障碍。

1. 红

炎症局部组织呈现红色,主要是由炎性充血所致。炎症初期由于充血,局部氧合血红蛋白增多,故表现为鲜红色。随着炎症的发展,血流变慢,充血演变为淤血,氧合血红蛋白减少,脱氧血红蛋白增多,局部组织变为暗红色。

2. 肿

急性炎症局部组织肿胀,主要是由于炎性充血、渗出所致。慢性炎症局部组织肿胀,主要与局部组织增生有关。

3. 热

热是指炎症局部组织的温度升高。这是由于炎症局部充血,血流速度增快,血流量增多,局部组织分解代谢增强,产热增多所致。

4. 痛

炎症局部疼痛是由多种因素所致,主要与渗出物的压迫和炎症介质(如前列腺素、缓激肽等)的作用有关。

5. 功能障碍

炎症时局部组织器官的实质细胞变性坏死、代谢异常、渗出引起的压迫或阻塞以及疼痛等都可导致炎症局部组织、器官的功能障碍,如关节炎时关节活动受限、病毒性肝炎引起肝功能障碍等。

二、全身反应

炎症时,尤其是生物性因子所引起的炎症,通常会有显著的全身反应。

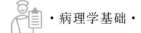

1. 发热

致热原作用于下丘脑体温调节中枢,使体温调定点上移引起发热。一定程度的发热能使机体代谢增强,促进抗体形成,促进单核吞噬细胞系统的功能,并能增强肝脏的解毒功能,因而具有积极的防御意义。因此临床上若患者炎症严重,而机体体温此时并不升高,提示患者机体反应差,抵抗力低下,预后不良。但高热或持久的发热,可引起各系统特别是中枢神经系统功能紊乱,从而给机体带来危害。所以,临床对发热的处理应根据具体病例而定。

2. 外周血白细胞计数的变化

炎症时,造血系统受致炎因子等刺激,生成并释放白细胞增多,从而使外周血液中白细胞数量增多。外周血白细胞计数增多是炎症反应的常见表现。外周血中白细胞计数增多的程度与机体的抵抗力和感染的严重程度有关。急性炎症,特别是细菌感染时,白细胞计数常可达$(15\sim20)\times10^9/L$,如达到$(40\sim100)\times10^9/L$称为类白血病反应。严重感染时,外周血中相对不成熟的杆状核中性粒细胞所占比例增加($\geqslant5\%$),称为"核左移"。机体抵抗力严重低下以及感染严重时,外周血白细胞计数不增多,甚至减少,是预后不良的征兆。

外周血中白细胞计数的变化因病原体的不同而异。急性化脓性炎症或多数细菌感染时,血液中增多的白细胞主要为中性粒细胞;慢性炎症或病毒感染时,以淋巴细胞增多为主;变态反应性炎症和寄生虫感染时,则以嗜酸性粒细胞增多为主;在某些炎症(如伤寒、流感等)中,外周血白细胞计数常减少。因此临床上进行外周血白细胞计数和分类检查对于病因诊断、病情和预后的判断具有重要的意义。

3. 单核吞噬细胞系统增生

炎症灶中的病原体、组织崩解产物,可经淋巴管到达全身单核吞噬细胞系统,使单核吞噬细胞系统的细胞增生,有利于吞噬、消灭病原体和清除组织崩解产物。临床表现为肝、脾或局部淋巴结肿大。

4. 实质器官的改变

炎症严重时,由于病原微生物及其毒素等的作用,心、肝、肾等器官的实质细胞也可发生不同程度的变性甚至坏死,导致器官功能障碍,如白喉患者的心肌坏死。

案例分析

患者,男,48岁。三天前出现右肩部疼痛,近两天疼痛加重,并出现发热、乏力等全身不适来院就诊。患者有糖尿病史十余年。

体格检查:体温39 ℃,右肩部肿胀,范围约4.5 cm,呈暗红色,有三个凸起,并有少许脓液,触之略有波动感,温度较高,疼痛明显。实验室检查:白细胞总数$19\times10^9/L$,其中中性粒细胞0.86。

问题:

1. 根据临床表现及实验室检查为患者做出初步诊断。

2. 请用病理学知识解释局部出现红、肿、热、痛的原因。

第五节 炎症的类型

一、炎症的临床分类

临床上根据炎症发生、发展的经过和持续时间,将炎症分为超急性、急性、亚急性和慢性炎症四种类型,以急性炎症和慢性炎症最常见。

(1)超急性炎症:呈暴发性经过,病程为数小时至数天。炎症反应急剧,短期即可能引起严重的组织器官损伤甚至死亡,局部变质、渗出明显。如器官移植的超急性排斥反应及急性变态反应性炎症。

(2)急性炎症:起病急,病程一般不超过一个月,症状明显,局部病变多以变质、渗出为主,浸润的炎细胞主要为中性粒细胞。如急性阑尾炎、急性肝炎等。

(3)慢性炎症:病程较长,可达数月至数年,可由急性炎症转变而来。临床症状相对较轻。炎症局部病变以增生为主,变质和渗出轻微,浸润的炎细胞以淋巴细胞、单核巨噬细胞、浆细胞为主。如慢性鼻炎、慢性胆囊炎等。

(4)亚急性炎症:较少见,临床上指病程介于急、慢性炎症之间的炎症,变质、渗出和增生均较明显。如亚急性重型肝炎、亚急性感染性心内膜炎等。

二、炎症的病理分类

任何炎症局部组织都存在变质、渗出和增生三种基本病理变化。但不同炎症以及炎症的不同发展阶段,炎症的病变也不尽相同。根据炎症局部以哪一种改变为主,将炎症概括地分为变质性炎、渗出性炎和增生性炎三大类型。

(一)变质性炎

变质性炎是指局部病变以组织细胞的变性、坏死为主,而渗出和增生性变化相对较轻的炎症。

变质性炎常见于心、肝、肾、脑等实质性器官的某些感染和中毒。如:急性重型肝炎主要病变为肝细胞广泛坏死;流行性乙型脑炎主要病变为神经细胞的变性、坏死。

(二)渗出性炎

渗出性炎是指局部病变以渗出为主,变质和增生轻微的炎症。临床上渗出性炎多为急性炎症,常见且种类较多。根据渗出物的主要成分不同,一般可分为以下几种类型。

1. 浆液性炎

浆液性炎是指以浆液渗出为主的炎症。渗出物主要为血清、白蛋白,可含有少量的纤维素及白细胞。常发生于疏松结缔组织、皮肤、黏膜和浆膜等处,局部组织明显充血、水肿。发生于皮肤时可形成水疱,如皮肤Ⅱ度烧伤或烫伤;发生于黏膜时,渗出物渗出到表面,如感冒初期的流清涕;发生于浆膜时形成积液,如结核性胸膜炎的胸腔积液等。

浆液性炎病变一般较轻,渗出的浆液易于经血管和淋巴管吸收而消退。但如浆液渗出过多也可产生不良影响,如胸腔和心包腔浆液大量积聚时,可压迫肺和心脏而影响呼吸和心功能。

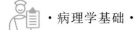
2. 纤维素性炎

纤维素性炎是以渗出物中含有大量纤维素为特征的炎症,主要发生于黏膜、浆膜和肺。

(1)黏膜的纤维素性炎:此时渗出的纤维素与坏死组织、中性粒细胞等共同形成灰白色膜状物(假膜)覆盖于黏膜表面,又称假膜性炎。如细菌性痢疾、白喉等。

(2)浆膜的纤维素性炎:常见于胸膜和心包膜,发生于心包膜的纤维素性炎(如风湿性心外膜炎)由于心脏不停地搏动,使渗出在心包脏层和壁层表面的纤维素呈绒毛状,称为绒毛心。

(3)肺的纤维素性炎:主要见于大叶性肺炎。

纤维素性炎一般呈急性经过。渗出的纤维素可被渗出物内的中性粒细胞释放的溶蛋白酶溶解、吸收,或被吞噬细胞清除。若纤维素渗出过多,不能完全溶解吸收时则发生机化,可引起浆膜增厚和粘连,从而严重影响器官的功能。

3. 化脓性炎

化脓性炎是以中性粒细胞渗出为主,并伴有不同程度的组织坏死和脓液形成为特征的炎症。多由葡萄球菌、链球菌等化脓菌感染引起。脓性渗出物称为脓液,是一种浑浊的凝乳状液体,呈灰黄色或黄绿色。脓液中含有脓细胞(变性、坏死的中性粒细胞)和坏死组织碎屑、细菌以及少量的浆液等。由于原因和部位不同,可将其分为以下三种类型。

(1)表面化脓和积脓:指发生于黏膜或浆膜的化脓性炎,如化脓性尿道炎等。其特点是中性粒细胞主要向表面渗出,深部组织不发生明显坏死。当发生在浆膜或胆囊、输卵管的黏膜时,渗出的脓液在浆膜腔或胆囊、输卵管腔内蓄积,称为积脓,如胆囊积脓、输卵管积脓等。

(2)脓肿:器官或组织内的局限性化脓性炎症称为脓肿。其主要特征为局部组织坏死、溶解,形成充满脓液的囊腔。脓肿可发生在皮下或内脏,常由金黄色葡萄球菌引起。该菌可产生血浆凝固酶,使渗出的纤维蛋白原转变成纤维素,纤维素交织成网可阻止病原菌扩散,使病变局限。较大而时间持久的脓肿,周围肉芽组织增生形成脓肿壁。

📖 知识链接

疖 和 痈

疖是单个毛囊、皮脂腺及其周围组织的脓肿。疖中心部分液化后,脓液可自行破出。

痈是多个疖的融合,在皮下脂肪、筋膜组织中形成许多相互沟通的脓腔。痈必须及时切开引流排脓,局部才能修复愈合。

小的脓肿可吸收消散。较大而时间持久的脓肿,脓液吸收困难,常需切开排脓或穿刺抽脓,后由肉芽组织修复,形成瘢痕。皮肤或黏膜发生化脓性炎时,表面坏死组织脱落形成的局部缺损称为溃疡。深部脓肿可向体表或自然管道穿破,若形成只有一个开口的病理性盲管称为窦道;若形成连接体表与空腔器官之间或两个空腔器官之间的,有两个以上开口的病理性管道,则称为瘘管。如肛门周围脓肿穿破后,可形成窦道,也可能形成瘘管(图4-4)。

(3)蜂窝织炎:疏松结缔组织发生的弥漫性化脓性炎症,常见于皮下组织、黏膜下、肌肉间和阑尾等处。蜂窝织炎主要由溶血性链球菌引起,该菌既能分泌透明质酸酶,分解结缔组织基质中的透明质酸,又能分泌链激酶,溶解纤维素。因此细菌易于向周围组织扩散,表现为炎症区域组织间隙有明显水肿和大量中性粒细胞浸润(图 4-5)。

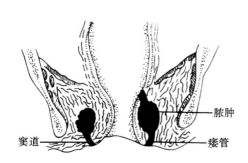

图 4-4　肛门周围脓肿伴窦道、瘘管形成

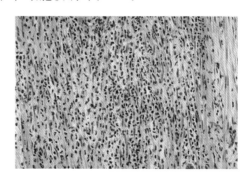

图 4-5　蜂窝织炎

4. 出血性炎

炎症灶内血管壁损伤严重,红细胞大量漏出,导致渗出物中含有多量红细胞的炎症称为出血性炎。主要见于某些传染病如流行性出血热、钩端螺旋体病、炭疽、鼠疫等。

(三)增生性炎

增生性炎是指以组织细胞增生为主,变质和渗出轻微的炎症,多呈慢性经过。根据病因和病变特点的不同,一般可分为以下两类。

1. 一般慢性炎症

一般慢性炎症的主要特点为:以成纤维细胞和血管内皮细胞增生为主,可伴有实质细胞、腺体的增生;炎症灶内浸润的炎细胞主要为淋巴细胞、单核细胞和浆细胞。

一般慢性炎症的病变是非特异性增生性炎症,如慢性扁桃体炎,以淋巴细胞增生为主。有的一般慢性炎症可形成局部肿块,表现为炎性息肉或炎性假瘤。

(1)炎性息肉:在致炎因子的长期刺激下,局部黏膜上皮、腺体及肉芽组织局限性增生而形成的突出于黏膜表面、根部带蒂的圆形或类圆形肿物,称炎性息肉。如鼻息肉、宫颈息肉和肠息肉等。

(2)炎性假瘤:指局部组织炎性增生所形成的境界清楚的肿瘤样团块。肉眼形态和影像学表现都与肿瘤十分相似,常见于眼眶和肺。临床上应注意与肿瘤鉴别。镜下主要由增生的各类炎细胞、成纤维细胞和上皮细胞混杂形成。本质上是炎症。

2. 肉芽肿性炎

肉芽肿性炎是一类以巨噬细胞及其演化细胞增生形成的境界清楚的结节状病灶为特征的炎症。这种结节状病灶称为肉芽肿。不同病因引起的肉芽肿形态不同,故肉芽肿的形态特点可作为疾病病理诊断、确诊的依据。根据致炎因子的不同,一般分为感染性肉芽肿和异物性肉芽肿两类。

(1)感染性肉芽肿:由病原体引起的肉芽肿,如结核肉芽肿(结核结节)。

(2)异物性肉芽肿:由异物引起,常见的异物有外科缝线、石棉、粉尘、滑石粉等。异物性肉芽肿镜下可见异物周围有数量不等的巨噬细胞、异物多核巨细胞围绕。

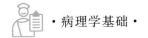

第六节　炎症的结局

急性炎症经过适当治疗大多数可以痊愈,少数炎症迁延不愈转为慢性炎症,极少数炎症可蔓延扩散。

一、痊愈

当机体的抵抗力较强,炎症病灶较小,病因被清除,坏死组织和渗出物被溶解吸收,周围健康组织细胞再生修复,使病变组织的正常结构和功能完全恢复。若机体抵抗力较弱,炎症灶渗出物较多,坏死的范围较大,则由肉芽组织增生形成纤维性修复,最后形成瘢痕。

二、迁延为慢性炎症

如果致炎因子不能在短期清除,在机体内持续存在或反复作用,不断地损伤组织,导致急性炎症迁延不愈,转为慢性炎症。如急性病毒性肝炎可转为慢性病毒性肝炎。

三、蔓延扩散

由于机体抵抗力低下,或病原微生物数量多、毒力强,病原微生物可不断繁殖并通过组织间隙向周围组织蔓延,或侵入血管、淋巴管向全身扩散,引起严重后果。

1.局部蔓延

病原体沿组织间隙或器官的自然管道向周围组织、器官扩散蔓延。如肺结核沿支气管扩散,在肺的其他部位形成新的结核病灶。

2.淋巴道扩散

病原体侵入淋巴管后随淋巴液到达淋巴结,引起继发性淋巴管炎和淋巴结炎症。如手部化脓性炎症,可引起上肢淋巴管炎和同侧腋下淋巴结炎。

3.血道扩散

炎症灶内的病原体侵入血液循环或其毒素、毒性产物入血,引起菌血症、毒血症、败血症和脓毒败血症,严重者可危及生命。

知识链接

毒血症、菌血症、败血症、脓毒败血症

毒血症:细菌的毒素或其他毒性代谢产物吸收入血,并引起中毒症状。

菌血症:炎症灶的细菌入血,血细菌培养阳性,但无全身中毒症状。

败血症:炎症灶的细菌入血后,在血液内大量生长繁殖并产生毒素,引起全身中毒症状和病理变化。

脓毒败血症:化脓菌所引起的败血症可发展成为脓毒败血症,除有败血症的表现外,可在全身一些脏器中形成多发性小脓肿。

小 结

炎症是具有血管系统的活体组织对各种致炎因子引起的局部组织损伤所发生的防御反应。炎症局部组织的基本病理变化有变质、渗出和增生。变质为损伤性过程,而渗出和增生是抗损伤和修复过程。变质是指炎症局部组织、细胞所发生的变性和坏死。炎症局部组织血管内的液体成分和白细胞通过血管壁进入组织间隙、体腔、黏膜表面和体表的过程称为渗出。渗出是炎症的重要标志。炎症时渗出的液体称为渗出液,炎症时渗出的白细胞称为炎细胞。炎细胞在炎症区域聚集的现象,称为炎细胞浸润。炎细胞浸润是炎症反应最重要形态学特征。炎症局部实质细胞和间质细胞均可增生。根据炎症局部以哪一种改变为主,将炎症分为变质性炎、渗出性炎和增生性炎三类。渗出性炎常见且种类较多,其中化脓性炎是指以中性粒细胞渗出为主,并伴有不同程度的组织坏死和脓液形成为特征的炎症。由于原因和部位不同,可将其分为表面化脓和积脓、脓肿、蜂窝织炎三种类型。器官或组织内的局限性化脓性炎症称为脓肿,其主要特征为局部组织坏死、溶解,形成充满脓液的囊腔。蜂窝织炎是指疏松结缔组织发生的弥漫性化脓性炎症,表现为炎症区域组织间隙有明显水肿和大量中性粒细胞浸润。炎症局部表现为红、肿、热、痛和功能障碍,并伴有不同程度的全身反应,如发热、外周血白细胞计数改变、单核-吞噬细胞系统增生等。急性炎症经过适当治疗大多数可以痊愈,少数炎症迁延不愈转为慢性炎症,极少数炎症可蔓延扩散。

能力检测

一、A1 型题/A2 型题

1. 炎症最常见的原因是( )。
   A. 机械性损伤　　　　　　B. 高温和低温　　　　　　C. 强酸和强碱
   D. 细菌和病毒　　　　　　E. 立克次体和支原体

2. 变质是指炎症局部组织发生了( )。
   A. 血管扩张和血流加速　　B. 变性和坏死　　　　　　C. 血流速度减慢或停滞
   D. 白细胞渗出　　　　　　E. 细胞数目增多

3. 具有细胞免疫作用的炎细胞是( )。
   A. 中性粒细胞　　　　　　B. T 淋巴细胞　　　　　　C. B 淋巴细胞
   D. 嗜酸性粒细胞　　　　　E. 嗜碱性粒细胞

4. 急性化脓性炎症早期,浸润的炎细胞主要是( )。
   A. 中性粒细胞　　　　　　B. 单核巨噬细胞　　　　　C. 淋巴细胞
   D. 嗜酸性粒细胞　　　　　E. 嗜碱性粒细胞

5. 炎症局部组织早期呈红色是由于( )。
   A. 充血　　　　　　　　　B. 淤血　　　　　　　　　C. 炎细胞浸润
   D. 分解代谢增强　　　　　E. 变性和坏死

6. 溶血性链球菌感染常引起( )。
   A. 纤维素性炎　　　　　　B. 浆液性炎　　　　　　　C. 脓肿
   D. 蜂窝织炎　　　　　　　E. 出血性炎

二、A3 型题/A4 型题

7～8 题共用题干

患者,男,40 岁。自觉腹胀、厌油腻、肝区疼痛来院就诊。体格检查:体温 39 ℃。B 超检查示肝脏增大。肝功能:血清胆红素和谷丙转氨酶升高。临床诊断为急性病毒性肝炎。

7. 该患者肝脏的炎症病理类型属于(　　)。

A. 化脓性炎　　　　　　　B. 浆液性炎　　　　　　　C. 纤维素性炎

D. 变质性炎　　　　　　　E. 增生性炎

8. 主要病理变化为(　　)。

A. 肝细胞变性、坏死　　　B. 大量中性粒细胞浸润　　C. 中央静脉扩张

D. 大量纤维组织增生　　　E. 肝细胞萎缩

9～10 题共用题干

患儿,男,12 岁。两周前面部长一个疖,肿胀疼痛,数天后其母用针扎穿并挤出脓性血液。随后患儿发生寒战、高热、头痛、呕吐,并出现昏迷、抽搐而入院。

9. 该患者面部病变属于(　　)。

A. 纤维素性炎　　　　　　B. 浆液性炎　　　　　　　C. 脓肿

D. 蜂窝织炎　　　　　　　E. 出血性炎

10. 该患者出现了(　　)。

A. 局部蔓延　　　　　　　B. 菌血症　　　　　　　　C. 毒血症

D. 败血症　　　　　　　　E. 脓毒败血症

三、B1 型题

11～14 题共用备选答案

A. 变质性炎　　　　　　　B. 浆液性炎　　　　　　　C. 化脓性炎

D. 纤维素性炎　　　　　　E. 出血性炎

11. 流行性脑脊髓膜炎属于(　　)。

12. 流行性乙型脑炎属于(　　)。

13. 大叶性肺炎属于(　　)。

14. 流行性出血热属于(　　)。

(曹世明)

第五章　肿　瘤

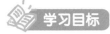

1. 掌握肿瘤、肿瘤的异型性、癌前病变、原位癌和早期浸润癌的概念。
2. 掌握肿瘤的生长特点及良、恶性肿瘤的区别。
3. 熟悉肿瘤的一般形态、组织结构及扩散特点。
4. 了解常见肿瘤的形态特点、肿瘤的原因及发生机制。

肿瘤是一大类以细胞异常增殖为特点的常见病、多发病,其中恶性肿瘤(即平常所说的癌症)是危害人类健康最严重的疾病之一,全世界每年有约 700 万人死于恶性肿瘤,我国每年约有 160 万人死于癌症。目前,我国城市恶性肿瘤的死亡率已经超过心脑血管疾病,成为疾病第一位死亡原因。在农村地区,恶性肿瘤也居于疾病死因的第三位。按照死亡率排列,在我国发病率最高的恶性肿瘤依次为胃癌、肝癌、肺癌、食道癌、大肠癌、白血病和恶性淋巴瘤、子宫颈癌、鼻咽癌、乳腺癌等。因此,掌握和了解肿瘤的基本知识,对于肿瘤的诊断、治疗预防及护理都有十分重要的意义。

第一节　肿瘤的概念

肿瘤是机体在各种致瘤因子的作用下,局部组织细胞由于 DNA 损害,在基因水平上失去了对细胞生长的正常调控而异常增生形成的新生物,常表现为局部肿块。

肿瘤的异常增生称为肿瘤性增生,与非肿瘤性增生有本质的不同。非肿瘤性增生可见于生理状态下的细胞更新,也可见于损伤因子所引起的防御性反应和修复性增生。增生的细胞或组织具有正常的形态、代谢和功能,能够分化成熟,通常符合机体的需要,并受机体控制,有一定限度,引起增生的原因消除后一般不再继续增生;而肿瘤性增生的肿瘤细胞均有异常的形态、代谢和功能,不同程度地失去了分化成熟的能力,甚至接近幼稚的胚胎组织。肿瘤生长旺盛,失去控制,细胞生长与增殖的调节和控制发生严重紊乱,具有自主性和相对无限制性,即使致瘤因素已清除,肿瘤仍然持续生长,对机体有害无益。

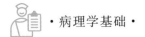

第二节 肿瘤的特征

一、肿瘤的一般形态与组织结构

(一)肿瘤的大体形态

1. 形态

肿瘤的形态多样,可因肿瘤的组织类型、生长部位、生长方式和良、恶性不同而异,如息肉状、乳头状、结节状、分叶状、囊状、浸润性和溃疡状(图 5-1)。

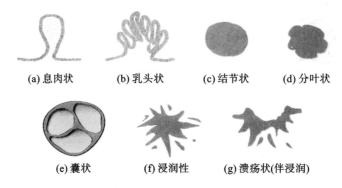

(a)息肉状 (b)乳头状 (c)结节状 (d)分叶状

(e)囊状 (f)浸润性 (g)溃疡状(伴浸润)

图 5-1 肿瘤的常见形态和生长方式示意图

2. 体积

肿瘤的体积大小差别很大。有的肿瘤极小,仅在显微镜下才能发现,如原位癌。有些肿瘤可重达数千克甚至数十千克,如卵巢囊腺瘤。肿瘤的体积与其性质、生长时间和生长部位密切相关。良性肿瘤生长时间可以很长,体积可以较大;相反,恶性肿瘤因生长迅速,对机体的危害性大,常在体积较小时已被发现或较早发生转移甚至危及生命,故一般不会长得太大。

3. 颜色

肿瘤的颜色与其起源组织的颜色近似,多数呈灰白或灰红色,但若肿瘤发生继发性出血、坏死等则呈暗红色或黑色。如:纤维组织形成的肿瘤,切面多呈灰白色;脂肪瘤呈淡黄色;血管瘤呈红色;黑色素瘤可呈黑褐色。

4. 质地

各类肿瘤的质地不同,如脂肪瘤质软、平滑肌瘤质韧、骨肿瘤质硬。肿瘤实质成分多或有出血、坏死、囊性变时较软,间质成分多或出现钙化则较硬。因此肿瘤的质地与起源组织、肿瘤实质与间质的比例及有无继发性变化有关。

5. 数目

肿瘤数目不等,通常为一个,称单发性肿瘤,如胃癌;少数肿瘤也可以是多发,称多发性肿瘤,如神经纤维瘤。

(二)组织结构

肿瘤组织分为肿瘤实质和间质两部分。临床上通过观察肿瘤的组织结构,尤其是肿瘤的实质来决定肿瘤的病理诊断。

1. 肿瘤的实质

肿瘤的实质即肿瘤细胞,是肿瘤的主要成分,决定了肿瘤的性质、组织来源及分化程度等。一般来说,一种肿瘤只有一种实质,如平滑肌瘤、肝细胞癌等。少数肿瘤可有两种或两种以上实质成分,如畸胎瘤、乳腺纤维腺瘤等。

2. 肿瘤的间质

肿瘤的间质成分不具有特异性,主要由结缔组织和血管组成,对肿瘤的实质起着支持和营养的作用。肿瘤细胞能刺激血管生成,这是肿瘤能够持续生长的重要因素。肿瘤的间质中可有多少不等的淋巴细胞等浸润,可能与机体对肿瘤组织的免疫反应有关。

二、肿瘤的异型性

肿瘤组织在细胞形态和组织结构上与其起源的正常组织存在不同程度的差异,这种差异称为异型性。异型性的大小,表示肿瘤组织与其起源组织差异的大小。异型性是肿瘤组织和细胞出现成熟障碍和分化异常的表现。所谓肿瘤的分化是指肿瘤细胞与其起源的正常细胞在形态和功能上的相似程度。肿瘤细胞和起源组织相似程度高,表示它的分化程度高,异型性小,恶性程度低。反之,肿瘤细胞和起源组织相似程度低,表示它的分化程度低,异型性大,恶性程度高。因此,异型性的大小是诊断肿瘤,确定其良、恶性的主要组织学依据。

肿瘤的异型性有两大方面,即肿瘤组织结构的异型性和肿瘤细胞的异型性(图 5-2)。

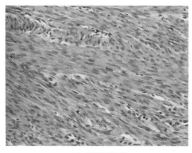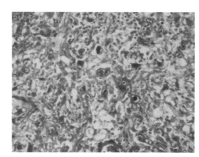

(a) 平滑肌瘤　　　　　　　　(b) 横纹肌肉瘤

图 5-2　肿瘤组织结构异型性和细胞异型性

注:(a) 肿瘤细胞呈束状及编织状排列,组织结构异型性明显,无明显细胞异型性;
(b) 肉瘤有明显的组织结构和细胞结构异型性。

(一)肿瘤组织结构的异型性

肿瘤组织结构的异型性是指肿瘤的实质与间质排列紊乱,失去正常组织的层次结构,极向消失。如鳞状细胞癌中,鳞状上皮排列的极向极度紊乱;胃腺癌中腺上皮失去极向,形成很不规则的腺样结构等。良性肿瘤细胞异型性一般较小,但有不同程度的组织结构异型性,良性肿瘤的诊断就依赖于此特点,如平滑肌瘤;恶性肿瘤的组织结构异型性和细胞异型性均比较明显,如横纹肌肉瘤。

(二)肿瘤细胞的异型性

肿瘤细胞的异型性表现如下。

(1) 肿瘤细胞常较正常细胞大,且大小、形态不一,可出现瘤巨细胞。

(2) 肿瘤细胞核的体积增大,细胞核与细胞浆比例(简称核浆比)增大(正常时核浆比为 $1 : 4 \sim 1 : 6$,恶性肿瘤细胞可接近 $1 : 1$)。

(3) 细胞核的大小、形态和染色差别较大(细胞核的多形性)。可出现巨核、双核、多核和奇异形细胞核。细胞核内 DNA 增多,细胞核染色深;染色质呈颗粒状,分布不均匀,常堆积在核膜下。

(4) 核仁明显,体积大,数目也常增多。

(5) 核分裂象常增多,可出现病理性核分裂象(如不对称、多极性核分裂等)(图 5-3)。

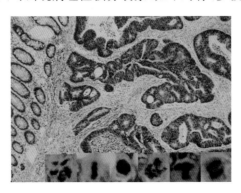

图 5-3　结肠腺癌及核分裂象

注:左侧可见正常结肠组织,右侧为结肠腺癌组织,图下方见各种结肠腺癌病理性核分裂象。

良性肿瘤细胞异型性小,与正常组织细胞相似,如脂肪瘤,其肿瘤细胞与正常脂肪细胞极为相似。恶性肿瘤细胞具有上述肿瘤细胞的所有特点,核分裂象增多,特别是病理性核分裂对恶性肿瘤的判断有重要意义。

三、肿瘤的生长特点

(一)生长方式

1. 膨胀性生长

膨胀性生长主要是良性肿瘤的生长方式。肿瘤常呈结节状,缓慢生长,随肿瘤体积增大挤压周围组织,但不侵入周围正常组织内,犹如逐渐膨胀的气球。肿瘤周围常有完整的包膜(图 5-4),与周围组织分界清楚。肿块活动度好,手术容易摘除,术后不易复发。

2. 浸润性生长

浸润性生长是大多数恶性肿瘤的生长方式。恶性肿瘤生长迅速,像树根长入泥土一样,侵袭并破坏周围组织。恶性肿瘤常无包膜或包膜不完整,与周围组织分限不清(图 5-5)。临床检查可见恶性肿瘤活动度差,手术不易完全摘除,切除范围应比肉眼看到的肿瘤范围大,以尽可能去除所有肿瘤浸润的组织,以减少复发。即使如此,术后还是容易复发。

3. 外生性生长

发生在体表、体腔及自然管道表面的肿瘤,常向表面生长,呈乳头状、息肉状或菜花状(图 5-6)。良、恶性肿瘤均可呈外生性生长。良性肿瘤呈单纯性外生性生长,恶性肿瘤在外生性生长的同时往往还向基底部浸润性生长。由于生长迅速,肿瘤组织血液供应不足,易发生坏死脱落而形成底部高低不平、边缘隆起的恶性溃疡,如胃癌。

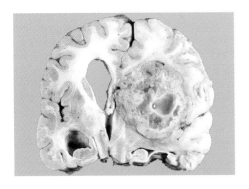

图 5-4 室管膜瘤(膨胀性生长)

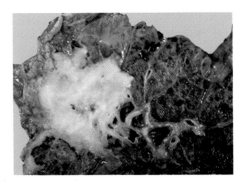

图 5-5 肺癌(浸润性生长)

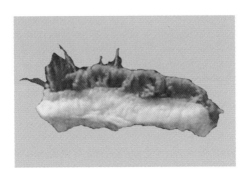

图 5-6 皮肤乳头状瘤(外生性生长)

(二)生长速度

肿瘤的生长速度与肿瘤细胞的分化程度有关。一般来说恶性肿瘤分化差,生长速度快;良性肿瘤分化较好,生长速度慢。若良性肿瘤短期内迅速增大,应考虑恶变的可能。

四、肿瘤的扩散

肿瘤的扩散是恶性肿瘤的主要特征之一,恶性肿瘤不仅可以在原发部位浸润性生长,累及邻近器官或组织,而且可以通过多种途径扩散到身体的其他部位。这是恶性肿瘤难以根治和导致患者死亡的最重要原因。肿瘤的扩散方式如下。

(一)直接蔓延

随着恶性肿瘤不断长大,肿瘤细胞常常连续地沿着组织间隙或神经束衣浸润生长,破坏邻近器官或组织,这种现象称为直接蔓延。如:晚期子宫颈癌可蔓延到直肠和膀胱;鼻咽癌晚期可蔓延到颅底、鼻腔、颈椎或咽鼓管。

(二)转移

恶性肿瘤细胞从原发部位侵入淋巴管、血管或体腔,迁徙到其他部位继续生长,形成同样类型的肿瘤的过程称为转移。通过转移形成的肿瘤称为转移瘤或继发瘤。转移是恶性肿瘤最主要的生物学特性之一,是肿瘤为恶性的确凿证据。良性肿瘤不转移,只有恶性肿瘤才可能发生转移,但并非所有的恶性肿瘤都会发生转移。如皮肤的基底细胞癌,多在局部造成破坏,但是很少发生转移。恶性肿瘤转移常通过以下几种途径。

1. 淋巴道转移

肿瘤细胞侵入淋巴管后,随着淋巴液到达局部淋巴结,在淋巴结内生长形成转移瘤(图5-7),使淋巴结肿大、质地变硬,切面呈灰白色。这是癌的主要转移方式。如乳腺外上象限发生的癌常常首先转移至同侧的腋窝淋巴结,形成淋巴结的转移性乳腺癌。局部淋巴结发生转移后,可随淋巴液引流继续转移至下一站的淋巴结,最后可经胸导管进入血流,发生血道转移。

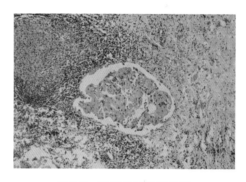

图 5-7 肿瘤的淋巴道转移

2. 血道转移

血道转移是肉瘤主要的转移方式。肿瘤细胞侵入血管后,随血流到达远处器官,继续生长,形成转移瘤。由于静脉壁薄且静脉血管内压力较低,肿瘤细胞多经静脉入血,少数亦可经淋巴管间接入血。血道转移时,肿瘤细胞的运行途径与血栓栓塞过程相似,侵入体循环静脉系统的瘤细胞,经右心到肺,在肺内形成转移瘤,如骨肉瘤的肺转移;侵入肺静脉的瘤细胞,经左心到达全身器官,常转移到脑、骨、肾及肾上腺等处;侵入门静脉系统的瘤细胞转移至肝脏,如胃癌的肝转移。

3. 种植性转移

体腔内器官的恶性肿瘤侵及器官表面时,瘤细胞可以像播种一样脱落,并种植在体腔其他器官的表面,继续生长形成转移瘤,这种播散方式称为种植性转移。种植性转移常见于腹腔器官的恶性肿瘤。如胃癌穿破浆膜,可种植到大网膜、腹膜、腹腔脏器、盆腔脏器等处。

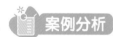 案例分析

> 患者,女性,65 岁,因持续胃痛、胃胀、呕吐,并伴便血、呕血 3 个月入院。患者 6 个月前出现胃痛,逐渐加重,服复方氢氧化铝等后稍缓解。3 个月前持续胃痛、胃胀、呕吐,并有便血和呕血。入院后体格检查发现锁骨上多个淋巴结肿大、变硬,腹部膨隆,肝脏肿大,肝区叩击痛,移动性浊音阳性。胃肠透视发现胃小弯侧近幽门处有充盈缺损,B 超显示肝脏有多个大小不等强回声团。起病以来,患者精神萎靡,食欲不振,体重减轻。诊断为胃癌并锁骨上淋巴结、肝多发转移。
>
> 问题:
> 1. 胃癌分别由哪种方式转移至肝及锁骨上淋巴结?
> 2. 肿瘤的转移方式有哪些?

五、肿瘤的复发

肿瘤经过治疗后消失,过一段时间又在同一部位发生与原发瘤性质相同的肿瘤,称为肿瘤的复发。恶性肿瘤容易复发,少数良性肿瘤亦可复发,如血管瘤、神经纤维瘤等。

第三节　肿瘤对机体的影响

一、良性肿瘤对机体的影响

由于良性肿瘤分化较成熟,生长缓慢,不浸润及转移,一般对机体的影响较小,主要是对周围组织器官产生压迫和阻塞,引起相应的功能障碍。其症状的有无及严重程度与肿瘤的生长部位和继发性改变有关。如:皮下脂肪瘤,可无明显影响;颅内的脑膜瘤,可压迫脑组织引起颅内压升高,影响较大;卵巢囊腺瘤发生蒂扭转,使瘤体发生坏死、出血,需急诊手术。内分泌腺的良性肿瘤可分泌过多的激素而引起相应的症状,如垂体生长激素腺瘤可引起巨人症或肢端肥大症。

二、恶性肿瘤对机体的影响

由于恶性肿瘤分化不成熟,生长迅速,浸润并破坏器官的结构和功能,并可发生转移,因而对机体的影响较大。恶性肿瘤除对周围组织器官有压迫和阻塞作用外,并可破坏正常组织的结构和功能,易引起坏死、出血、感染、发热、顽固性疼痛及副肿瘤综合征等。晚期恶性肿瘤患者常发生恶病质。

知识链接

副肿瘤综合征与恶病质

副肿瘤综合征是指不能用原发瘤和转移瘤加以解释的一些病变和临床表现,是由肿瘤的产物如异位激素或异常免疫反应等原因间接引起,患者出现一些原因不明的症状,包括皮肤、肌肉、神经、造血、骨关节异常及肾损伤等。

恶病质是指机体由于恶性肿瘤或者其他慢性消耗性疾病导致机体极度消瘦、严重贫血、乏力和全身衰竭的状态。

第四节　良性肿瘤与恶性肿瘤的区别

良性肿瘤一般易于治疗,治疗效果好;恶性肿瘤危害较大,治疗措施复杂,效果还不十分理想。若把恶性肿瘤误诊为良性肿瘤,就可能延误治疗,或者治疗不彻底;反之,把良性肿瘤误诊为恶性肿瘤,会导致不必要的过度治疗,使患者遭受不应有的痛苦、伤害。这些均会给患者造成不良影响,甚至可能因失去最佳治疗时机而危及患者生命。因此,区别良、恶性肿瘤,对于肿瘤的诊断、治疗和预后及患者的护理都具有重要的临床意义。良性肿瘤与恶性肿瘤的区别见表5-1。

表 5-1　良性肿瘤与恶性肿瘤的区别

	良 性 肿 瘤	恶 性 肿 瘤
分化程度	分化好,异型性小	分化不好,异型性大
核分裂象	无或少,不见病理性核分裂象	多,可见病理性核分裂象
生长速度	缓慢	较快
生长方式	膨胀性或外生性生长	浸润性或外生性生长
继发改变	少见	常见,如出血、坏死、溃疡等
转移	不转移	常有转移
复发	不复发或很少复发	易复发
对机体的影响	较小,主要为局部压迫或阻塞	较大,可破坏组织,引起坏死、出血,合并感染,出现恶病质

　　必须指出,判断良、恶性肿瘤的依据是多方面的,两者的区别是相对的,不是绝对的。如:血管瘤为良性肿瘤,但常呈浸润性生长,无包膜,术后易复发;皮肤基底细胞癌在局部缓慢生长,很少发生转移和复发。良、恶性肿瘤之间并没有截然的界限,某些肿瘤的生物学特性介于良、恶性之间,称为交界性肿瘤,如卵巢交界性浆液性囊腺瘤;良、恶性肿瘤也并非一成不变,有些良性肿瘤可转变为恶性肿瘤,称为恶性变。因此,在临床实践中,必须根据肿瘤的病理形态改变并结合其临床表现,进行综合分析,才能作出正确的判断。

第五节　肿瘤的命名与分类

一、肿瘤的命名

(一) 良性肿瘤的命名

　　任何组织的良性肿瘤都称为瘤。命名原则是在发生部位和组织来源后加一个"瘤"字,如子宫平滑肌瘤等。有时还结合肿瘤的形态特点来命名,如皮肤乳头状瘤等。

(二) 恶性肿瘤的命名

1. 癌

　　上皮组织的恶性肿瘤统称为癌。命名原则是在发生部位和组织来源后加一个"癌"字。鳞状上皮的恶性肿瘤称为鳞状细胞癌,如肺鳞状细胞癌等;腺上皮的恶性肿瘤称为腺癌,如胃腺癌等。如果一个肿瘤从形态上可以确定为癌,但是缺乏向某种特定类型上皮分化的特征时,称为未分化癌。

2. 肉瘤

　　间叶组织的恶性肿瘤统称为肉瘤。间叶组织包括纤维组织、脂肪、平滑肌、横纹肌、骨、软骨、血管和淋巴管等。命名原则是在发生部位和组织来源后加"肉瘤"二字,如子宫平滑肌肉瘤、下肢骨肉瘤等。癌与肉瘤的区别见表5-2。

表 5-2 癌与肉瘤的区别

	癌	肉 瘤
起源组织	上皮组织	间叶组织
发病率	较常见,多见于 40 岁以上成人	较少见,多见于青少年
肉眼特点	呈灰白色,较干燥,质较硬	鱼肉状,呈灰红色,质软,湿润
镜下特点	癌细胞多形成癌巢,实质与间质分界清楚	肉瘤细胞多呈弥漫分布,实质与间质分界不清,间质内血管丰富
网状纤维	见于癌巢周围,癌细胞间多无	多见于肉瘤细胞间
转移	主要经淋巴道	主要经血道

3. 癌肉瘤

一个恶性肿瘤中有癌的成分,同时又有肉瘤的成分称为癌肉瘤。需要指出,癌在病理学上是指上皮组织的恶性肿瘤。平常所谓的"癌症",是泛指所有的恶性肿瘤。

(三)特殊命名

除了上述一般命名原则以外,有少数肿瘤的命名已经约定俗成,不完全依照上述原则。

(1)有些肿瘤的形态类似胚胎发育过程中的某种幼稚细胞或组织,称为"母细胞瘤"。少数为良性,如骨母细胞瘤等;多数为恶性,如神经母细胞瘤、髓母细胞瘤和肾母细胞瘤等。

(2)有些肿瘤虽称为"病"或"瘤",但实际上都是恶性肿瘤,如白血病、精原细胞瘤等。

(3)有些恶性肿瘤,既不叫癌,也不叫肉瘤,直接称为"恶性……瘤",如恶性黑色素瘤、恶性畸胎瘤、恶性脑膜瘤、恶性神经鞘瘤、恶性淋巴瘤等。

(4)有的肿瘤以最初描述或研究该肿瘤的人的名字命名,如霍奇金淋巴瘤、尤文肉瘤等。

(5)有些肿瘤以肿瘤细胞的形态命名,如透明细胞肉瘤等。

(6)"……瘤病"的肿瘤,表示肿瘤的多发性,如神经纤维瘤病、脂肪瘤病、血管瘤病等。

(7)畸胎瘤是性腺或胚胎剩件中的全能细胞发生的肿瘤,分为良性和恶性畸胎瘤两类。它常发生于性腺,一般含有两个以上胚层的多种成分,结构混乱。

二、肿瘤的分类

肿瘤通常以其组织发生为依据分类,每一类又根据肿瘤的分化程度及对机体的影响不同,分为良、恶性两大类,详见表 5-3。

表 5-3 常见肿瘤的分类

组 织 来 源	良 性 肿 瘤	恶 性 肿 瘤	好 发 部 位
一、上皮组织			
鳞状上皮	乳头状瘤	鳞状细胞癌	乳头状瘤多见于皮肤、鼻、鼻窦、喉等;鳞状细胞癌见于皮肤、食管、鼻咽、喉等、肺、子宫颈、阴茎等
尿路上皮	乳头状瘤	尿路上皮癌	膀胱、肾盂
基底细胞		基底细胞癌	头面部皮肤
腺上皮	腺瘤	腺癌	乳腺、甲状腺、胃、肠等

续表

组织来源	良性肿瘤	恶性肿瘤	好发部位
二、间叶组织			
脂肪	脂肪瘤	脂肪肉瘤	皮下、腹膜后
纤维组织	纤维瘤	纤维肉瘤	四肢、皮下、筋膜、肌腱
横纹肌	横纹肌瘤	横纹肌肉瘤	四肢、头颈
平滑肌	平滑肌瘤	平滑肌肉瘤	子宫、胃、肠
血管	血管瘤	血管肉瘤	皮肤、皮下、唇、舌
淋巴管	淋巴管瘤	淋巴管肉瘤	皮肤、皮下、唇、舌
骨	骨瘤	骨肉瘤	颅骨、长骨
软骨	软骨瘤	软骨肉瘤	手足短骨、盆骨、肋骨
滑膜	滑膜瘤	滑膜肉瘤	膝、踝、腕、肩、肘等关节附件
间皮	间皮瘤	恶性间皮瘤	胸膜、腹膜
三、淋巴造血组织			
淋巴组织		淋巴瘤	颈部、纵隔、肠系膜等淋巴结
造血组织		各种白血病	淋巴造血组织
四、神经组织			
神经纤维组织	神经纤维瘤	神经纤维肉瘤	皮肤神经、腹膜后、后纵隔神经
神经鞘细胞	神经鞘瘤	恶性神经鞘瘤	头、颈、四肢皮神经
胶质细胞	胶质细胞瘤	恶性胶质细胞瘤	大脑
原始神经细胞		髓母细胞瘤	小脑
脑膜组织	脑膜瘤	恶性脑膜瘤	脑膜
交感神经节	节神经细胞瘤	神经母细胞瘤	良性见于纵隔和腹膜后；恶性见于肾上腺髓质
五、其他肿瘤			
黑色素细胞	黑色素痣	恶性黑色素瘤	皮肤
胎盘滋养叶细胞	葡萄胎	恶性葡萄胎	子宫
		绒毛膜上皮癌	
生殖细胞		精原细胞癌	睾丸
		无性细胞癌	卵巢
		胚胎性癌	睾丸及卵巢
性腺或胚胎剩件中全能细胞	畸胎瘤	恶性畸胎瘤	卵巢、睾丸、纵隔、骶尾部

第六节　癌前病变、非典型增生、原位癌和早期浸润癌

一、癌前病变

　　癌前病变是指某些病变本身不是恶性肿瘤,但是具有发展为恶性肿瘤的潜在可能性。从癌前病变发展成癌症是一个逐渐演进的过程。一般认为,癌前病变要经过非典型增生再

进展为原位癌,最后发展为浸润癌。早期发现并及时治愈癌前病变,对肿瘤的预防具有重要意义。

临床上常见的癌前病变有:黏膜白斑、慢性宫颈炎伴宫颈糜烂、乳腺增生性纤维囊性变、慢性萎缩性胃炎伴肠上皮化生、慢性溃疡性结肠炎、大肠腺瘤、皮肤慢性溃疡、肝硬化等。

二、非典型增生

非典型增生指上皮细胞增生并出现异型性,但还不足以诊断为肿瘤。根据异型性的大小和累及范围,非典型增生分为轻度、中度、重度三级。轻度非典型增生,异型性较小,累及上皮层的下 1/3;中度非典型增生,异型性中等,累及上皮层的下 2/3;重度非典型增生,异型性较大,累及上皮 2/3 以上但未达到全层(图 5-8)。轻度非典型增生可恢复正常,中、重度非典型增生较难逆转,故应积极治疗,以防其发展为癌。

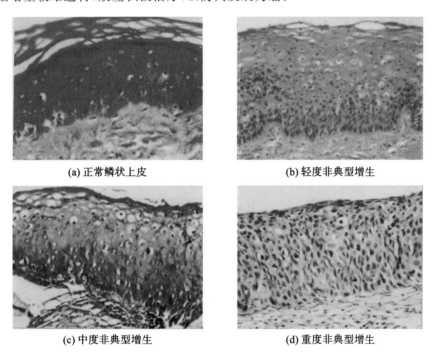

(a) 正常鳞状上皮

(b) 轻度非典型增生

(c) 中度非典型增生

(d) 重度非典型增生

图 5-8　各种非典型增生

三、原位癌

原位癌是指癌细胞累及上皮的全层,但尚未突破基底膜向下浸润。原位癌常见于鳞状上皮或尿路上皮被覆的部位,如子宫颈、食管、皮肤、膀胱等处;也可见于发生鳞状化生的黏膜表面。原位癌是早期癌,如能及早发现和治疗,可防止其发展为浸润性癌,提高肿瘤的治愈率。由于原位癌患者临床上可无明显异常,因此,肿瘤防治研究的一个重要工作是寻找早期发现原位癌的技术与方法。

四、早期浸润癌

原位癌突破基底膜向深部浸润,浸润深度不超过基底膜下 3～5 mm 或不超过黏膜下层,无局部淋巴结转移,称早期浸润癌。如能及时发现并治疗,术后 5 年生存率基本接近原位癌。

第七节　常见肿瘤举例

一、上皮组织肿瘤

上皮组织的肿瘤最常见。人体的恶性肿瘤大部分来源于上皮组织,对人体的危害最大。

(一)上皮组织良性肿瘤

1. 乳头状瘤

乳头状瘤由被覆上皮或尿路上皮发生,肿瘤向表面呈乳头状生长,肿瘤的根部常有细蒂与正常组织相连。镜下每一个乳头表面被覆增生的上皮,可为鳞状上皮、柱状上皮或尿路上皮,中央为血管和结缔组织等间质构成的轴心(图 5-9),发生在外耳道、膀胱、结肠及阴茎的乳头状瘤较易恶变。

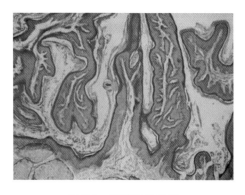

图 5-9　皮肤乳头状瘤

2. 腺瘤

腺瘤是腺上皮发生的良性肿瘤,多见于肠道、乳腺、甲状腺、卵巢等处。黏膜的腺瘤多呈息肉状,腺器官内的腺瘤则多呈结节状,且常有包膜,与周围正常组织分界清楚。腺瘤的腺体与其起源的腺体结构相似,而且常具有一定的分泌功能,但是腺体的大小、形态不规则,排列紊乱。常见的腺瘤可分为以下几种类型。

(1)囊腺瘤:常发生于卵巢,肿瘤呈结节状,切面可见大小不等的囊腔。

(2)息肉状腺瘤:多见于结肠、直肠。肿瘤呈息肉状,有蒂,与肠黏膜相连。多发者称结肠多发性腺瘤样息肉病,是一种家族遗传性疾病,易早期发生癌变。

(3)纤维腺瘤:常见于女性乳腺。肿瘤呈结节状或分叶状,灰白色,有完整包膜,境界清楚。镜下观:肿瘤的实质由增生的腺体及纤维结缔组织共同组成。

(4) 多形性腺瘤:常发生于涎腺,尤其常见于腮腺。肿瘤由腺体、肌上皮、黏液样及软骨样组织等多种成分构成。肿瘤呈结节状或分叶状,表面有纤维包膜,但有时不完整。切除后可复发,少数可恶变。

(二) 上皮组织恶性肿瘤

上皮组织的恶性肿瘤统称为癌,是人类最常见的一类恶性肿瘤,好发于 40 岁以上的中、老年人。常见类型如下。

1. 鳞状细胞癌

鳞状细胞癌简称鳞癌,常发生在鳞状上皮被覆的部位,如皮肤、口腔、唇、食管、喉、子宫颈、阴道、阴茎等处,也可发生在鳞状上皮化生(正常时为非鳞状上皮覆盖)部位,如支气管、膀胱等。镜下观察:癌细胞呈巢状分布,实质与间质分界清楚。分化好的鳞状细胞癌,癌巢中央可出现层状角化物,称为角化珠或癌珠(图 5-10),细胞间可见细胞间桥。分化较差的鳞状细胞癌无角化珠形成,细胞间桥少或无;肉眼观察:肿瘤常呈菜花状,也可形成溃疡。

2. 腺癌

腺癌是腺上皮的恶性肿瘤,常见于胃肠、胆囊、乳腺、子宫等处。肉眼观察:肿瘤常呈息肉状、菜花状或不规则结节状;镜下观察:癌细胞形成大小不等、形状不一、排列不规则的腺样结构,细胞常不规则地排列成多层,核大小不一,核分裂象多见(图 5-11)。腺腔高度扩张成囊状的腺癌称为囊腺癌;当腺癌伴有大量乳头状结构时称为乳头状腺癌;当腺癌分泌大量黏液时称为黏液癌或胶样癌。

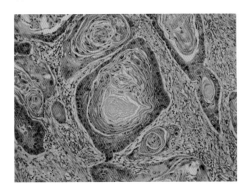

图 5-10 鳞状细胞癌

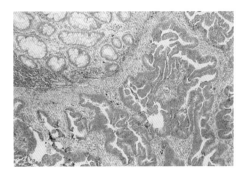

图 5-11 腺癌

3. 基底细胞癌

基底细胞癌多见于老年人面部,由表皮基底细胞发生,属于低度恶性。癌组织生长缓慢,表面常形成边缘不规则的溃疡。镜下观察:癌巢主要由基底细胞样癌细胞构成。很少发生转移,对放疗很敏感。

二、间叶组织肿瘤

间叶组织肿瘤的种类很多,包括脂肪组织、血管和淋巴管、平滑肌、横纹肌、纤维组织、骨组织等的肿瘤。间叶组织良性肿瘤比较常见,恶性肿瘤(肉瘤)不常见。

（一）间叶组织良性肿瘤

1. 脂肪瘤

脂肪瘤是最常见的间叶组织良性肿瘤，多发于背、肩、颈和四肢的皮下。脂肪瘤多为单发，也可以多发。肿瘤生长缓慢。肉眼观察：多呈扁圆形或分叶状，质软，有包膜，切面呈淡黄色，有油腻感；镜下观察：肿瘤细胞似正常脂肪组织（图5-12）。有包膜和纤维间隔是其与正常脂肪组织的主要区别。一般无明显症状，手术易切除。

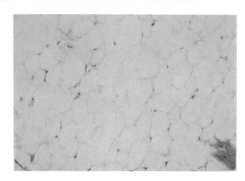

图5-12 脂肪瘤

2. 平滑肌瘤

平滑肌瘤多见于子宫和胃肠道。肉眼观察：肿瘤多呈结节状，境界清楚，质地坚实，可有或无包膜，切面常呈编织状，灰白色；镜下观察：由形态较为一致的梭形细胞构成。瘤细胞与正常平滑肌细胞相似，排列成束状、编织状。

3. 纤维瘤

纤维瘤常见于皮下、筋膜、肌腱等处。肉眼观察：肿瘤常为单发，呈结节状或分叶状，质地坚韧，边界清楚；切面呈灰白色，有包膜，可呈编织状。镜下观察：肿瘤组织由纤维细胞和成束状排列的胶原纤维组成，间质为血管及少量疏松的结缔组织。纤维瘤生长缓慢，切除后一般不再复发。

4. 血管瘤

血管瘤常见于儿童，可发生在许多部位，以皮肤多见。血管瘤有毛细血管瘤、海绵状血管瘤及混合性血管瘤等类型。呈浸润性生长，无包膜，界限不清。在皮肤或黏膜可呈突起的鲜红肿块，或呈暗红或紫红色斑。内脏血管瘤多呈结节状。血管瘤多为先天性，一般随身体的发育而长大，成年后即停止发展，甚至可以自然消退。

5. 淋巴管瘤

淋巴管瘤由增生的淋巴管组成。淋巴管可呈囊性扩大并相互融合，内含大量淋巴液。多见于小儿，好发于唇、颈部等处。肿瘤呈灰白色，结节状，半透明，无包膜，与周围组织境界不清。

（二）间叶组织恶性肿瘤

间叶组织的恶性肿瘤统称为肉瘤。肉瘤较癌少见，好发于青少年。常见的肉瘤类型如下。

1. 脂肪肉瘤

脂肪肉瘤是成人最多见的肉瘤之一，多发生于大腿深部软组织及腹膜后，多见于40岁以上成人。肉眼观察:肿瘤多呈结节状或分叶状,可似一般的脂肪瘤,亦可呈黏液样或鱼肉状。镜下观察:肿瘤细胞大小形态各异,以出现脂肪母细胞为特点,胞浆内可见大小不等的脂质空泡。

2. 纤维肉瘤

纤维肉瘤的好发部位与纤维瘤的相似,好发于四肢皮下组织。纤维肉瘤的恶性程度不等,与分化程度等有关。肉眼观察:肿瘤呈巨块或结节状,可形成假包膜;切面呈灰红或灰白鱼肉状。镜下观察:肿瘤组织由大小不一的梭形或短梭形细胞构成,肉瘤细胞产生的胶原纤维呈编织状或漩涡状排列。

3. 平滑肌肉瘤

平滑肌肉瘤好发于子宫和胃肠道,常见于中老年人。肉眼观察:肿瘤多呈不规则结节状,部分有假包膜,切面呈灰红或灰棕色,鱼肉状或编织状,较大者可有出血、坏死、囊性变。镜下观察:分化好的平滑肌肉瘤同平滑肌瘤较难区分,分化差的肉瘤细胞具有明显的异型性,核分裂象多见。核分裂象的多少对平滑肌肉瘤的诊断及恶性程度的判断有重要意义。

4. 骨肉瘤

骨肉瘤是骨组织中最常见的一种恶性肿瘤,恶性度极高,生长迅速,常在发现时已有肺转移,多见于青少年。骨肉瘤好发于四肢长骨,尤其是股骨下端和胫骨上端。肿瘤从干骺端向髓腔及骨膜下生长,穿破骨膜并侵入周围组织,形成放射状新骨,与骨干纵轴垂直,X线片上形成日光放射状条纹;肉瘤组织掀起其表面的骨膜,肿瘤上下两端的骨皮质和掀起的骨外膜之间形成三角形隆起,构成X线上所见的Codman三角。日光放射状条纹和Codman三角是骨肉瘤的特点。肉眼观察:骨可呈梭形膨大;切面呈灰白色鱼肉状,出血、坏死常见。镜下观察:瘤细胞高度异型,大小不一,梭形或多边形,有瘤巨细胞,核分裂象多见。瘤细胞可直接形成肿瘤性骨样组织或骨组织,这是诊断骨肉瘤最重要的组织学依据。

第八节　肿瘤的原因及发生机制

一、肿瘤的原因

肿瘤是在各种内外因素共同作用下,在基因水平上发生改变的结果,从本质上讲是一种基因病。其原因十分复杂,至今也未完全阐明。

(一)环境致瘤因素

1. 化学因素

已发现1000多种化学物质有致癌作用,多为间接致癌物。常见的化学致癌物质如下。

(1)多环芳烃:存在于石油、煤焦油、内燃机废气、烟草烟雾、熏烤食物中,这些致癌物质在体内代谢活化即可致癌。其中,以3,4-苯并芘、1,2,5,6-双苯并蒽致癌作用最强。食用烟熏和烧烤的鱼、肉等可能与胃癌发生有关。肺癌的发生与吸烟和大气污染有密切关系。

(2)芳香胺类及氨基偶氮燃料:如乙萘胺、联苯胺等与印染、橡胶工人膀胱癌发生率较高有关,奶油黄(二甲基氨基偶氮苯)、猩红等与肝癌、膀胱癌的发生有关。

(3)亚硝胺类:亚硝酸盐等在胃内酸性环境下形成亚硝胺,可引起胃肠道及其他部位

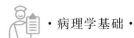

肿瘤,致癌性强。肉类食品的保存剂和着色剂、新腌制的酸菜和变质的食物中均含有较多的亚硝酸盐。

(4)黄曲霉毒素:主要存在于霉变的花生、玉米及谷类中,其中以黄曲霉毒素 B_1 致癌性最强,可诱发肝癌。

(5)烷化剂与酰化剂:如环磷酰胺等,可在其与机体直接接触部位引起恶性肿瘤,如白血病。

2. 物理因素

物理因素包括紫外线、电离辐射(如 X 线、γ 射线、放射性同位素)等,与皮肤癌、白血病等发生有关。热辐射、异物、慢性机械性刺激或炎症刺激等可能是促癌因素,与肿瘤发生也有密切关系。

3. 生物因素

(1)病毒:可导致肿瘤形成的病毒称为肿瘤病毒。其中多数为 RNA 病毒,少数为 DNA 病毒。EB 病毒与鼻咽癌等的发生有关;人类乳头状瘤病毒与子宫颈癌等的发生有关;乙肝病毒、丙肝病毒与肝细胞癌的发生有关。

(2)细菌:幽门螺杆菌感染与胃癌的发生有关。

(3)寄生虫:如日本血吸虫病与结肠癌、埃及血吸虫病与膀胱癌、华支睾吸虫病与肝癌的发生有关。

(二)内在因素

1. 遗传因素

遗传因素在一些肿瘤的发生中起重要作用。但在大多数肿瘤的发生中,遗传因素的作用只表现为对致癌因素的易感性或倾向性,只有少数肿瘤是直接遗传。一些肿瘤如家族性视网膜母细胞瘤、家族性腺瘤性息肉病、神经纤维瘤病等呈常染色体显性遗传;一些肿瘤呈常染色体隐性遗传,如着色性干皮病患者易患皮肤癌,毛细血管扩张性共济失调症患者易患白血病;一些常见肿瘤呈多基因遗传,如乳腺癌、胃肠癌。

2. 性别与年龄因素

肿瘤的发生有性别差异,如女性的乳腺癌、胆囊癌、甲状腺癌等的发病率明显高于男性的,而肺癌、肝癌、胃癌等则以男性多见。这种性别上的差异与激素、遗传、职业、习惯、环境及免疫状态均有一定关系;某些肿瘤的发生有年龄分布特征,如急性白血病、肾母细胞瘤等常见于儿童;青年人骨肉瘤、横纹肌肉瘤的发病率高;癌多见于中老年人。

3. 内分泌因素

乳腺癌等与雌激素过多有关;腺垂体激素可促进肿瘤的发生和转移。因此,内分泌功能紊乱与某些肿瘤的发生、发展有一定关系。

4. 免疫因素

机体的抗肿瘤免疫以细胞免疫为主,T 淋巴细胞、NK 细胞和巨噬细胞等对肿瘤细胞具有杀伤作用。机体免疫功能不足、缺陷或大量使用免疫抑制剂者易发生恶性肿瘤,如艾滋病患者癌症的发生率明显升高。

二、肿瘤的发生机制

肿瘤的形成是一个极为复杂的过程,其发生机制至今尚未完全清楚。一般认为是正常组织细胞在外界致癌因素作用下,引起原癌基因的激活以及肿瘤抑制基因的失活,致使细胞生长与增殖的调控出现异常的结果。

（一）原癌基因的激活

在正常细胞基因组中发现与病毒癌基因十分相似的 DNA 序列,称为原癌基因。原癌基因是细胞增生和分化的正性调节基因,其产物通常为生长因子、生长因子受体、信号转导蛋白和核调节蛋白。在各种致癌因素的用下,原癌基因转变为细胞癌基因,此过程称为原癌基因的激活。癌基因具有异常的促进细胞增生的能力,促进细胞逐步转化为肿瘤。癌基因激活的途径有基因突变和基因表达调控异常两种。

（二）肿瘤抑制基因的失活

在正常细胞中存在的一类对细胞生长与增殖起负性调节作用的基因,这些基因的产物抑制细胞生长和肿瘤性转化,故称为抑癌基因。肿瘤抑制基因的失活多数是在各种致癌因素的作用下,通过等位基因的两次突变或丢失的方式实现的。肿瘤抑制基因的失活,使其抑癌功能丧失,导致细胞生长失去正常控制,从而形成肿瘤。

知识链接

基因芯片检测肿瘤

基因芯片是什么?如果把 DNA 比作记载生命奥秘的密电码,那么,基因芯片就是破解这个奥秘的钥匙——密码本。基因芯片也叫 DNA 芯片,是分子生物学的最新成果。它将大量探针分子固定在物体表面,与标记的样品分子进行杂交,通过检测每个探针分子的杂交信号强度,进而获取样品信息。我国成功研制了可同时检测 12 种肿瘤标志物的蛋白芯片检测系统——多肿瘤蛋白芯片检测系统,可用于肝癌、肺癌、前列腺癌、胰腺癌、胃癌、食道癌、卵巢癌、子宫内膜癌、结(直)肠癌和乳腺癌等 10 余种肿瘤的联合诊断。

小 结

肿瘤是机体在各种致瘤因子的作用下,局部组织细胞由于 DNA 损害,在基因水平上失去了对细胞生长的正常调控而导致异常增生形成的新生物,常表现为局部肿块。肿瘤性增生的肿瘤细胞均有异常的形态、代谢和功能,不同程度地失去了分化成熟的能力,具有自主性和相对无限制性;肿瘤组织可分为实质和间质两部分。肿瘤组织在细胞形态和组织结构上与其起源的正常组织存在不同程度的差异,这种差异称为异型性。临床上把异型性作为判断肿瘤是良性还是恶性最重要的组织学依据;恶性肿瘤生长速度快,良性肿瘤生长速度慢。若良性肿瘤短期内迅速增大,应考虑恶变的可能;肿瘤以膨胀性、外生性和浸润性三种方式生长,并通过直接蔓延和转移扩散到身体的其他部位。淋巴道转移是癌的主要转移方式,肉瘤的主要转移方式是血道转移;良性肿瘤和恶性肿瘤对机体的影响不同,区别良、恶性肿瘤,对于肿瘤的诊断、治疗和预后及患者的护理都具有重要的临床意义。任何组织的良性肿瘤都称为瘤,来源于上皮组织的恶性肿瘤统称为癌,来源于间叶组织的恶性肿瘤统称为肉瘤。一般认为恶性肿瘤的发生、发展是一个渐进的过程,癌前病变经过非典型增生再进展为原位癌,最后发展为浸润癌;肿瘤的形成是在化学、物理、生物、遗传、性别与年龄、内分泌及免疫等因素作用下,引起原癌基因的激活以及肿瘤抑制基因的失活,致使细胞生长和分化失去控制而发生恶变。

能力检测

一、A1 型题/A2 型题

1. 以下肿物中,并非肿瘤的是(　　　)。

A. 黑色素瘤　B. 脂肪瘤　　C. 纤维瘤　　D. 血管瘤　　E. 粉瘤

2. 良性肿瘤与恶性肿瘤的根本区别是(　　　)。

A. 肿块的硬度　　　　　　B. 细胞的分化程度　　　　C. 生长速度

D. 表面的光滑程度　　　　E. 疼痛程度

3. 关于癌的特征,不正确的是(　　　)。

A. 表面高低不平　　　　　B. 界限不清　　　　　　C. 固定,不活动

D. 质地坚硬　　　　　　　E. 早期就有疼痛

4. 下列哪种是来源于间叶组织的肿瘤?(　　　)

A. 白血病　　　　　　　　B. 恶性神经鞘瘤　　　　C. 恶性黑色素瘤

D. 恶性间皮瘤　　　　　　E. 恶性畸胎瘤

5. 目前普查子宫颈癌的主要方式是(　　　)。

A. 活组织检查　　　　　　B. 阴道脱落细胞学检查　　C. 子宫内膜检查

D. 子宫颈刮片检查　　　　E. 阴道镜检查

6. 对原发性肝癌,确诊最有意义的是(　　　)。

A. 肝脏肿大　　　　　　　　　　　B. 肝功能异常

C. 活检见肝细胞出现病理性核分裂象　　D. 严重消瘦

E. 大便隐血试验(＋)

7. 诊断恶性肿瘤的主要依据是(　　　)。

A. 肿瘤的肉眼形态　　　　B. 肿瘤对机体的影响　　　C. 肿瘤的大小

D. 肿瘤的异型性　　　　　E. 肿瘤的继发改变

8. 患者,女性,39 岁。近年来月经量多,经期长,白带增多,感头晕,乏力,腰背酸痛,诊断为子宫黏膜下肌瘤最主要的依据是(　　　)。

A. 月经改变　　　　　　　B. 贫血　　　　　　　　C. 腰背酸痛

D. 窥阴器检查宫口有瘤体　　E. 白带增多

9. 患者,男性,43 岁。诊断为膀胱乳头状瘤,就诊时医生告诉患者,应尽早手术,因为易发生(　　　)。

A. 出血　　B. 结石　　C. 感染　　D. 尿潴留　　E. 恶变

二、A3 型题/A4 型题

10～11 题共用题干

患者,女性,35 岁,已生育。主诉:白带增多,腰骶部疼痛,性交后出血。妇科检查见宫颈糜烂。活检镜下见上皮细胞增生并出现异型性,累及上皮层下 2/3。

10. 该患者的病理诊断为(　　　)。

A. 轻度非典型增生   B. 中度非典型增生   C. 重度非典型增生

D. 单纯型宫颈糜烂   E. 颗粒型宫颈糜烂

11. 此时的治疗原则是（   ）。

A. 以局部治疗为主   B. 以全身治疗为主   C. 以宫腔镜治疗为主

D. 静脉输入抗生素   E. 以腹腔镜治疗为主

三、B1 型题

12～14 题共用备选答案

A. 鳞癌   B. 腺癌   C. 肉瘤   D. 瘤   E. 癌肉瘤

12. 来源于间叶组织的良性肿瘤统称为（   ）。

13. 来源于间叶组织的恶性肿瘤统称为（   ）。

14. 来源于上皮组织的恶性肿瘤统称为（   ）。

15～17 题共用备选答案

A. 鳞状细胞癌   B. 腺癌   C. 骨肉瘤

D. 葡萄胎   E. 淋巴瘤

15. 皮肤可发生的肿瘤是（   ）。

16. 胎盘滋养叶细胞可发生的肿瘤是（   ）。

17. 胃腺上皮可发生的肿瘤是（   ）。

（金　雪）

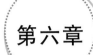

第六章　常见疾病

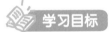 学习目标

1．掌握高血压病的病理变化与临床病理联系，熟悉高血压病的概念。

2．熟悉动脉粥样硬化和风湿病的概念及病理变化、冠状动脉粥样硬化及冠心病。

3．熟悉大叶性肺炎、小叶性肺炎、慢性萎缩性胃炎。

4．熟悉消化性溃疡、肝硬化的概念、病理变化和临床病理联系。

5．熟悉急性肾小球肾炎、慢性肾小球肾炎。

6．熟悉子宫颈癌、乳腺癌。

7．了解葡萄胎、侵蚀性葡萄胎、绒毛膜癌、糖尿病、弥漫性毒性甲状腺肿。

第一节　动脉粥样硬化

一、概念

动脉粥样硬化是血浆中脂类物质在动脉内膜过量沉积、纤维化、粥样斑块形成，导致管壁变硬、管腔狭窄，引起组织、器官的缺血性病变。其主要发生于大、中动脉。心、脑的动脉粥样硬化，严重者常危及患者的生命。本病多见于中、老年人，尤其是 40 岁以后人群，是心血管系统最常见的疾病。

二、原因及发生机制

动脉粥样硬化的原因及发生机制尚未完全阐明。其主要的危险因素如下。

1．高脂血症

血浆胆固醇及甘油三酯水平持续升高所导致的高脂血症是动脉粥样硬化的最主要危险因素。血脂是以脂蛋白的形式在血液中转运的，所以高脂血症即高脂蛋白血症。流行病学调查证明，血浆低密度脂蛋白、极低密度脂蛋白水平的持续升高与动脉粥样硬化发病率呈正相关。近年来，研究表明，氧化型低密度脂蛋白是形成粥样斑块的最重要因素。相反，高密度脂蛋白通过胆固醇逆向转运机制，能清除动脉壁的胆固醇，并具有抗氧化作用，因此具有很强的抗动脉粥样硬化作用。

2. 高血压

高血压时，血流对血管壁冲击力及压力较大，动脉内皮易受损伤，对脂质通透性增强，低密度脂蛋白易渗入内膜，促进动脉粥样硬化的发生和发展。高血压患者动脉粥样硬化发病率比正常人的高 4 倍，且发病早、病情重。

3. 吸烟

吸烟是心肌梗死主要的独立危险因素。吸烟时血中低密度脂蛋白易被氧化，而一氧化碳浓度升高，又可使血管内皮缺氧性损伤，导致氧化的低密度脂蛋白易进入内膜。

4. 遗传因素

动脉粥样硬化有家族聚集倾向，提示遗传因素也是本病的危险因素。

5. 其他因素

糖尿病、年龄、性别、肥胖、饮食和行为等均与动脉粥样硬化有关。

> **知识链接**
>
> **危险的高脂血症**
>
> 高脂血症是指血液中的胆固醇、甘油三酯等血脂成分增高的一种疾病。目前我国检测指标一般为成年人空腹血清总胆固醇超过 5.72 mmol/L，甘油三酯超过 1.70 mmol/L，可诊断为高脂血症。血清总胆固醇在 5.2～5.7 mmol/L 称为边缘性升高。高脂血症的危害是起病隐匿、逐渐进行性发展并病变累及全身，其最重要的直接的危害是加速全身动脉粥样硬化。研究表明，高脂血症是脑卒中、冠心病、心肌梗死、心脏猝死独立而重要的危险因素，并能促进高血压等的发生，还能导致脂肪肝、肝硬化等，严重威胁人类健康。一旦检测出高脂血症，一定要进行饮食调理及降脂治疗，才能有效防止病情发展。

三、基本病理变化

动脉粥样硬化根据病变的发展过程可分为以下几个时期。

（一）脂纹

脂纹是动脉粥样硬化的早期病变。

（1）肉眼观察：动脉内膜表面可见黄色的斑点或条纹，不隆起或微隆于内膜表面。

（2）镜下观察：内膜病变处可见巨噬细胞及平滑肌细胞吞噬脂质形成的泡沫细胞聚集。

（二）纤维斑块

纤维斑块由脂纹进一步发展而来。

（1）肉眼观察：动脉内膜表面可见灰黄或瓷白色不规则隆起的斑块。

（2）镜下观察：斑块表面是由玻璃样变的胶原纤维、平滑肌细胞、弹力纤维和蛋白聚糖等形成的纤维帽，纤维帽下方可见泡沫细胞等。

(三) 粥样斑块

粥样斑块是动脉粥样硬化的典型病变,由纤维斑块发生坏死、崩解所致。

(1) 肉眼观察:动脉内膜表面可见明显隆起的灰黄色斑块。切面见纤维帽为瓷白色,深层为黄色粥糜样物质。

(2) 镜下观察:斑块表层为玻璃样变的胶原纤维,深层可见大量无定形的坏死崩解产物、胆固醇结晶(HE染色片中为针状空隙)和钙盐沉积,斑块底部和边缘出现肉芽组织,动脉中膜平滑肌细胞萎缩,中膜变薄(图6-1)。

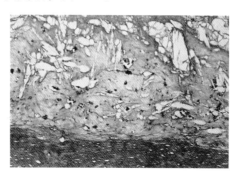

图 6-1　动脉粥样硬化

(四) 继发性病变

1. 斑块内出血

斑块边缘和底部的新生血管易破裂出血,形成斑块内血肿,引起斑块增大,导致动脉管腔狭窄甚至闭塞。

2. 斑块破裂

斑块表面的纤维帽破裂,粥样物质自裂口逸入血液,形成粥瘤样溃疡及脂质栓塞。

3. 血栓形成

斑块处的内皮损伤,可继发形成血栓,引起器官动脉阻塞,导致梗死。

4. 斑块钙化

在纤维帽下粥样坏死物中可见钙盐沉积,使动脉壁变硬、变脆。

5. 动脉瘤

严重的粥样斑块,由于病灶下方中膜萎缩、弹性下降,在血管内压力的作用下,动脉壁局部向外扩张、膨出,形成动脉瘤。动脉瘤破裂可致大出血。

四、冠状动脉粥样硬化及冠状动脉粥样硬化性心脏病(冠心病)

(一) 冠状动脉粥样硬化

冠状动脉粥样硬化是最常见的狭窄性冠状动脉疾病,也是动脉粥样硬化中对人类构成威胁最大的疾病,是引起冠状动脉粥样硬化性心脏病最常见的原因。好发部位为左冠状动脉前降支,其余依次为右主干、左主干或左旋支、后降支。横切面斑块多呈新月形,使管腔呈偏心性狭窄(图6-2)。

(二) 冠状动脉粥样硬化性心脏病

冠状动脉粥样硬化性心脏病,简称冠心病,是由冠状动脉狭窄所致的心肌缺血性心脏

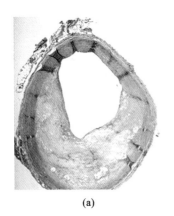
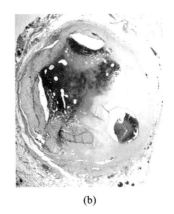

(a)　　　　　　　　(b)

图 6-2　冠状动脉粥样硬化

病。冠心病绝大多数由冠状动脉粥样硬化引起。冠心病常见临床表现类型如下。

1. 心绞痛

心绞痛是由于心肌急性、暂时性缺血、缺氧所造成的一种常见的临床综合征。临床表现为胸骨后或心前区疼痛或压迫感,可放射至左肩、左臂,持续数分钟,用硝酸酯制剂或休息后症状可缓解。

2. 心肌梗死

心肌梗死是由于冠状动脉供血中断,引起心肌持续缺血缺氧而导致的较大范围的心肌坏死。临床上有剧烈而持久的胸骨后或心前区疼痛,持续几小时或 1～2 天。用硝酸酯制剂或休息后症状不能完全缓解。

(1) 病变部位及病理变化:心肌梗死的部位多见于左冠状动脉前降支供血区,即左心室前壁、心尖部及室间隔前 2/3。心肌梗死为贫血性梗死,梗死 6 h 后呈苍白色,8 h 后呈土黄色,梗死灶不规则,外周出现充血出血带。1 周后出现肉芽组织,3 周后机化,形成瘢痕组织。6 h 后镜下可见心肌细胞发生细胞核消失,间质水肿,中性粒细胞浸润。

(2) 生化改变:心肌细胞坏死后,细胞内的谷氨酸-草酰乙酸转氨酶、谷氨酸-丙酮酸转氨酶、肌酸磷酸激酶和乳酸脱氢酶释放入血,引起相应酶在血中浓度升高。及时检测血中这些酶的变化,对心肌梗死具有临床诊断意义。

(3) 并发症:具体如下。①心律失常:最常见的早期并发症和死亡原因,由于心肌梗死累及心脏传导系统所致。②心力衰竭:梗死的心肌收缩力减弱或丧失,导致左心、右心或全心衰竭。③心源性休克:心肌梗死面积大于 40% 时,心肌收缩力极度减弱,心输出量显著下降而引起心源性休克。④心脏破裂:坏死的心肌细胞被浸润的中性粒细胞释放的大量蛋白水解酶溶解,导致梗死灶破裂,是心肌梗死的严重并发症。⑤室壁瘤:梗死心肌或瘢痕组织在血流压力作用下,向外膨出所致。⑥附壁血栓形成:心内膜受损或室壁瘤形成处的血液形成涡流等易引起局部附壁血栓形成。⑦急性心包炎:透壁性心肌梗死后,由于坏死累及心外膜,引起纤维素性心包炎。

3. 慢性缺血性心脏病

慢性缺血性心脏病是由于中、重度冠状动脉粥样硬化性狭窄,引起心肌长期慢性缺血、缺氧,心肌纤维萎缩,间质纤维化,心肌收缩力减弱而引起的进行性心功能不全,也称心肌纤维化。病变心脏体积增大,心腔扩张,心壁厚度可正常。

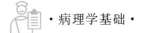

4. 冠状动脉性猝死

冠状动脉性猝死是在较严重冠状动脉粥样硬化引起管腔狭窄的基础上,继发血栓形成、斑块内出血、动脉痉挛等病变,引起心肌急性缺血导致的突发性死亡。冠状动脉性猝死是心脏性猝死中最常见的一种,多见于 40～50 岁成年人,男性多于女性。有些患者死于睡眠中。

案例分析

患者,男性,55 岁。胸骨后压榨性痛,伴恶心、呕吐 2 h 入院。患者于 2 h 前,搬重物时突然感到胸骨后疼痛,为压榨性,有濒死感,休息与口含硝酸甘油均不能缓解,伴大汗、恶心,呕吐过两次,呕吐物为胃内容物,大小便正常。既往无高血压和心绞痛病史,无药物过敏史,吸烟 20 余年,每天 1 包。体温 36.8 ℃,心率 100 次/分,呼吸 20 次/分,血压 100/60 mmHg。

问题:

1. 初步诊断患者患有何种疾病?
2. 诊断依据是什么?

第二节 高 血 压 病

一、概念

高血压是指以体循环动脉血压持续升高为主要特点的临床综合征。我国诊断高血压的标准:在静息状态下,收缩压≥140 mmHg(18.7 kPa)和(或)舒张压≥90 mmHg(12.0 kPa)即可诊断为高血压。高血压可分为原发性和继发性两大类。原发性高血压是一种原因未明的、以血压升高为主要表现的独立性全身性疾病,占高血压患者的 90%～95%,又称高血压病;继发性高血压是指由某些疾病引起的血压升高,占 5%～10%。

高血压病是我国最常见的心血管疾病之一,多见于中老年人。高血压病分为缓进型高血压和急进型高血压,本节主要讨论缓进型高血压。

二、原因及发生机制

高血压病的病因和发生机制很复杂,至今尚未完全阐明。

(一)遗传因素

约 75% 的高血压病患者具有遗传倾向,患者有家族史。单亲和双亲有高血压病病史的患病率比无高血压病家族史者明显增高。

(二)神经内分泌因素

长期神经紧张、忧虑、压抑、恐惧等心理作用可使大脑皮质功能紊乱,失去对皮层下血管舒缩中枢的调控能力,形成以收缩为主的兴奋,交感-肾上腺髓质系统兴奋性增高,引起全身细小动脉痉挛,外周阻力增加,而肾血流减少又使球旁细胞分泌肾素增加,导致肾素-血管紧张素-醛固酮系统兴奋性增强,引起细小动脉收缩,外周血管阻力升高及钠水潴留,使血压升高。

(三)环境因素

钠盐摄入过多且对盐敏感者,通过钠水潴留增加了血容量,引起高血压病;饮酒、吸烟、肥胖、缺乏体力活动、社会心理因素等都可诱发高血压病。

三、病理变化及临床病理联系

缓进型高血压又称为良性高血压,约占高血压病的 95%,常见于中、老年人。起病隐匿,进展缓慢,病程可达十余年或数十年,其基本病变是全身细小动脉痉挛和硬化,按病变进展可分为以下三期。

(一)功能障碍期

全身细小动脉间歇性痉挛致血压升高,但有波动,全身无器质性病变。患者偶尔有头痛、头晕,适当的休息与治疗后,血压可恢复正常。

(二)动脉病变期

1. 细动脉硬化

肾入球动脉、脾中央动脉和视网膜动脉等,由于长期痉挛,血管管壁缺血缺氧,内皮细胞及基底膜损伤,通透性增强,血浆蛋白渗入内皮下,发生玻璃样变,形成细动脉硬化,管壁变厚、变硬、变脆,管腔狭窄。

2. 小动脉硬化

肾小叶间动脉、弓形动脉及脑的小动脉等,内膜及中膜胶原纤维及弹力纤维弥漫性增生,中膜平滑肌细胞增生和肥大,形成小动脉硬化,管壁增厚、管腔狭窄。

3. 大中动脉硬化

主动脉及其主要分支等,发生粥样硬化。

(三)器官病变期

1. 心脏

主要为左心室肥大,是由于血压升高,外周血管阻力增大,心脏负荷增加所导致的适应性反应。①肉眼观察:心脏体积增大,重量增加,可达 400 g 以上,左心室壁增厚,可达 1.5～2.0 cm,乳头肌和肉柱增粗变圆。②镜下观察:心肌细胞增粗、变长,细胞核大深染。代偿期心腔不扩张,称为向心性肥大(图 6-3)。失代偿后,心腔扩张,称为离心性肥大,晚期出现心力衰竭。由于高血压病引起的心脏病变,称为高血压性心脏病。

2. 肾

高血压时肾入球小动脉硬化,导致所属肾单位缺血,引起肾小球纤维化和玻璃样变,相应的肾小管萎缩消失,间质纤维组织增生和淋巴细胞浸润,相对正常的肾单位代偿性肥大,导致两肾对称性缩小、重量减轻,质地变硬,肾表面呈细颗粒状,故称原发性颗粒性固缩肾。切面肾皮质萎缩变薄,皮髓质分界不清。严重者可发生肾功能衰竭。

3. 脑

高血压时脑细小动脉痉挛和硬化,可引起脑的病变。

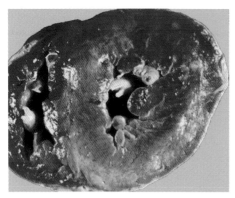

图 6-3　原发性高血压病左心室向心性肥大

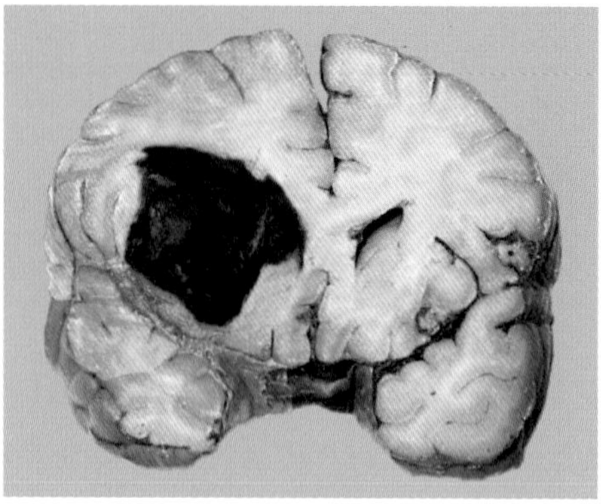

图 6-4　脑出血

（1）脑软化：由于脑的细小动脉硬化和痉挛，供血区脑组织缺血坏死而发生小灶性、多发性软化灶。

（2）脑出血：高血压病最严重的并发症，也是最常见的死亡原因。多为大出血灶，常发生于豆纹动脉供血的基底节、内囊，其次为大脑白质、脑桥和小脑。因为供应该区域的豆纹动脉和大脑中动脉呈直角分支，直接受到大脑中动脉压力较高的血流冲击和牵引，易致豆纹动脉破裂出血（图 6-4）。脑的细小动脉硬化或脑的小动脉瘤和微小动脉瘤，当血压突然升高时易引起破裂出血。临床上因出血量和出血部位不同而表现各异，常表现为昏迷、呼吸加深、脉搏加快、失语、对侧肢体偏瘫和感觉消失等。

（3）高血压脑病：由于细小动脉硬化和痉挛，脑组织缺血，毛细血管通透性增加，引起脑水肿和颅内压升高，导致以中枢神经系统功能障碍为主要表现的症候群，称为高血压脑病。临床上可出现血压显著升高、剧烈头痛、头晕、呕吐、视物模糊、抽搐甚至昏迷。

案例分析

　　患者，男性，49 岁，高血压史十余年。饮酒并与家人争吵后突然昏迷入院。体格检查：意识障碍，深昏迷，大小便失禁，右侧肢体偏瘫。右侧瞳孔 6 mm，左侧瞳孔 5 mm，对光反射减弱，口吐白沫，双肺呼吸音粗，呼吸急促。

　　问题：

　　1. 该患者的诊断是什么？

　　2. 诊断依据是什么？病变部位可能在何处？

第三节　风　湿　病

　　风湿病是一种与 A 组乙型溶血性链球菌感染有关的变态反应性疾病。病变主要累及全身结缔组织，最常侵犯心脏、关节，其次为皮肤、脑、血管等处，以心脏病变最为严重。临床上以反复发作的心脏炎、多发性关节炎、皮肤环形红斑、皮下结节和小舞蹈病等为特征。风湿病初次发病多在 5～15 岁，常反复发作，形成慢性心瓣膜病。

一、病因与发生机制

一般认为风湿病的发生与 A 组乙型溶血性链球菌感染有关。依据是:患者发病前常有咽峡炎、扁桃体炎等上呼吸道链球菌感染史;本病多发生于链球菌感染盛行的寒冷潮湿的冬春季;患者血液中抗链球菌溶血素抗体滴度增高;应用抗生素后,能降低风湿病的发生率和复发率。

风湿病为非化脓性炎症,并非链球菌直接感染所致。风湿病的发病机制目前尚未完全清楚。多数倾向于抗原抗体交叉反应学说。链球菌感染后,释放菌体蛋白 M 抗原及糖蛋白 C 抗原入血,引起的 C 抗体可与结缔组织的糖蛋白发生交叉免疫反应,M 抗体与存在于心肌及其他组织中的糖蛋白也发生交叉反应,抗原抗体复合物激活补体,引起结缔组织损伤。

二、基本病理变化

风湿病按病变发展过程大致可分为以下三期。

(一) 变质渗出期

病变早期,病变的结缔组织发生黏液样变和纤维素样坏死,周围有淋巴细胞、浆细胞、单核细胞浸润及少量浆液渗出。此期病变持续约一个月。

(二) 增生期(肉芽肿期)

此期的特征性病变是形成风湿性肉芽肿,也称风湿小体,它对本病具有病理诊断意义。风湿小体多发生于心肌间质小血管附近,呈圆形或梭形,其中心部位为纤维素样坏死,周围是风湿细胞,外围有少量成纤维细胞、淋巴细胞和单核细胞。风湿细胞体积大,胞质丰富,单核或多核,细胞核大,核膜清晰,染色质常集于核中央,纵切面上呈毛虫样,横切面上呈枭眼状(图 6-5)。此期可持续 2 个月左右。

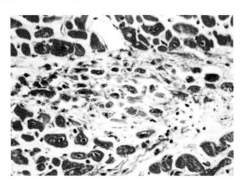

图 6-5 风湿小体

(三) 瘢痕期(愈合期)

风湿小体内的坏死物质逐渐被吸收,风湿细胞变为成纤维细胞,风湿小体逐渐纤维化,最后形成梭形瘢痕。此期可持续 2~3 个月。

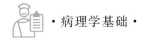

三、风湿性心脏病

风湿病可累及心脏各层,引起风湿性内膜炎、风湿性心肌炎和风湿性心外膜炎,若累及心脏全层,称为风湿性全心炎。

(一)风湿性内膜炎

病变主要累及心瓣膜,以二尖瓣受累最常见,其次为二尖瓣和主动脉瓣同时受累。病变早期,瓣膜内结缔组织出现黏液样变性和纤维素样坏死,有浆液渗出和炎细胞浸润,瓣膜肿胀。病变瓣膜闭锁缘由于开闭易受损,导致血栓形成,在瓣膜闭锁缘上形成串珠状排列、粟粒大小、灰白色、半透明的疣状赘生物(白色血栓)。赘生物与瓣膜粘连紧密,不易脱落。病变后期,赘生物机化,瓣膜发生纤维化及瘢痕形成。反复发作后,导致瓣膜增厚、变硬、卷曲、短缩、粘连,腱索增粗、缩短,最终导致慢性心瓣膜病。

(二)风湿性心肌炎

病变主要累及心肌间质结缔组织,特征是在心肌间质小血管附近形成风湿小体。后期风湿小体纤维化,形成梭形瘢痕。病变较重而广泛者,可使心肌收缩力降低,严重时可引起急性心力衰竭。

(三)风湿性心外膜炎(心包炎)

病变主要累及心外膜脏层,呈浆液性或纤维素性炎症。心包腔有大量浆液渗出时可形成心包积液;心外膜有大量纤维素渗出时,纤维素因心脏不停搏动而成绒毛状,称为绒毛心。如纤维素不能被溶解吸收,则引起心包粘连,导致缩窄性心包炎。

案例分析

　　患者,女性,28 岁。因心慌、心悸伴下肢水肿 10 年,半月来症状加重,1 天前咳粉红色泡沫痰,急诊入院。曾有膝、肘、肩、踝等大关节病史,扁桃体反复感染史。体温 36.4 ℃,脉搏 120 次/分,呼吸 28 次/分,血压 100/70 mmHg。心律不齐,心尖部可闻及收缩期吹风样杂音及舒张期隆隆样杂音,心界扩大。肺部听诊有湿啰音。实验室检查:抗"O"800 U(正常值为小于 500 U)。

　　问题:

　　1. 对该患者的诊断是什么?

　　2. 诊断依据有哪些?

第四节　肺　　炎

肺炎通常是指肺的急性渗出性炎症,为呼吸系统常见病。引起肺炎的病因很多,分类方法也多。一般按病变部位及范围,可将肺炎分为大叶性肺炎、小叶性肺炎和间质性肺炎。

一、大叶性肺炎

大叶性肺炎是主要由肺炎球菌引起的以肺泡内弥漫性纤维素渗出为主要病变特征的

急性渗出性炎症。多见于青壮年。临床表现为骤然起病,寒战、高热、胸痛、咳嗽、咳铁锈色痰、呼吸困难、肺实变体征、外周血白细胞计数增多等。

(一)病因和发生机制

绝大多数的大叶性肺炎是由肺炎球菌引起的。正常人的鼻咽部存在有少量的肺炎球菌。受凉、过度疲劳、醉酒、感冒、麻醉、糖尿病、肝疾病、肾疾病等诱因,可削弱呼吸道防御功能。此时,存在于鼻咽部的细菌侵入肺泡,引起变态反应,使肺泡壁毛细血管通透性增高,浆液及纤维素大量渗出,细菌在肺泡内迅速繁殖,并随渗出物通过肺泡间孔或呼吸性细支气管向邻近肺组织蔓延,波及一个肺段或整个肺大叶。

(二)病理变化及临床病理联系

大叶性肺炎病变一般累及单侧一个肺段或肺叶,多见左肺下叶。病变以肺泡内大量纤维素渗出为特征。典型的病变经过大致可分为以下四期。

1. 充血水肿期

此期在发病后的第1～2天。

(1)肉眼观察:病变肺叶肿大、暗红色。

(2)镜下观察:肺泡壁毛细血管扩张、充血,肺泡腔内有大量浆液渗出及少量细胞,渗出物中可检出肺炎球菌。

(3)临床表现:有寒战、高热、咳嗽、咳痰等症状,外周血白细胞计数增高,听诊可闻及湿性啰音,胸部X线检查呈片状均匀淡薄阴影。

2. 红色肝样变期

此期在发病后的第3～4天。

(1)肉眼观察:病变肺叶肿大、暗红色,切面呈细颗粒状,质地变实如肝,故称红色肝样变。

(2)镜下观察:肺泡壁毛细血管扩张、充血,肺泡腔内有大量纤维素及红细胞,少量的中性粒细胞和巨噬细胞,渗出物中可检出肺炎球菌。

(3)临床表现:咳嗽、咳铁锈色痰(由于渗出到肺泡腔内的红细胞崩解后形成的含铁血黄素随痰液咳出,导致铁锈色痰,这是大叶性肺炎的典型表现)、发绀、呼吸困难、胸痛,叩诊呈浊音、语颤增强、听诊可闻及管状呼吸音(肺实变体征)。X线检查呈大片均匀致密阴影。

3. 灰色肝样变期

此期在发病后的第5～6天。

(1)肉眼观察:病变肺叶肿大、灰白色,切面呈细颗粒状,质地变实如肝,故称灰色肝样变。

(2)镜下观察:肺泡壁毛细血管由于大量渗出物压迫,管腔狭窄或闭塞、缺血,肺泡腔内充满大量纤维素及中性粒细胞。渗出物中不易检出肺炎球菌(图6-6)。

(3)临床表现:除无铁锈色痰以及呼吸困难较轻外,其他与红色肝样变期基本相同。

4. 溶解消散期

此期在发病后的1周左右。

(1)肉眼观察:肺质地变软,肺实变消失,体积逐渐恢复正常。

(2)镜下观察:肺泡内可见巨噬细胞、变性坏死的中性粒细胞和溶解的纤维素等,最后

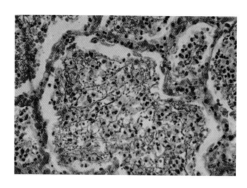

图 6-6 大叶性肺炎灰色肝样变期

炎性渗出物逐渐溶解、吸收、吞噬及咳出。因肺泡壁结构通常未被破坏,肺组织的结构及功能可以完全恢复正常。

（3）临床表现:体温下降,又可闻及湿性啰音,临床症状和体征逐渐减轻、消失。

（三）结局及并发症

目前,由于多数大叶性肺炎患者能得到及时治疗,并发症较少见。

1. 感染性休克

由肺炎球菌感染引起的严重的毒血症可导致休克,这是大叶性肺炎严重的并发症。

2. 肺肉质变

由于中性粒细胞渗出过少,溶蛋白酶释放不足,肺泡腔内的纤维素不能完全溶解吸收,由肉芽组织取代、机化,使病变肺组织呈褐色肉样,称为肺肉质变。

3. 肺脓肿及脓胸

病菌毒力过强,或合并金黄色葡萄球菌感染时,肺组织发生坏死液化形成脓肿,若破入胸膜腔则形成脓胸。

4. 胸膜肥厚粘连

病变累及胸膜引起纤维素性胸膜炎,不能完全溶解吸收时可发生机化,导致胸膜增厚或粘连。

二、小叶性肺炎

小叶性肺炎是指以细支气管为中心,并累及所属肺泡的急性化脓性炎症,也称支气管肺炎。本病以肺小叶为病变单位,多见于儿童、年老体弱和久病卧床者。常发生于冬春季节及气候骤变时。

（一）病因及发生机制

引起小叶性肺炎的病原菌通常为致病力较弱的肺炎球菌,其次为葡萄球菌、链球菌、大肠杆菌、流感嗜血杆菌等。在急性传染病、慢性心力衰竭、麻醉、术后等诱因作用下,机体免疫功能低下,细菌侵入引起肺炎。本病常是多种细菌混合感染所致。

（二）病理改变

1. 肉眼观察

两肺多发散在分布、大小不等、形状不规则、暗红色或灰黄色的实变病灶,一般直径在

1 cm 左右(相当于肺小叶范围),两肺下叶及背侧多见。严重者,病灶互相融合成片,甚至累及全叶,形成融合性小叶性肺炎。

2. 镜下观察

病灶内的细支气管壁及其所属肺泡壁充血水肿、中性粒细胞浸润,细支气管腔及其所属肺泡内充满以大量中性粒细胞为主的脓性渗出物,细支气管黏膜上皮及肺泡壁常有破坏。病灶周围肺组织呈不同程度的代偿性肺气肿(图 6-7)。

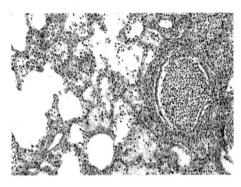

图 6-7　小叶性肺炎

(三)临床病理联系

(1)寒战、高热:细菌、毒素等致热原引起体温调节中枢调定点上移所致。

(2)咳嗽、咳黏液脓痰:支气管壁受炎症刺激,黏液脓性分泌物增多。

(3)湿性啰音:病变区支气管及肺泡腔内含有炎性渗出液。

(4)呼吸困难及发绀:大量肺小叶内的细支气管和肺泡腔内有许多脓性渗出物,严重影响肺通气和换气功能,从而造成缺氧。

(5)胸部 X 线检查:两肺呈散在不规则小片状或斑点状模糊阴影,实变体征不明显。

(四)结局和并发症

小叶性肺炎如及时治疗多能痊愈。但其并发症比大叶性肺炎多见且危险性高,常见的并发症有呼吸衰竭、心力衰竭、脓毒败血症、肺脓肿、脓胸等。

三、间质性肺炎

间质性肺炎是指发生在支气管、细支气管、小叶间隔、肺泡壁等肺间质部分的炎症,以充血、水肿、单核细胞及淋巴细胞浸润为特征改变。

(一)病毒性肺炎

由各种病毒(如腺病毒、呼吸道合胞病毒、麻疹病毒、流感病毒等)引起的间质性肺炎,统称为病毒性肺炎。一般多见于儿童。

1. 病理变化

病变主要为支气管、细支气管壁、小叶间隔以及肺泡壁充血、水肿,淋巴细胞、单核细胞浸润,肺泡壁明显增宽,肺泡腔内一般无渗出物或仅有少量浆液。细支气管和肺泡上皮增生肥大,并形成多核巨细胞,其内可见病毒包涵体,病毒包涵体为病理诊断病毒性肺炎的重要组织学依据。病变严重者,在肺泡腔面形成一层红染的膜状物,称为透明膜。重症患者

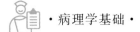

还可出现坏死性支气管炎和坏死性支气管肺炎的改变。

2. 临床联系

除因病毒血症引起发热等全身中毒症状外,可有剧烈咳嗽、呼吸困难、发绀。严重病例可出现实变体征,常并发呼吸衰竭、心力衰竭和中毒性脑病,预后不良。

（二）支原体肺炎

支原体肺炎是由肺炎支原体引起的间质性肺炎。病菌主要经飞沫传播。多见于 20 岁以下的青少年。

1. 病理变化

病变呈灶状分布,多累及一个肺叶,以下叶多见,其病变与病毒性肺炎基本相同。

2. 临床联系

本病突出的表现是阵发性刺激性剧烈咳嗽,初为干咳,以后咳黏液痰。可出现呼吸困难、发绀。胸部 X 线检查双肺下叶见斑片状模糊阴影。痰、咽喉拭子可培养出肺炎支原体。本病预后良好。

案例分析

患者,男,28 岁。运动后淋雨,于当天晚上突然出现寒战、高热、全身肌肉酸痛。3 天后出现呼吸困难、左胸疼痛,继而咳嗽,咳少量铁锈色痰,其家属急送当地医院就诊。体格检查:急性病容,口角有疱疹,体温 39 ℃,脉搏 90 次/分,听诊左下肺闻及管状呼吸音,触诊语颤增强,叩诊浊音。实验室检查:白细胞 18×10^9/L,中性粒细胞 0.92,淋巴细胞 0.08。X 线检查见左肺下叶肺纹理增多,有大片致密阴影。入院经抗生素治疗,病情好转,各种症状逐渐消失。

问题:

1. 该患者的诊断是什么？为什么患者起病急、病情重、预后好？

2. 患者为什么会咳铁锈色痰？

3. 左肺下叶为什么会出现大片致密阴影？

第五节　慢 性 胃 炎

慢性胃炎是一种以胃黏膜慢性非特异性炎症为主要病变的常见病和多发病,在胃病中居首位。临床上常有上腹部不适或疼痛、消化不良等症状。目前由于胃镜的广泛应用,使慢性胃炎的诊断水平不断提高。病因尚未明了,一般认为其与幽门螺杆菌感染、长期酗酒及食用过热辛辣食物、过度吸烟、滥用水杨酸类药物、十二指肠液胃反流、自身免疫性损伤等因素有关。临床上较常见的慢性胃炎为慢性浅表性胃炎及慢性萎缩性胃炎。

一、慢性浅表性胃炎

慢性浅表性胃炎是最常见的慢性胃炎,胃镜检出率达 20%～40%。病变多见于胃窦部黏膜。①肉眼观察:病灶呈多灶性或弥漫性,胃黏膜充血、水肿,可伴有点状出血和糜烂,表面有灰黄或灰白色黏液性渗出物覆盖,胃黏膜可混浊失去光泽。②镜下观察:病变局限在胃黏膜浅层,可有黏膜血管扩张、充血、水肿,淋巴细胞和浆细胞浸润及表浅上皮细胞坏死脱落。本病大多数可治愈。

二、慢性萎缩性胃炎

慢性萎缩性胃炎分 A、B 两型,A 型少见,发病与自身免疫有关,常伴有恶性贫血,好发于胃体及胃底部;B 型多见,与幽门螺旋杆菌感染有关,不伴有恶性贫血,好发于胃窦部。两型胃黏膜病变基本类似,以胃黏膜萎缩、变薄、黏膜腺体减少或消失并伴有肠上皮化生为主要特征。①胃镜所见:病变部胃黏膜由正常的橘红色变为灰色;黏膜变薄,皱襞变浅或消失;黏膜下血管清晰可见。②镜下观察:胃黏膜变薄,腺体萎缩变小、数量减少或消失,间质有淋巴细胞、浆细胞浸润,常出现肠上皮化生。多数研究认为,肠上皮化生与胃癌的发生有关,可属于癌前病变。

知识链接

肠上皮化生及假幽门腺化生

肠上皮化生是指胃黏膜上皮细胞被肠型上皮细胞取代的现象。慢性萎缩性胃炎,在黏膜腺体萎缩同时,常伴有肠上皮化生。在胃体及胃底部腺体的壁细胞和主细胞消失后,代之以幽门腺黏液分泌细胞,则称为假幽门腺化生。由于慢性萎缩性胃炎的肠上皮化生与胃癌有关,临床上应高度重视,长期随访,定时复查,以防癌变。

第六节 消化性溃疡

消化性溃疡是一种与胃酸、胃蛋白酶的自我消化作用有关,并以胃或十二指肠黏膜形成慢性溃疡为特征的常见病、多发病。本病易反复发作,呈慢性经过。多见于 20～50 岁,男性多于女性。临床上十二指肠溃疡比胃溃疡常见,前者约占 70%,后者约占 25%,胃和十二指肠溃疡并存的复合性溃疡约占 5%。

一、病因与发生机制

其病因尚未完全阐明,一般认为与以下因素有关。

(一)胃液的自我消化作用

研究证明,胃或十二指肠黏膜被胃酸、胃蛋白酶的自我消化是溃疡形成的重要原因。由于吸烟、饮酒、长期服用水杨酸类等药物、胆汁反流、黏膜缺血缺氧等因素可使胃黏膜屏障功能受到损害,引起氢离子逆向弥散,损伤黏膜组织导致消化性溃疡发生。不同部位氢离子逆向弥散的能力不同,胃窦部是胃底的 15 倍,十二指肠是胃窦部的 2～3 倍,故溃疡好发于十二指肠及胃窦部。

(二)神经内分泌功能失调

长期过度的精神紧张或忧虑,可引起大脑皮层功能失调、迷走神经功能紊乱、胃酸分泌增多,导致溃疡形成。十二指肠溃疡患者迷走神经兴奋性往往增高,使胃酸分泌增多,胃液消化作用增强。而胃溃疡患者迷走神经兴奋性降低,胃蠕动减慢,食物滞留,刺激胃窦,使胃泌素分泌增多,胃酸分泌增多,促使溃疡形成。

(三)幽门螺旋杆菌感染

消化性溃疡与幽门螺旋杆菌感染密切相关,患者幽门螺旋杆菌检出率高达80%,幽门螺旋杆菌分泌释放的酶、代谢产物等能破坏胃黏膜屏障功能。

(四)其他因素

消化性溃疡有家族高发倾向,"O"型血的人发病率也较高,提示消化性溃疡的发生可能与遗传因素有关。

二、病理变化

1. 肉眼观察

胃溃疡好发于胃小弯近幽门侧,尤以胃窦部最多见。溃疡通常多为一个,呈圆形或椭圆形,直径多在 2 cm 以内。溃疡边缘整齐,状似刀切,周围黏膜皱襞呈放射状向溃疡集中,底部平坦,常深达肌层及浆膜层(图 6-8)。胃溃疡切面有时呈漏斗状。十二指肠溃疡多见于十二指肠球部的前壁或后壁,其形态与胃溃疡相似,溃疡一般较浅而小,直径多在 1 cm 以内。

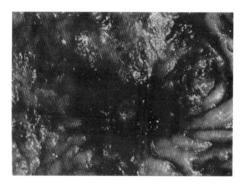

图 6-8　胃溃疡

2. 镜下观察

溃疡底部由表面至深层大致分为炎性渗出物层、坏死组织层、肉芽组织层、瘢痕组织层。

瘢痕底部小动脉常发生增生性动脉内膜炎,可影响溃疡愈合;神经纤维可发生变性坏死及断端小球样增生,这可能是溃疡呈慢性过程并引起疼痛的原因。

三、临床病理联系

1. 节律性上腹部疼痛

消化性溃疡临床主要特征是周期性、节律性上腹部疼痛,主要与胃酸刺激溃疡局部的神经末梢、神经纤维断端小球样增生及胃壁平滑肌痉挛有关。一般胃溃疡疼痛出现在进食后半小时至一小时内,下一餐前减轻、消失,表现为"饱痛";十二指肠溃疡常在饥饿或夜间等空腹时出现疼痛,表现为"饿痛",进食后缓解或消失。

2. 反酸、呕吐、嗳气、上腹部饱胀感

由于胃酸刺激引起胃幽门括约肌痉挛、胃逆蠕动,使胃内容物反流出现反酸、呕吐。幽门括约肌痉挛,胃排空受阻,滞留在胃内的食物发酵、产气,出现嗳气、腹胀。

四、结局及并发症

(一)愈合

如溃疡不再发展,渗出物及坏死组织可被逐渐吸收排除,溃疡由肉芽组织填充,逐渐形成瘢痕。同时周围黏膜再生修复,溃疡愈合,但可在同一部位复发。

(二)并发症

1. 出血

出血是溃疡病最常见的并发症。因溃疡底部毛细血管破坏者有少量出血,大便潜血阳性。如溃疡底部大血管破裂可引起大出血,出现呕血、柏油便,严重者可发生失血性休克。

2. 穿孔

穿孔是溃疡病最危险的并发症。十二指肠前壁溃疡更易发生。由于胃肠内容物漏入腹腔,可引起腹膜炎。

3. 幽门梗阻

早期由于溃疡周围组织充血、水肿及幽门括约肌痉挛,引起功能性梗阻。晚期因瘢痕组织收缩,导致机械性梗阻。可有反复呕吐。

4. 癌变

约1%长期不愈的胃溃疡可发生癌变,十二指肠溃疡极少癌变。

第七节 肝 硬 化

一、肝硬化的概念

肝硬化是指在多种病因作用下,引起肝细胞弥漫性变性、坏死,纤维组织增生和肝细胞结节状再生,这三种病变反复交错进行,从而导致肝小叶结构及肝内血液循环被改建,使肝脏变形、变硬的慢性肝脏疾病。结合病因、病变和临床表现,可将肝硬化分为门脉性肝硬化、坏死后性肝硬化、胆汁性肝硬化、寄生虫性肝硬化、淤血性肝硬化等,其中以门脉性肝硬化最为常见。

二、门脉性肝硬化的原因

1. 病毒性肝炎

病毒性肝炎是我国肝硬化的最常见的原因,尤其是乙型和丙型病毒性肝炎(肝炎后肝硬化)。

2. 慢性酒精中毒

长期酗酒是欧美国家人群肝硬化的主要原因。近年来,我国因慢性酒精中毒引起肝硬化的发病率有增高趋势。

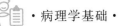

3．毒物中毒

化学毒物如砷、四氯化碳、黄磷、黄曲霉毒素等，可引起肝损伤，导致肝硬化。

4．营养缺乏

动物实验研究证明，缺乏胆碱及蛋氨酸等物质，肝细胞合成磷脂、脂蛋白不足，引起脂肪肝，可发展为肝硬化。

以上因素首先引起肝细胞的变性、坏死，继而发生肝细胞再生修复及纤维组织的增生。如果病因没有消除，肝细胞反复发生变性、坏死，小叶中央区及汇管区的纤维间隔互相连接，不断分割肝小叶或再生的肝细胞团，形成假小叶，肝脏的正常组织结构被破坏，肝脏血液循环被改建，肝脏变形、变硬而形成肝硬化。

三、门脉性肝硬化的病理变化

（一）肉眼观察

早期肝体积正常或略大，质地正常或稍硬。晚期肝体积明显缩小，重量由 1500 g 减轻至 1000 g 以下，质地变硬，表面及切面呈颗粒状或小结节状，结节大小较一致，直径在 0.1～0.5 cm 之间，一般不超过 1 cm，结节周围有纤维组织包绕，纤维间隔较窄，但厚薄比较均匀。

（二）镜下观察

正常肝小叶结构被破坏，由广泛增生的纤维组织分割和包绕肝小叶或再生的肝细胞结节而形成大小不等、圆形或椭圆形的肝细胞团，即假小叶。假小叶的形成是肝硬化的重要形态学标志，其特点为假小叶内肝细胞排列紊乱；假小叶内中央静脉偏位或缺如，也可见两个以上中央静脉；假小叶内有时可见汇管区。包绕假小叶的纤维间隔比较窄且较一致，其中可见少量慢性炎细胞浸润，可伴有小胆管和假胆管增生等（图 6-9）。

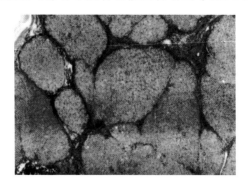

图 6-9　门脉性肝硬化

> **知识链接**
>
> **坏死后性肝硬化**
>
> 坏死后性肝硬化多由亚急性重型肝炎及药物或化学毒物中毒引起，在肝组织广泛坏死的基础上发展而来。因肝细胞坏死较严重，肝体积明显缩小，质地变硬，表面及切面呈结节状，结节较大，多在 1～3 cm 之间，大小不一，假小叶间的纤维间隔较宽，厚薄不一。临床表现肝功能障碍明显，且出现较早；而门静脉高压较轻，且出现较晚。

四、门脉性肝硬化的临床病理联系

早期可无明显症状,后期出现不同程度的门静脉高压和肝功能障碍。

(一)门静脉高压

门静脉高压的发生主要是因为假小叶形成,小叶下静脉、中央静脉周围纤维化和再生肝细胞结节压迫中央静脉和肝窦,导致门静脉血回流受阻以及肝动脉与门静脉形成异常吻合支,使动脉血流入门静脉等。其临床表现如下。

1. 脾大

因门静脉压力升高,引起脾静脉回流受阻,脾淤血肿大,可伴有脾功能亢进,出现贫血、出血和白细胞减少。

2. 胃肠道淤血

因门静脉压力升高,胃肠道静脉回流受阻,胃肠淤血、水肿。患者有食欲下降、消化不良等症状。

3. 腹腔积液

腹腔积液多见于肝硬化晚期,为淡黄色透明的漏出液。形成原因如下。

(1)门静脉压力增大使门静脉系统淤血,毛细血管流体静压升高。

(2)肝细胞损伤,合成白蛋白减少,导致血浆胶体渗透压降低。

(3)肝硬化时对醛固酮和抗利尿激素灭活减少,继发钠、水潴留。

(4)假小叶的形成,导致肝窦内压升高,淋巴液生成增多、回流不畅,经肝表面漏出。

4. 侧支循环形成

因门静脉压力升高,使部分门静脉血经门体静脉吻合支直接通过上、下腔静脉回到右心,形成侧支循环(图 6-10)。主要的侧支循环如下。

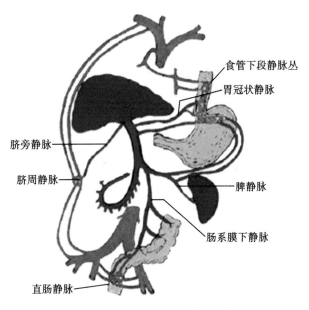

图 6-10　门静脉高压侧支循环示意图

（1）食管下段静脉丛曲张：曲张静脉常因腹压升高或粗糙食物磨损破裂引起上消化道大出血，这是肝硬化患者常见死因之一。

（2）直肠静脉丛曲张：形成痔，破裂后可出现便血。

（3）脐周腹壁浅静脉曲张：迂曲并向上下腹壁延伸，形成"海蛇头"现象。

（二）肝功能障碍

因肝细胞长期反复受损，引起肝功能障碍，临床表现如下。

1. 血浆白蛋白减少

因肝细胞受损，合成白蛋白功能降低，并刺激免疫系统合成球蛋白增加，导致白/球蛋白值下降或倒置。

2. 雌激素灭活减少

因肝细胞受损，肝脏对雌激素灭活减少，可出现肝掌、蜘蛛痣、睾丸萎缩及男性乳腺发育、女性月经不调等。

3. 出血倾向

因肝细胞受损，肝脏合成凝血因子、纤维蛋白原减少以及脾功能亢进，易有鼻出血、牙龈出血和皮下淤斑等。

4. 黄疸

黄疸是因肝细胞坏死和毛细胆管淤胆所致。

5. 肝性脑病

肝性脑病是肝功能不全导致中枢神经系统功能障碍，出现以意识障碍为主的神经精神综合征。肝性脑病是肝硬化最严重的后果，也是肝硬化主要死亡原因之一。

案例分析

患者，男，39岁，有慢性肝炎病史10年。近5个月来，食欲减退，恶心，腹胀，下肢水肿。皮肤黄染近1个月，黑便3天。体格检查：消瘦，巩膜、皮肤黄染，颜面部有蜘蛛痣，腹部隆起，腹壁静脉曲张，脾位于肋下3 cm，肝未触及。实验室检查：血浆白蛋白减少，球蛋白增高，转氨酶升高，总胆红素增高，大便潜血阳性。

问题：

1. 该患者最可能诊断为哪种疾病？

2. 该患者主要临床表现的病理基础是什么？

第八节　肾小球肾炎

肾小球肾炎是以肾小球损害为主的变态反应性疾病，可分为原发性和继发性两种。继发性肾小球肾炎是由其他疾病所引起的或仅是全身性疾病的一部分，如狼疮性肾炎、糖尿病性肾病等。通常所说的肾小球肾炎是指原发性肾小球肾炎，是原发于肾的独立疾病，一般认为是由免疫机制引起，由于肾小球内的抗原抗体复合物激活补体系统等，引起渗出性病变和内皮细胞、系膜细胞、上皮细胞增生，导致肾小球损伤。肾小球内的抗原抗体复合物主要是通过循环免疫复合物沉积或原位免疫复合物形成两种方式引起。常有蛋白尿、血尿、水肿和高血压等临床表现。

一、急性肾小球肾炎

急性弥漫性增生性肾小球肾炎简称急性肾小球肾炎,为临床常见的肾炎类型,大多数发病与 A 族乙型溶血性链球菌感染有关,故也称链球菌感染后肾小球肾炎。其发病机制是循环免疫复合物沉积所致。该病多见于 5～14 岁儿童,成人较少见。多数患者预后良好。

(一)病理变化

1. 肉眼观察

双侧肾脏轻至中度肿大,被膜紧张,表面光滑,颜色暗红,故称大红肾,如肾小球毛细血管破裂,肾表面与切面可见散在出血点,又称蚤咬肾。切面见肾皮质因水肿增厚,与髓质分界清楚。

2. 镜下观察

病变的肾小球体积增大,细胞数增多,主要为肿胀增生的毛细血管内皮细胞及系膜细胞,并见多少不等的中性粒细胞和巨噬细胞浸润,毛细血管腔狭窄或闭塞,严重患者毛细血管壁发生纤维素样坏死,引起血管破裂出血(图 6-11);肾小管上皮细胞发生细胞水肿、脂肪变性和玻璃样变,管腔内可见蛋白管型、红细胞管型等管型;肾间质充血、水肿、有少量炎细胞浸润。

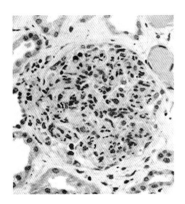

图 6-11 急性肾小球肾炎

(二)病理临床关系

急性肾小球肾炎在临床上多表现为急性肾炎综合征。

1. 尿的变化

由于肾小球细胞肿胀增生,毛细血管狭窄或闭塞,使肾小球滤过率降低,出现少尿或无尿。又因循环免疫复合物反应损伤肾小球,毛细血管壁通透性增加,出现蛋白尿、血尿、管型尿。

2. 水肿

水肿往往较早出现在组织疏松部位,如眼睑水肿,逐渐蔓延到整个面部,严重时可发生全身性水肿。这主要是由于肾小球滤过率降低,引起钠、水潴留所致。毛细血管壁通透性增高可加重水肿。

3. 高血压

大部分患者出现高血压,原因主要是钠、水潴留,血容量增加。严重者可致心力衰竭及高血压脑病。

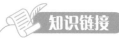

管型及管型尿

管型是由蛋白质、细胞或细胞碎片等在肾小管内凝聚而成,可分为透明管型、颗粒管型、上皮细胞管型、红细胞管型、白细胞管型等。如在尿中出现大量透明管型或其他管型,则称为管型尿。管型尿的出现,往往提示有肾实质性损害。

二、急进性肾小球肾炎

急进性肾小球肾炎为一组病情急速发展的肾小球肾炎。主要症状为血尿,并迅速出现少尿、无尿等,故也称快速进行性肾小球肾炎。病变特点为肾小球球囊壁层上皮细胞增生,形成大量新月体,故又称新月体性肾小球性肾炎。预后极差。

（一）病理变化

1. 肉眼观察

双肾体积弥漫性肿大,颜色苍白,皮质表面可有点状出血,切面皮质增厚,纹理模糊,可见散在出血点。

2. 镜下观察

大部分肾小球球囊内有新月体形成。新月体主要由增生的壁层上皮细胞和渗出的单核细胞、中性粒细胞及纤维素构成。新月体形成使肾小球球囊腔变窄或闭塞,并压迫毛细血管丛,使毛细血管腔狭窄,最后导致肾小球萎缩、纤维化、玻璃样变。

（二）临床病理联系

临床上表现为快速进行性肾炎综合征。

1. 尿的变化

由于肾小球毛细血管坏死,基底膜破损,常有血尿,并伴有细胞管型尿、蛋白尿,因大量新月体形成,肾小球球囊腔变窄或闭塞,毛细血管腔狭窄,迅速出现少尿、无尿和氮质血症,并快速发展为尿毒症。

2. 水肿、高血压

随病变进展,肾功能进行性损害,肾小球滤过率降低和钠、水潴留等导致水肿、高血压。

三、慢性肾小球肾炎

慢性肾小球肾炎为各种不同类型肾小球肾炎发展的最后阶段。多数患者有肾炎病史,但部分患者起病隐匿,发现时病变已进入晚期。多见于成年人,预后差。病变特点为大量肾小球发生纤维化、玻璃样变而硬化,故又称慢性硬化性肾小球肾炎。本病预后极差,晚期多死于尿毒症,或继发感染,或高血压引起的心力衰竭、脑出血等。

（一）病理变化

1. 肉眼观察

双肾体积对称性缩小,重量减轻,颜色苍白,质地变硬,表面呈弥漫性细颗粒状,颗粒较均匀,隆起部分为代偿肥大的肾单位,凹陷部分为萎缩纤维化的肾单位,故称为继发性颗粒性固缩肾。切面见皮质萎缩、变薄,纹理模糊,皮髓质分界不清。

2. 镜下观察

大量肾小球纤维化和玻璃样变,所属肾小管萎缩或消失,间质纤维组织增生,有大量淋巴细胞、浆细胞浸润,细小动脉硬化。由于纤维组织收缩,使病变的肾小球相互靠拢集中。残存肾单位常呈代偿性肥大,肾小球体积增大,肾小管扩张,肾小管腔内可见各种管型(图6-12)。

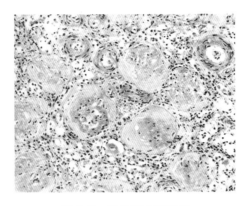

图 6-12　慢性肾小球肾炎

（二）临床病理联系

临床上表现为慢性肾炎综合征。

1. 尿的改变

由于大量肾单位受损,功能丧失,血液只能快速流经残存的肾单位,滤过量增加,而肾小管重吸收功能有限,尿浓缩功能降低,导致多尿、夜尿及低比重尿。由于残存肾单位功能相对正常,故血尿、蛋白尿、管型尿不明显。

2. 高血压、左心病变

由于大量肾单位破坏,肾严重缺血,肾素分泌增多,导致高血压,高血压又促进细小动脉硬化,肾缺血加重,肾素分泌进一步增加,加重高血压,并导致左心室肥大,严重者出现心力衰竭。

3. 贫血

贫血主要是由于肾组织大量破坏,促红细胞生成素分泌减少,影响红细胞生成。也与体内代谢产物堆积,抑制骨髓造血功能并发生溶血有关。

4. 氮质血症和尿毒症

由于健存肾单位逐渐减少,肾小球滤过率降低,使体内代谢产物尿素、肌酐等不能充分排出,并在体内潴留,引起氮质血症甚至尿毒症。

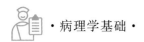
5. 水电解质、酸碱平衡失调及内分泌功能紊乱

由于肾脏严重损伤,对水、电解质及酸碱平衡、内分泌的调节功能降低,导致酸中毒、肾性骨营养不良等。

第九节 女性生殖系统疾病

一、慢性子宫颈炎

慢性子宫颈炎是病原微生物感染引起的子宫颈慢性炎症,是育龄妇女最常见的妇科疾病,多见于经产妇。

(一)病因及发病机制

本病病原体多为链球菌、肠球菌、葡萄球菌、大肠杆菌,也可由衣原体、单纯疱疹病毒等特殊病原体感染引起。慢性子宫颈炎多因分娩、流产或手术损伤子宫颈后,细菌入侵感染而发病。

(二)病理变化

慢性子宫颈炎的病理临床类型有以下四种,可单独出现或两种以上同时出现。若病变持续发展,可出现子宫颈上皮非典型增生,甚至癌变。

1. 子宫颈糜烂

慢性子宫颈炎时,子宫颈阴道部的鳞状上皮坏死脱落,形成表浅的缺损,称为真性糜烂,较少见。临床上常见的子宫颈糜烂,实际上是指鳞状上皮损伤后,子宫颈管黏膜柱状上皮下移取代了子宫颈阴道部损伤的鳞状上皮。由于柱状上皮较薄,黏膜下方的血管容易显露而呈红色,似无上皮被覆,故称子宫颈糜烂。肉眼可见子宫颈外口病变黏膜呈境界清楚的红色糜烂区。根据糜烂面积的大小将糜烂分为轻、中、重三度。

2. 子宫颈腺体囊肿

子宫颈腺体囊肿又称纳博特囊肿,是由于增生的鳞状上皮挤压阻塞子宫颈腺体的开口,黏液潴留于腺腔内,使腺体囊性扩张所致。子宫颈外口可见单个或多个大小不等的灰白色透明囊泡,直径多在 2~3 mm,内含清澈的黏液。

3. 子宫颈息肉

由于长期慢性炎症刺激,使子宫颈黏膜上皮、腺体以及间质局限性增生,形成宫颈息肉。在子宫颈外口可见单个或多个带蒂的小肿物,直径数毫米至数厘米,红色,质软,易出血。镜下见息肉内有增生的腺体、纤维组织、毛细血管、浸润的淋巴细胞及浆细胞。

4. 子宫颈肥大

由于长期慢性炎症刺激,子宫颈纤维结缔组织、腺体明显增生,使整个子宫颈均匀性增大、变硬。黏膜表面光滑呈乳白色。

(三)临床病理联系

1. 白带增多

白带增多是慢性子宫颈炎的主要症状。根据病原菌种类及炎症程度不同,白带的量、性状、气味及颜色也不同。白带可为乳白色黏液状、淡黄色脓性等,偶尔带血。

2. 疼痛

可出现腰骶部酸痛或下腹坠胀感。

二、葡萄胎、侵蚀性葡萄胎、绒毛膜癌

(一) 葡萄胎

葡萄胎又称水泡状胎块，是指妊娠后绒毛滋养细胞增生的一种良性病变。发病原因未明，近年来研究认为与受精卵染色体异常有关。

1. 病理变化

(1) 肉眼观察：子宫腔内可见大量成串或成簇、大小不等、近圆形、半透明、壁薄、透亮、内含清亮液体的囊泡，其间有细蒂相连，形似葡萄，故称葡萄胎。

(2) 镜下观察：葡萄胎具有以下三大特征。①绒毛间质高度水肿；②绒毛间质血管稀少或消失；③滋养层细胞有不同程度增生。

2. 临床病理联系

(1) 停经、呕吐、阴道出血：似妊娠，早孕症状明显，与绒毛膜促性腺激素分泌显著升高有关；停经 2～3 个月后出现反复阴道出血，可伴有水泡状物，是因为滋养层细胞有较强的侵袭血管能力。

(2) 子宫明显增大：超过正常孕月子宫，质软。因宫腔内充满高度水肿的胎盘绒毛或宫腔内积血所致。

(3) 无胎动、胎心音：本病多属无胚胎妊娠，子宫中多无胎儿或胎儿早期死亡所致。

葡萄胎经彻底清宫后大多能痊愈，10％～15％可发展为侵蚀性葡萄胎，2％～3％可发展为绒毛膜癌。

(二) 侵蚀性葡萄胎

侵蚀性葡萄胎又称恶性葡萄胎。其病变特征是水泡状绒毛侵入子宫肌层，这也是侵蚀性葡萄胎和良性葡萄胎的主要区别。

1. 病理变化

(1) 肉眼观察：子宫肌层内见水泡状绒毛，呈紫蓝色出血结节。

(2) 镜下观察：滋养层细胞增生程度及异型性均较葡萄胎明显，子宫肌层内常见坏死、出血，其中可见水泡状绒毛。这是诊断侵蚀性葡萄胎及与绒毛膜癌相鉴别的重要组织学依据。

2. 临床病理联系

侵蚀性葡萄胎侵袭性较强，可破坏子宫壁，宫旁组织，引起大出血、穿孔等。水泡状绒毛可经静脉转移到肺，偶可逆行性血道转移，在阴道壁形成紫蓝色结节，破溃后可反复出血。侵蚀性葡萄胎对化疗敏感，预后较好。

(三) 绒毛膜癌

由绒毛膜上皮滋养层细胞异常增生形成的高度恶性肿瘤，称为绒毛膜癌，简称绒癌。病因尚不清楚。绝大多数与妊娠有关，约 50％的继发于葡萄胎，25％的继发于自然流产，20％的发生于正常分娩，5％的发生于早产或异位妊娠。

1. 病理变化

(1) 肉眼观察：多发生于子宫壁胎盘附着处，子宫体不规则增大。切面可见单个或多

·病理学基础·

个暗红色或紫蓝色结节,质软脆,伴出血、坏死,可向宫腔内突出,也可浸润浆膜下等形成出血性肿块。

(2)镜下观察:癌细胞为高度异型滋养层细胞,异型性明显,核分裂象多见,癌细胞排列紊乱,成片状或条索状。癌组织无绒毛结构(这是本病与侵蚀性葡萄胎的主要区别),无间质血管,癌细胞主要依靠侵蚀宿主血管获取营养,故出血、坏死严重。

2. 临床病理联系

(1)阴道不规则流血:与癌组织及其周围组织有明显坏死出血有关,主要表现为葡萄胎、流产和妊娠数月甚至数年后,阴道出现持续不规则流血。

(2)子宫增大。

(3)血、尿中绒毛膜促性腺激素升高:与癌细胞分泌绒毛膜促性腺激素有关。

(4)血道转移:绒毛膜癌最常见的转移方式,也是绒毛膜癌的显著特点。以肺最常见,其次为脑、胃肠道、肝、阴道壁等,引起相应症状,如咯血、头痛、阴道壁紫蓝色结节等。

三、子宫颈癌

子宫颈癌是起源于子宫颈鳞状上皮及柱状上皮的恶性肿瘤,为女性生殖系统最常见的恶性肿瘤之一,以40～60岁的女性最为多见。病因尚未阐明,一般认为与人类乳头瘤病毒感染有关,也可能与早婚、早育、多产、宫颈裂伤、子宫颈糜烂、包皮垢刺激、性生活紊乱等因素有关。

(一)病理变化

1. 肉眼观察

根据子宫颈癌的生长方式和外观形态,病理变化分为以下四种类型。

(1)糜烂型:类似子宫颈糜烂,黏膜潮红,呈糜烂状或颗粒状,质脆,触之易出血,组织学上多为原位癌及早期浸润癌,易漏诊。

(2)外生菜花型:癌组织呈外生性生长,突向子宫颈表面,形成灰白色、质脆、易出血的菜花状或乳头状肿物,易发现,预后好。

(3)内生浸润型:癌组织主要向子宫颈深部浸润生长,使子宫颈前后唇增厚、变硬。早期表面光滑,不易检出,预后较差。

(4)溃疡型:癌组织向子宫颈深部浸润生长后,继发坏死、脱落,肿瘤表面形成火山口状溃疡,多为晚期癌。

2. 镜下观察

病理组织学分为两大类。

(1)鳞状细胞癌:最多见,约占90%以上。大多发生在子宫颈外口鳞状上皮和柱状上皮交界处,通常由非典型增生发展而来。根据其进展过程可分为原位癌、早期浸润癌和浸润癌。癌细胞呈中、低分化者,对放射治疗较为敏感。

(2)腺癌:较少见。通常起源于子宫颈内膜或腺体的柱状上皮,按其癌细胞分化程度可分为高分化、中分化、低分化三型。腺癌对放射治疗不敏感,转移早,预后差。

(二)临床病理联系

早期常无自觉症状,常在普查时通过子宫颈涂片检查才被发现,故子宫颈脱落细胞学检查,对子宫颈癌的普查筛选和早期发现是最实用的方法。晚期可见以下临床表现。

1. 接触性出血或不规则阴道流血

由于质脆、触之易出血,早期主要为接触性出血。癌组织坏死脱落或破坏血管可致阴道流血。

2. 白带增多伴有腥臭味

白带增多伴有腥臭味与癌组织刺激宫颈,腺体分泌增多,并发生坏死和继发感染有关。白带似淘米水样或伴有特殊的臭味。

3. 下腹部、腰骶部疼痛

下腹部、腰骶部疼痛是晚期因癌组织侵犯或压迫盆腔、腰骶神经所致。

(三)扩散

晚期癌组织可直接蔓延至邻近组织器官如子宫体、阴道壁、盆壁组织、输尿管、膀胱和直肠等;淋巴道转移为最常见和最重要的转移途径,且发生得早;少数患者晚期可经血道转移至肺、骨、肝、脑等处。

四、乳腺癌

乳腺癌是发生在乳腺导管上皮或腺泡上皮的恶性肿瘤,为最常见的女性恶性肿瘤,在我国发病率呈逐年增高之势,多见于50岁左右的妇女。乳腺癌病因未明,目前认为可能与雌激素的长期作用、生育方式、饮食营养、遗传因素、大量长期接触放射线及环境因素等有关。乳腺癌多发生在乳腺外上象限,其次为乳腺中央区。

知识链接

乳腺自我检查

在临床就诊的患者中,约有80%的患者是偶然在洗澡或更衣时无意中发现乳腺有肿物或其他问题而就诊的。乳腺自我检查是指女性自己对乳腺定期或不定期的自我检查,是最方便、经济、无创伤且容易重复应用的检查方法。自我检查可及时发现乳腺的异常情况,及时就诊,从而发现一些乳腺疾病。因此,女性要学会乳腺的自我检查方法,养成每个月经周期后进行一次自我检查的习惯。绝经后或子宫切除后的妇女每月应固定一天进行乳腺自我检查,以便及时了解乳腺的变化,做到早期发现、早期诊断、早期治疗。

(一)病理变化

乳腺癌的形态结构复杂。根据组织发生和形态结构将其分为原位癌、浸润性癌和特殊性癌。

1. 原位癌

(1)导管内原位癌:发生于乳腺中、小导管。癌细胞向导管内生长,局限于导管内,导管壁基底膜完整。有些病例切面癌组织呈灰白色或灰黄色,挤压时从导管溢出灰黄色软膏样坏死物,状如皮肤粉刺,故称粉刺型导管内癌。

(2)乳头佩吉特(Paget)病:累及乳头和乳晕,发生于大导管上皮的原位癌,表皮内可见

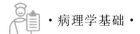

大而异型、胞质透明的癌细胞。乳头和乳晕皮肤有渗出及浅表溃疡,呈湿疹样外观,故又称湿疹样癌。

(3)小叶原位癌:起源于乳腺小叶的末梢导管或腺泡,癌细胞局限于导管内,基底膜完整,小叶结构存在。临床上一般无明显肿块。

2.浸润性癌

(1)浸润性导管癌:乳腺癌中最常见的类型,约占所有乳腺癌的70%,由导管内原位癌突破基底膜发展而来。肿块呈单个结节,大小不等、灰白或灰黄色,质较硬。切面有砂粒感,呈蟹足状或树根状,边界不清,无明显包膜,形成无痛性肿块。镜下见癌细胞呈实体片状、条索状排列,偶见腺样结构。间质有纤维结缔组织增生。根据癌实质与间质的比例,又可将其分为硬癌、软癌及单纯癌。

(2)浸润性小叶癌:可双侧乳腺受累,多见于老年妇女,由小叶原位癌突破基底膜发展而来。癌细胞呈单个散在或条索状浸润于纤维间质中,或呈靶环样围绕在正常导管周围。癌细胞小,且大小形状较一致,细胞核异型性不明显。切面灰白,质柔韧,呈橡皮样,与周围组织无明显界限。

3.特殊性癌

特殊性癌主要有典型髓样癌、黏液癌等。典型髓样癌,镜下见癌实质较多,间质少,可有较多淋巴细胞浸润。癌细胞较大,呈大片或粗条索状排列。肉眼见肿瘤体积较大,质软,呈灰白色脑髓样。

(二)临床病理联系

1.无痛性肿块

质硬、固定、界限不清的无痛性肿块是乳腺癌的常见体征。单侧多见,好发于乳腺外上象限。晚期侵犯皮肤可发生溃疡、出血、感染等。

2.乳头内陷

癌组织侵及乳头,间质中增生的纤维组织收缩可引起乳头回缩、下陷。

3.乳腺皮肤橘皮样外观

癌细胞阻塞真皮内淋巴管,导致皮肤水肿,而毛囊、汗腺处皮肤因受附件牵拉相对下陷,使皮肤呈橘皮样外观。

4.乳头周围皮肤呈湿疹样改变

此现象见于佩吉特病,为癌组织侵犯乳头及乳晕皮肤所致。

(三)扩散

癌细胞可沿乳腺导管、周围组织间隙向邻近组织直接蔓延,甚至可侵及胸大肌、胸壁等。淋巴道转移是乳腺癌最常见的转移途径,往往首先转移至同侧腋窝淋巴结。晚期可经血道转移至肺等远处组织器官。

案例分析

　　患者,女性,50岁,已婚育,绝经一年。以左乳肿块1年,逐渐增大伴疼痛2月入院。一年前,左乳外上象限发现一质硬的无痛性肿块,直径约2.0 cm,轻微活动,未诊治,肿块渐大、渐硬,半年前出现乳头内陷并固定。2个月前出现左乳皮肤红、肿、热、痛,左乳头可挤出少量褐色液体。体格检查:左乳可触及肿块,质硬。皮温升高,边界不清,不活动,左乳头内陷、固定,大片皮肤水肿呈"橘皮样",可挤出黄褐色混浊液体。左腋下淋巴结肿大、质硬、固定、无压痛。B超检查显示左乳外上象限有一个 9.1 cm× 6.3 cm×3.2 cm 肿块。

问题:

1. 该患者的临床诊断是什么? 诊断依据是什么?

2. 该患者左腋下淋巴结肿大说明什么?

第十节　糖　尿　病

糖尿病是由于体内胰岛素绝对或相对不足,或靶细胞对胰岛素的敏感性降低,或胰岛素本身结构缺陷,引起糖类、脂肪、蛋白质代谢紊乱,以持续性的高血糖、糖尿为主要特征的一种全身慢性代谢性疾病。多发生于中老年,有年轻化趋势,发病率亦日益增高。临床主要表现为多饮、多食、多尿和体重减少(即"三多一少"),晚期常因并发血管及神经损害,引起糖尿病肾病等多种并发症,可致残甚至死亡。临床上糖尿病的常见类型有 1 型糖尿病和 2 型糖尿病两种。

一、病因及发病机制

(一) 1 型糖尿病

1 型糖尿病多见于儿童和青少年,约占糖尿病的 10%。目前认为本型是在遗传易感性的基础上由病毒感染或化学物质等诱发的针对胰岛 B 细胞的一种自身免疫性疾病。

(二) 2 型糖尿病

2 型糖尿病临床上最为常见,多见于成人,约占糖尿病的 90%。本病病因、发病机制不清楚,认为是与肥胖有关的胰岛素相对不足及组织对胰岛素不敏感所致。本病与营养过剩、手术、感染、精神刺激和缺乏运动等环境因素、遗传因素有关。

二、病理变化

(一) 胰岛病变

1. 1 型糖尿病

早期胰岛呈以淋巴细胞浸润为主的炎症性病变,后期出现胰岛 B 细胞损伤,胰岛破坏,数目减少,出现纤维化和玻璃样变。

2. 2 型糖尿病

早期病变不明显,后期胰岛 B 细胞可减少,常见胰岛淀粉样变性。

(二) 血管病变

血管病变最具特征性。从毛细血管到大中动脉均有不同程度的病变,并随病程发展而不断加重,能引起糖尿病慢性并发症的发生。

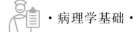

1. 大血管病变

大血管病变可引起心、脑、下肢足背动脉等大中动脉粥样硬化,发生早,程度重,常导致冠心病、脑卒中、足坏疽等并发症的发生。临床上以 2 型糖尿病多见。

2. 微血管病变

微血管病变主要以毛细血管内皮细胞增生、基底膜明显增厚为主,是糖尿病血管病变中最有特征性的病变,尤以肾小球、眼底视网膜等血管病变为主,是糖尿病性肾病、神经病变以及视网膜病变的重要病变基础,临床上多见于 2 型糖尿病。

(1)肾脏病变:①肾小球硬化;②肾小管-间质损害;③肾动脉硬化;④肾乳头坏死等。

(2)视网膜病变:视网膜可发生小静脉扩张、渗出、水肿、出血、纤维组织增生、微小动脉瘤等病变,易引起白内障、失明等。

(3)神经系统病变:由于脑神经或感觉神经等周围神经因血管病变引起缺血性损伤,可出现肢体疼痛、麻木、感觉丧失、肌肉麻痹等。

案例分析

患者,男,65 岁。因多饮、多食、多尿、体重下降 10 年,进行性意识障碍 1 h 入院。高血压病史 14 年,高脂血症病史 8 年。体格检查:体温 36.5 ℃,脉搏 105 次/分,呼吸 33 次/分,血压 80/50 mmHg。意识模糊,皮肤干燥,眼窝凹陷,呼吸深大、有烂苹果味。血糖 27.3 mmol/L,pH 值为 7.22,尿糖(+++),尿酮体(+)。

问题:

1. 患者可能患有哪种疾病? 诊断依据是什么?

2. 患者机体可能会有哪些病变?

第十一节 弥漫性毒性甲状腺肿

弥漫性毒性甲状腺肿是指血液中甲状腺素分泌过多引起的一系列临床综合征,甲状腺肿大并伴有甲状腺功能亢进,又称为甲状腺功能亢进症,简称甲亢。因病变引起基础代谢率升高和神经兴奋性升高,临床上可出现心悸、易激动、手震颤、多汗、烦热、消瘦、乏力、易饿多食、突眼等症状。因常有眼球突出,也称突眼性甲状腺肿。因甲状腺血流增多,可闻及血管杂音和扪及震颤,在诊断上有重要意义。

一、病因及发生机制

目前认为本病是一种自身免疫性疾病,还可能与遗传、严重精神创伤等因素有关。

二、病理变化

(一)肉眼观察

双侧甲状腺弥漫性对称性肿大,体积可达正常的 2～4 倍,表面光滑,质较软,切面灰红色,分叶状,含胶质少,质如肌肉。

（二）镜下观察

滤泡增生,大小不等,以新生小滤泡为主,其上皮增生呈高柱状,有的呈乳头样增生,突入腔内;滤泡内胶质少而稀薄,靠近上皮处的胶质出现许多大小不等的吸收空泡;间质血管增生、充血,并有淋巴细胞浸润和淋巴组织增生。

小 结

动脉粥样硬化的典型病理变化是粥样斑块形成。冠状动脉粥样硬化是冠心病最常见的原因,好发部位为左冠状动脉前降支。心肌梗死是由于冠状动脉供血中断,引起心肌持续缺血缺氧而导致的较大范围的心肌坏死,梗死部位多见于左心室前壁、心尖部及室间隔前 2/3。高血压病的基本病变为全身细小动脉痉挛和硬化,后期可引起高血压性心脏病、原发性固缩肾、脑出血等病变。风湿病的特征性病变是风湿小体形成,反复发作可引起风湿性心瓣膜病。

大叶性肺炎是主要由肺炎球菌引起的以肺泡内弥漫性纤维素渗出为主的急性炎症,典型的病变可分为充血水肿期、红色肝样变期、灰色肝样变期、溶解消散期。小叶性肺炎是多种细菌混合感染引起的以细支气管为中心并累及所属肺泡的急性化脓性炎症。病毒性肺炎、支原体肺炎的病变为间质性肺炎。

消化性溃疡以胃或十二指肠黏膜形成慢性溃疡为特征,溃疡底部由表面至深层分为炎性渗出物层、坏死组织层、肉芽组织层和瘢痕组织层。常见并发症为出血、穿孔、幽门梗阻、癌变。肝硬化是由多种病因引起肝细胞弥漫性变性、坏死,纤维组织增生和肝细胞结节状再生,导致肝小叶结构及肝内血液循环被改建,形成假小叶,使肝脏变形、变硬的慢性疾病。假小叶是肝硬化的重要形态学标志。临床表现有门静脉高压和肝功能障碍。

急性肾小球肾炎的病变特点主要为肾小球毛细血管内皮细胞及系膜细胞的肿胀增生,临床主要表现为急性肾炎综合征;急进性肾小球肾炎的病变特点为肾小球囊壁层上皮细胞增生形成大量新月体,临床表现为快速进行性肾炎综合征;慢性肾小球肾炎的病变特点为大量肾小球纤维化、玻璃样变,肾小管萎缩、消失,残存肾单位代偿性肥大,形成继发性颗粒性固缩肾,临床表现为慢性肾炎综合征。

能力检测

一、A1 型题/A2 型题

1. 心绞痛发生时,首要处理措施是（　　）。
A. 静脉注射强心药　　　　　　B. 饮糖水
C. 口服索米痛片　　　　　　　D. 立即休息并舌下含服硝酸甘油
E. 静脉输液

2. 心肌梗死 24 h 内主要死亡原因为（　　）。
A. 心脏破裂　　　　B. 心律失常　　　　C. 心力衰竭
D. 心源性休克　　　E. 室壁瘤

3. 目前我国高血压的诊断标准为（　　）。
A. 血压≥120 mmHg/80 mmHg　　　　B. 血压≥130 mmHg/85 mmHg

C. 血压≥140 mmHg/90 mmHg   D. 血压≥150 mmHg/95 mmHg

E. 血压≥160 mmHg/100 mmHg

4. 高血压病心脏的早期改变主要是（   ）。

A. 心脏扩大   B. 右心室扩大   C. 左心室向心性肥大

D. 左心房向心性肥大   E. 右心室向心性肥大

5. 消化性溃疡发生的主要机制是（   ）。

A. 幽门螺旋杆菌感染   B. 胃酸过多

C. 胃黏膜保护作用减弱   D. 胃酸和胃蛋白酶的消化作用

E. 遗传

6. 消化性溃疡最常见的并发症是（   ）。

A. 穿孔   B. 出血   C. 幽门梗阻   D. 癌变   E. 感染

7. 胃溃疡疼痛的一般规律是（   ）。

A. 进食-疼痛-缓解   B. 疼痛-缓解-进食   C. 疼痛-进食-缓解

D. 进食-缓解-疼痛   E. 无明显规律

8. 在我国，引起门脉性肝硬化的主要病因是（   ）。

A. 病毒性肝炎   B. 酒精中毒   C. 毒物作用

D. 遗传因素   E. 胆汁淤积

9. 肾小球肾炎水肿的特点是（   ）。

A. 下肢水肿明显   B. 眼睑、面部水肿为主   C. 多见于低垂部位

D. 无胸腔、腹腔积液发生   E. 水肿不严重

10. 子宫颈癌最常见部位是（   ）。

A. 子宫颈内膜腺体处   B. 子宫颈内膜鳞状上皮处   C. 子宫内膜处

D. 内膜柱状上皮   E. 子宫颈鳞状上皮及柱状上皮交界处

11. 患者男性，64 岁。突感心前区憋闷，有严重窒息感，伴恶心、呕吐及出冷汗，休息及含服硝酸甘油不能缓解，最可能是（   ）。

A. 急性胆囊炎   B. 急性胰腺炎   C. 心绞痛

D. 急性心肌梗死   E. 心肌炎

12. 患者女性，56 岁。高血压史 15 年，可能出现的最严重并发症是（   ）。

A. 充血性心力衰竭   B. 肾功能衰竭   C. 脑出血

D. 糖尿病   E. 冠心病

13. 患者男性，26 岁。受凉后，突发寒战、高热，并伴胸痛，咳少量铁锈色痰，入院后突然出现意识模糊，面色苍白，口唇发绀，脉搏 120 次/分，呼吸 30 次/分，血压 80/50 mmHg。最可能的诊断是（   ）。

A. 肺结核   B. 小叶性肺炎   C. 肺脓肿

D. 支气管哮喘   E. 肺炎球菌肺炎合并感染性休克

14. 患者男性，36 岁，有消化性溃疡病史。饮酒后突然出现上腹剧烈疼痛，伴恶心、呕吐，腹肌紧张，出冷汗，并休克。应考虑的并发症是（   ）。

A. 癌变   B. 感染   C. 大出血   D. 急性穿孔   E. 幽门梗阻

15. 患者男性，38 岁。上腹间歇性疼痛 4 年，多出现在夜间，进食后可缓解，3 天前出

现黑便。最可能的诊断是（　　）。

    A. 胃癌　　　　　　　　　　B. 消化性溃疡穿孔　　　　　C. 胃溃疡出血

    D. 十二指肠溃疡出血　　　　E. 应激性溃疡出血

16. 患者女性，30岁。自诉全身乏力，心慌，易饿，怕热，体重下降，易激动，每日大便3~4次。体检：双眼有神，甲状腺肿大，可闻及杂音，心率120次/分。最可能的诊断是（　　）。

    A. 急性甲状腺炎　　　　　　B. 甲亢　　　　　　　　　　C. 甲减

    D. 单纯性甲状腺肿　　　　　E. 慢性甲状腺炎

二、A3型题/A4型题

17~18题共用题干

患者女性，35岁，风湿性心内膜炎6年。

17. 风湿性心内膜炎最常累及的瓣膜（　　）。

    A. 二尖瓣　　B. 主动脉瓣　　C. 三尖瓣　　D. 静脉瓣　　E. 肺动脉瓣

18. 与风湿病有关的细菌是（　　）。

    A. 乙型溶血性链球菌　　　　B. 金黄色葡萄球菌　　　　　C. 大肠杆菌

    D. 表皮葡萄球菌　　　　　　E. 革兰阴性菌

19~20题共用题干

患者男性，4岁。受凉后，出现发热、咳嗽、咳脓痰、呼吸困难、口唇发绀，心率165次/分，呼吸68次/分，肺部可闻及散在的湿性啰音。

19. 该患者最可能的诊断是（　　）。

    A. 间质性肺炎　　　　　　　B. 病毒性肺炎　　　　　　　C. 小叶性肺炎

    D. 大叶性肺炎　　　　　　　E. 支原体肺炎

20. 合并的并发症是（　　）。

    A. 肺脓肿　　　　　　　　　B. 呼吸衰竭　　　　　　　　C. 脓胸

    D. 心力衰竭　　　　　　　　E. 中毒性休克

21~22题共用题干

患者男性，54岁。肝硬化8年，因饮食不当，出现呕血、黑便。

21. 该患者最可能的诊断是（　　）。

    A. 胃癌　　　　　　　　　　B. 食管静脉曲张破裂　　　　C. 胃溃疡出血

    D. 十二指肠溃疡出血　　　　E. 应激溃疡出血

22. 出血后易诱发（　　）。

    A. 猝死　　　　　　　　　　B. 窒息　　　　　　　　　　C. 肾功能衰竭

    D. 肝性脑病　　　　　　　　E. 电解质紊乱

23~24题共用题干

患者男性，10岁。因水肿、少尿、肉眼血尿入院，3周前有咽部疼痛史，血压150/90mmHg，尿蛋白（＋＋），可见镜下血尿。

23. 该患者最可能的诊断是（　　）。

    A. 急进性肾小球肾炎　　　　B. 急性肾小球肾炎　　　　　C. 慢性肾小球肾炎

    D. 肾病综合征　　　　　　　E. 急性肾盂肾炎

24. 予以该患者低盐饮食的依据是（　　）。

A. 感染   B. 血尿   C. 水肿及高血压

D. 蛋白尿   E. 肾病综合征

25～26 题共用题干

患者女性,50 岁。发现左乳无痛性肿块 4 月余,左乳外上象限有约 4 cm×3 cm 大小的肿块,质硬,活动度小,腋窝淋巴结肿大。

25. 该患者最可能的诊断是（　　）。

A. 乳腺增生   B. 急性乳腺炎   C. 慢性乳腺炎

D. 乳腺癌   E. 乳腺纤维瘤

26. 其转移途径是（　　）。

A. 血道转移   B. 淋巴道   C. 直接蔓延   D. 肝转移   E. 肺转移

三、B1 型题

27～28 题共用备选答案

A. 腹痛、腰痛、发热、尿淀粉酶增高

B. 起病急,尿频、尿急、尿痛

C. 起病急,病程短,少尿、血尿、蛋白尿,高血压,水肿

D. 多尿、夜尿、低比重尿、高血压、氮质血症

E. 血尿、少尿、蛋白尿,进展迅速,氮质血症

27. 急性肾小球肾炎主要临床表现是（　　）。

28. 慢性肾小球肾炎主要临床表现是（　　）。

29～30 题共用备选答案

A. 肝性脑病   B. 出血   C. 肺肉质变

D. 慢性心瓣膜病   E. 脾肿大

29. 大叶性肺炎的并发症是（　　）。

30. 肝硬化最严重的并发症是（　　）。

（刘雪松）

第七章 传 染 病

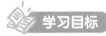

学习目标

1. 熟悉病毒性肝炎的基本病理变化、各型肝炎的病变特点及病理临床联系。
2. 熟悉原发性肺结核病、继发性肺结核病及细菌性痢疾。
3. 了解病毒性肝炎的概念、病因与传播途径。
4. 了解结核病概述和肺外器官结核病。
5. 了解流行性脑脊髓膜炎、流行性乙型脑炎及伤寒。

传染病是由病原微生物经一定的传播途径侵入易感机体所引起的具有传染性的一类疾病,在一定条件下可引起大流行。传染病常有特定的病原体及传染源,具有一定的传播途径和侵入途径,多定位于一定的组织和器官。传染病的基本病理过程为炎症,根据病原体的种类、数量、毒力以及机体的反应性而表现出不同的特点。传染病的流行必须具备传染源、传播途径和易感人群三个基本环节。自然因素和社会因素对传染病的流行有着重要的影响。

第一节 病毒性肝炎

病毒性肝炎是由肝炎病毒引起的以肝细胞变性、坏死为主要病变的常见传染病。目前已证实,引起病毒性肝炎的肝炎病毒有甲型肝炎病毒(HAV)、乙型肝炎病毒(HBV)、丙型肝炎病毒(HCV)、丁型肝炎病毒(HDV)、戊型肝炎病毒(HEV)及庚型肝炎病毒(HGV)六种。我国最常见的是乙型肝炎,其次是丙型肝炎和甲型肝炎。病毒性肝炎发病率较高且有不断升高趋势,流行地区广泛,各种年龄及不同性别均可罹患,严重危害人类健康。

一、病因及发病机制

病毒性肝炎的发病机制比较复杂,至今尚未完全阐明。各型肝炎病毒的传播途径不尽相同(表 7-1),引起肝细胞损伤的机制也有所不同。其发生取决于多种因素,尤其是与机体的免疫状态有密切关系。

表 7-1 各型肝炎病毒及其相应肝炎的特点

类型	潜伏期/周	传播途径	转成慢性肝炎	重型肝炎	转肝癌
甲型肝炎	2~6	肠道,易暴发流行	无	0.1%~0.4%	无
乙型肝炎	4~26	血源,密切接触	5%~10%	低于1%	有
丙型肝炎	2~26	血源,密切接触	高于50%	极少	有
丁型肝炎	4~7	血源,密切接触	共同感染低于5%	共同感染3%~4%	有
戊型肝炎	2~8	肠道,易暴发流行	无	合并妊娠时20%	不详

由于人体的免疫反应和感染的病毒数量与毒力不同,导致肝细胞的损伤程度也不同,因而表现为不同的临床病理类型。

(1)免疫功能正常,感染的病毒数量较少且毒力较弱时,发生急性(普通型)肝炎。

(2)免疫功能过强,感染的病毒数量多而毒力又强时,则发生重型肝炎。

(3)有病毒感染,但免疫功能不足,使部分未被杀灭的病毒在肝细胞内反复复制,导致肝细胞反复损伤而成为慢性肝炎。

(4)免疫功能耐受或缺陷,使病毒与宿主共生,在细胞内持续存在,而被病毒感染的肝细胞又不受损伤,成为无症状的病毒携带者。

二、基本病理变化

各型病毒性肝炎病变基本相同,属于变质性炎,均是以肝细胞的变性、坏死为主,同时伴有不同程度的炎细胞浸润、肝细胞再生和纤维组织增生。

(一)肝细胞变性与坏死

1. 肝细胞变性

(1)细胞水肿:为最常见的病变。镜下见肝细胞明显肿大,胞质疏松呈网状、半透明,称为胞质疏松化。进一步发展,肝细胞体积更加肿大,由多角形变为圆球形,胞质几乎完全透明,称为气球样变。

(2)嗜酸性变:此种变性一般仅累及单个或数个肝细胞,散在于肝小叶内。镜下见病变肝细胞体积较小,细胞核染色较深,胞质嗜酸性增强,故表现为红染。

2. 肝细胞坏死

(1)嗜酸性坏死:由上述的嗜酸性变发展而来。胞浆进一步浓缩,细胞核固缩或消失,最后形成深红色浓染的圆小体,称为嗜酸性小体(图 7-1)。嗜酸性坏死为单个肝细胞的死亡,属细胞凋亡。

(2)溶解性坏死:由严重的细胞水肿发展而来。按坏死的范围和程度不同,可分为以下 4 种。①点状坏死:指单个或数个相邻肝细胞的坏死,常见于急性普通型肝炎。②碎片状坏死:指肝小叶周边界板肝细胞的灶性坏死和崩解,常见于慢性肝炎。③桥接坏死:指中央静脉与汇管区之间,或两个中央静脉之间出现的互相连接的坏死带,常见于中度与重度慢性肝炎。④大片坏死:指几乎累及整个肝小叶的大范围肝细胞坏死,常见于重型肝炎。

(二)炎细胞浸润

肝小叶内或汇管区主要为淋巴细胞和单核细胞浸润。

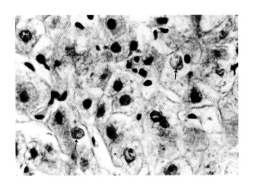

图 7-1　病毒性肝炎(嗜酸性小体)

（三）增生

1. 肝细胞再生

坏死的肝细胞由周围的肝细胞再生修复。再生的肝细胞体积较大,胞质略呈嗜碱性,细胞核大且深染,有时可见双核。这种再生的肝细胞可沿原有的网状支架排列。但如坏死严重,原小叶内的网状支架塌陷,再生的肝细胞则形成结构紊乱的细胞团,称为结节状再生。

2. 间质反应性增生和小胆管增生

（1）库普弗细胞增生,突出于窦壁并可脱入肝窦内,变为游走的吞噬细胞,参与炎细胞浸润。

（2）间叶细胞和成纤维细胞增生,参与损伤的修复。

（3）慢性且坏死较严重的病例,在汇管区或大片坏死灶内,可见小胆管增生。

三、临床病理类型及病变特点

知识链接

病毒性肝炎的临床病理类型

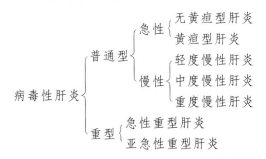

（一）急性（普通型）肝炎

急性（普通型）肝炎是最常见的病毒性肝炎。临床根据患者是否出现黄疸可分为黄疸型肝炎和无黄疸型肝炎两种。我国以无黄疸型肝炎多见,且主要为乙型肝炎。黄疸型肝炎与无黄疸型肝炎病理变化基本相同。黄疸型肝炎病变稍重。

1. 病理变化

（1）肉眼观察：肝脏体积增大，被膜紧张，质地较软，表面光滑。

（2）镜下观察：①肝细胞出现广泛的变性，且以细胞水肿为主，表现为胞质疏松化和气球样变，因肝细胞体积增大，肝细胞索拥挤，肝窦受压而变窄，肝细胞内可见淤胆现象（图7-2）；②肝细胞坏死轻微，肝小叶中可见点状坏死和嗜酸性小体；③坏死区与汇管区可见少量炎细胞浸润；④黄疸型坏死稍重，毛细胆管内常有胆汁淤积和胆栓形成。

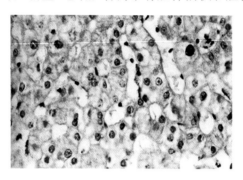

图7-2 急性普通型肝炎

2. 临床病理联系

（1）肝区疼痛：由于弥漫性肝细胞肿大等使肝体积增大，包膜紧张，牵拉神经末梢引起。

（2）血清谷丙转氨酶升高，肝功能异常：肝细胞坏死，肝细胞内酶释放入血。

（3）黄疸：病变严重者，胆红素代谢障碍，可出现黄疸。由于胆汁形成障碍，患者出现食欲减退、厌油腻等症状。

3. 结局

多数患者在6个月内治愈，尤其是甲型肝炎预后最好，99％的可痊愈。但乙型、丙型肝炎往往恢复较慢，其中乙型肝炎5％～10％、丙型肝炎约70％可转变为慢性肝炎。

（二）慢性（普通型）肝炎

病毒性肝炎病程持续半年以上者即为慢性肝炎。引起肝炎慢性化的因素有：感染病毒的类型、治疗不当、营养不良、伴有其他传染病、饮酒、服用对肝有损害的药物及免疫因素等。根据炎症、坏死、纤维化程度，将慢性肝炎分为轻度、中度、重度慢性肝炎三型。

1. 病理变化

（1）轻度慢性肝炎：点状坏死，偶见轻度碎片状坏死，汇管区慢性炎细胞浸润，周围有少量纤维组织增生。肝小叶界板无破坏，肝小叶结构完整。

（2）中度慢性肝炎：肝细胞变性、坏死明显，有中度碎片状坏死，出现特征性的桥接坏死。肝小叶内有纤维间隔形成，但肝小叶结构大部分保存。

（3）重度慢性肝炎：重度的碎片状坏死与大范围的桥接坏死。坏死区可见肝细胞不规则再生，纤维间隔分割肝小叶结构。

2. 临床病理联系

（1）临床表现：肝大、肝区疼痛，重者可伴有脾大。

（2）实验室检查：诊断慢性肝炎的重要依据。血清谷丙转氨酶、胆红素、丙种球蛋白可有不同程度升高,白蛋白降低。

3. 结局

轻度慢性肝炎可以痊愈或病变相对静止。晚期肝小叶结构被破坏,形成假小叶,转变为肝硬化。若在慢性肝炎的基础上,发生新鲜的大片坏死,即转变为重型肝炎。

(三)重型病毒性肝炎

重型病毒性肝炎较少见,但病情严重,病死率高。根据发病缓急及病变程度的不同,又分为急性重型肝炎和亚急性重型肝炎两种。

1. 急性重型肝炎

此型肝炎少见,起病急骤,病程短,病变严重,死亡率高,多数患者在 10 天左右死亡。故临床上也称为暴发型、电击型或恶性肝炎。

(1)病理变化:①肉眼观察:肝体积明显缩小,重量可减至 600～800 g(正常成人为 1300～1500 g),尤以左叶为甚。被膜皱缩,质地柔软,切面呈黄色或红褐色,故又称急性黄色肝萎缩或急性红色肝萎缩(图 7-3)。②镜下观察:肝细胞弥漫性大片溶解性坏死,坏死面积超过肝实质的 2/3,仅在肝小叶周边部残留少许变性的肝细胞。肝窦明显扩张、充血,甚至出血。库普弗细胞增生肥大,吞噬活跃。肝小叶内及汇管区可见大量淋巴细胞、巨噬细胞浸润。残留的肝细胞无明显再生现象。

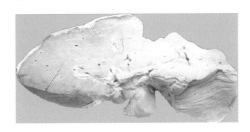

图 7-3 急性重型肝炎

(2)临床病理联系:由于大量肝细胞溶解坏死,可出现以下表现。①胆红素大量入血引起重度肝细胞性黄疸;②凝血因子合成障碍导致皮肤或黏膜淤点、淤斑等明显的出血倾向;③肝功能衰竭,对各种代谢产物的解毒功能障碍,可导致肝性脑病;④急性肝功能不全时,由于胆红素代谢障碍及血循环障碍等,可诱发肾功能衰竭,称为肝肾综合征。

(3)结局:本型肝炎预后极差,大多数在短期内死亡。死亡原因主要为肝功能衰竭,其次为消化道大出血,肝肾综合征、DIC 等。少数可迁延转为亚急性重型肝炎。

2. 亚急性重型肝炎

亚急性重型肝炎起病较急性重型稍慢,病程较长,可达数周至数月。大多数由急性重型肝炎迁延而来,少数由急性普通型肝炎恶化进展而来。

(1)病理变化:①肉眼观察:肝体积缩小,重量减轻,表面包膜皱缩不平,质地略硬,表面可见大小不一的结节;切面见坏死区呈红褐色或土黄色,再生的结节因胆汁淤积而呈现黄绿色。②镜下观察:本型肝炎的特点为既有肝细胞较大范围的坏死,又有结节状肝细胞再生。肝小叶内外可见明显的炎细胞浸润,主要为淋巴细胞、单核细胞。肝小叶周边部有小胆管增生,较陈旧的病变区有明显的结缔组织增生。

(2)临床病理联系:临床上肝功能不全的表现较明显,实验室检查多项指标异常。

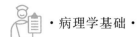
(3)结局:如治疗得当且及时,病变有停止发展并有治愈的可能,但多数常继续进展为坏死后性肝硬化。

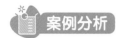

　　患者,男性,32岁。因发热、恶心、食欲不振伴尿黄、明显乏力 7 天入院。体格检查:巩膜皮肤中度黄染,于肋下 2 cm 触及肝下缘,质软有触痛,脾未触及。实验室检查:谷丙转氨酶 832 U/L,总胆红素 70 μmol/L。

　　问题:

　　1. 该患者最可能的诊断是什么?

　　2. 请用所学的病理学知识解释患者的临床表现。

第二节　结　核　病

一、概述

　　结核病是由结核杆菌引起的一种慢性传染病,中医称为"痨病"。据世界卫生组织统计,全球现有结核病患者 2000 万,每年死亡约 300 万。我国近年活动性肺结核发病率为523人/10 万,估算患者 600 万,居世界第二位。结核病是全球重点控制的传染病之一。其典型病变是结核结节形成并伴有不同程度的干酪样坏死。全身各器官均可受累,但以肺结核最为多见。

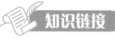

卡介苗:宝宝出生后第一针

　　接种卡介苗是目前预防结核病的最有效方法。卡介苗最早由法国科学家卡尔梅特和介朗研制成功,为了纪念发明者,将其定名为"卡介苗"。

　　卡介苗由减毒活牛分枝杆菌制备。牛分枝杆菌在特殊的人工培养基上,经数年的传代,丧失对人类的致病能力,但仍保持有足够高的免疫原性,接种卡介苗可使人体产生对抗结核杆菌的特异性免疫力,成为可在一定程度上预防结核的疫苗。新生婴儿一出生就应该接种,所以卡介苗接种被称为"出生第一针"。世界上多数国家都已将卡介苗列为计划免疫必须接种的疫苗之一。

(一)病因和发病机制

1. 病因

结核病的病原菌是结核杆菌,对人体有致病作用的主要是人型,其次是牛型。

2. 传播途径

呼吸道传播是最常见和最重要的途径。肺结核患者(主要是空洞型肺结核)是主要的传染源;另外,也可经消化道感染(食入带菌的食物,包括含菌牛奶);少数经皮肤伤口感染。

3. 发病机制

人对结核杆菌的自然免疫力很弱,吸入带菌的飞沫即可发生初次感染。到达肺泡的结核杆菌被巨噬细胞吞噬,但因细胞免疫尚未形成,此时的巨噬细胞不仅难以将结核杆菌杀灭,而且结核杆菌会在细胞内繁殖,一方面引起局部炎症,另一方面通过血道和淋巴道播散到全身各组织器官(包括肺)引发各种疾病。30~50天后人体对结核杆菌形成以细胞免疫为主的获得性免疫,巨噬细胞吞噬和杀灭结核杆菌的能力增强,并向感染部位聚集、增生,形成结核性肉芽肿,在杀灭结核杆菌的同时使初次感染灶病变局限。机体在形成免疫反应的同时,也产生了迟发性变态反应,可导致机体局部组织坏死和全身中毒症状。

(二)基本病理变化

结核病的基本病变为炎症,由于结核杆菌数量、毒力和组织特性以及机体的反应性(免疫反应和变态反应)不同,可出现不同的病变类型。

1. 渗出性病变

当结核杆菌数量多、毒力强,机体的免疫力低和变态反应较强时,局部病变常为渗出性病变。该病变多发生在疾病早期或病变恶化时,主要表现为浆液性炎或浆液纤维素性炎,早期有中性粒细胞浸润,但很快被巨噬细胞所取代。好发于肺、浆膜、滑膜和脑膜等部位。渗出性病变可完全吸收,也可转变为增生性病变或变质性病变。

2. 增生性病变

当结核杆菌数量少、毒力弱或免疫反应较强时,发生以增生为主的病变。激活的巨噬细胞在杀灭结核杆菌的过程中,演化为上皮样细胞,并相互融合成朗汉斯巨细胞。结核病时,由上皮样细胞、朗汉斯巨细胞以及外周致敏的T淋巴细胞等聚集成结节状,形成结核性肉芽肿(又称结核结节)——结核病的特征性病变,具有诊断价值。结核结节中央可发生干酪样坏死(图7-4)。单个结核结节肉眼和X线片不易看到,相邻的几个结核结节融合时,可见病灶为粟粒大小,呈灰白色,境界清楚。增生性病变好转时,上皮样细胞变为成纤维细胞,使结核结节纤维化。

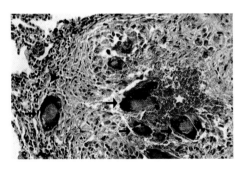

图 7-4 结核性肉芽肿
注:☆干酪样坏死;➡朗汉斯巨细胞;▶淋巴细胞。

3. 以坏死为主的病变

以坏死为主的病变是结核病的相对特征性的病变。在结核杆菌数量多、毒力强以及机体免疫力低或变态反应强烈时,渗出性病变和增生性病变均可发生干酪样坏死。镜下为红染无结构的颗粒状物。较大的干酪样坏死灶不易液化,也难以机化,内含结核杆菌可存活

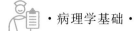

若干年。一旦液化,结核杆菌会大量繁殖,可造成病灶恶化和播散。

变质、渗出和增生三种病变常同时存在,不同时期以某一种病变为主,也可以相互转化。

(三) 转归

1. 转向愈合

(1) 吸收消散:为渗出性病变的主要愈合方式。渗出物可通过淋巴管、微静脉吸收而使病灶缩小或消散。很小的干酪样坏死灶及小范围的增生性病变也有吸收的可能。

(2) 纤维化、纤维包裹及钙化:增生性病变、未被完全吸收的渗出性病变和小的干酪样坏死灶,可逐渐纤维化,最后形成瘢痕而愈合;较大的干酪样坏死灶难以全部纤维化,则由其周边纤维组织增生将坏死物包裹,继而坏死物逐渐干燥浓缩,并有钙盐沉着而发生钙化。包裹、钙化的干酪样坏死灶内仍有少量结核杆菌存活。此病变临床虽属痊愈,但当机体免疫力降低时可复发。

2. 转向恶化

(1) 浸润进展:疾病恶化时,病灶周围出现渗出性病变,病灶不断扩大,重者可发生干酪样坏死。临床上称为浸润进展期。

(2) 溶解播散:病情恶化时,干酪样坏死物可发生液化,经体内的自然管道(如支气管、输尿管等)排出,在局部形成空洞。液化的干酪样坏死物中含有大量结核杆菌,可通过自然管道播散到其他部位,形成新的结核病灶。此外,结核杆菌还可经血道、淋巴管播散到全身各处。临床上称为溶解播散期。

二、肺结核

结核杆菌大多通过呼吸道感染,故结核病中最常见的是肺结核。由于机体初次感染和再次感染结核杆菌的反应性不同,因而肺部病变的发生、发展也不相同,故将肺结核分为原发性肺结核和继发性肺结核两大类。

(一) 原发性肺结核

原发性肺结核是指机体第一次感染结核杆菌所引起的肺结核,多发生于儿童,也称儿童型肺结核,但也可见于未感染过结核杆菌的成人。

1. 病理变化

结核杆菌被吸入肺后最先引起的病变,称为原发病灶。病灶开始为渗出性病变,继而中央部位发生干酪样坏死。原发病灶通常只有一个,圆形,直径 1 cm 左右,呈灰黄色。常位于通气较好的右肺上叶的下部或下叶的上部靠近胸膜处。由于是初次感染,机体缺乏对结核杆菌的特异性免疫力,病变很快由渗出转为变质,细菌大量繁殖,并迅速侵入局部引流淋巴管,到达所属肺门淋巴结,引起结核性淋巴管炎和淋巴结炎,后者表现为淋巴结肿大和干酪样坏死。肺的原发病灶、结核性淋巴管炎和肺门淋巴结结核三者合称为原发综合征,为原发性肺结核的特征性病变,X 线呈哑铃状阴影,临床表现多不明显。

2. 病变的转归

绝大多数的原发性肺结核因机体对结核杆菌的特异性免疫逐渐增强而自然痊愈,少数患儿因营养不良或患其他疾病,使机体免疫力低下,病情可恶化,表现为局部病灶扩大并通过淋巴道、血道或支气管播散(图 7-5)。

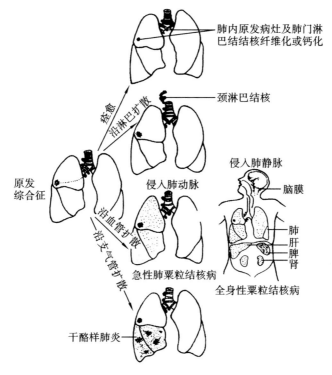

图 7-5 原发性肺结核转归示意图

(二)继发性肺结核

继发性肺结核是指机体再次感染结核杆菌而发生的肺结核,多见于成年人,故又称成人型肺结核。其感染有内源性再感染和外源性再感染两种,一般以内源性再感染为主。

1. 病变特点

继发性肺结核患者对结核杆菌已有一定的免疫力,所以病变有以下特点。①病变多开始于肺尖部,这是由于人体直立位时该处动脉压低,局部肺组织缺血,免疫力较低,结核杆菌易于在该处繁殖而发病;②由于患者免疫力较强,病变往往以增生为主,形成结核性肉芽肿;③病变在肺内主要通过支气管播散;④病程较长,随着机体免疫力和变态反应消长,病情时好时坏;⑤病变复杂多样,呈增生、渗出、变质交织及新旧病变混杂。

2. 类型

根据病理变化特点和病程经过,继发性肺结核可分为以下几种类型。

(1)局灶型肺结核:继发性肺结核的早期病变,属于非活动性肺结核。病灶多位于右肺尖,直径 0.5~1 cm,多以增生性病变为主,最后大多被纤维化、纤维包裹或钙化。患者多无自觉症状,往往在体检时经 X 线检查发现,X 线片可见肺尖部单个或多个境界清楚的结节状阴影。少数患者免疫力下降时可发展为浸润型肺结核。

(2)浸润型肺结核:临床上最常见的继发性肺结核,属于活动性肺结核。多由局灶型肺结核发展而来,也可一开始即为本型。病变多位于肺尖或锁骨下区。最初以渗出为主,中央可有不同程度的干酪样坏死。如及时发现,合理治疗,病变可愈合。反之,若患者免疫力下降或治疗不及时,则病变恶化,病灶扩大、干酪样坏死增多。液化的干酪样坏死可侵蚀邻近的支气管并排出,在该处形成急性空洞。患者常有低热、盗汗、食欲减退、全身无力等中毒症状和咳嗽、咯血等。X线片可见在锁骨下区边缘模糊的不规则阴影中出现透亮区。急性空洞经及时治疗一般较易愈合,否则经久不愈,发展为慢性纤维空洞型肺结核。

(3)慢性纤维空洞型肺结核:属于开放性肺结核,是结核病重要的传染源,多在浸润型肺结核形成急性空洞的基础上发展而来。其病变特征如下。①厚壁空洞形成:多位于肺上叶,一个或多个,大小不一,形状不规则。壁厚可达 1 cm。镜下洞壁分三层:内层为干酪样坏死物,中层为结核性肉芽组织,外层为纤维结缔组织。②空洞内的干酪样坏死液化物不断经支气管在肺内播散,引起大小不等、类型不同的病灶,病灶上旧下新、上重下轻。③后期肺组织严重破坏,广泛纤维化。临床上病情时好时坏,病程常历时数年。后期由于肺动脉高压而致肺源性心脏病。较小的空洞经适当治疗可形成瘢痕而愈合;体积较大的空洞,内壁坏死组织脱落,肉芽组织逐渐变成纤维瘢痕组织,空洞壁内面由支气管上皮覆盖,此时,空洞虽仍然存在,但已无结核杆菌,实际上已愈合,故称开放性愈合。

(4)干酪样肺炎:干酪样肺炎可由浸润型肺结核恶化进展而来,也可由急、慢性空洞内的结核杆菌经支气管播散所致。按病变范围可分为小叶性干酪样肺炎和大叶性干酪样肺炎。本型病情危重,全身中毒症状明显,病死率高,预后极差,有"奔马痨"之称,现已罕见。

(5)结核球:纤维包裹的孤立的境界分明的球形干酪样坏死灶,直径在 2 cm 以上称结核球,又称结核瘤。多为单个,常位于肺上叶(图 7-6)。结核球是相对稳定的病灶,常无临床症状。但由于其纤维包膜的存在,抗结核药不易发挥作用,且有恶化进展的可能,因此临床上多采取手术切除。X线检查需与周围型肺癌相鉴别。

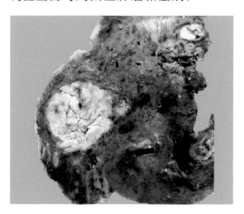

图 7-6 结核球

(6)结核性胸膜炎:按病变性质分为渗出性和增生性结核性胸膜炎两种。①渗出性结核性胸膜炎:较为多见,患者多为儿童或青年,病变主要表现为浆液纤维素性炎。浆液渗出较多时可引起胸腔积液;纤维素渗出较多时,可发生机化而使胸膜增厚、粘连。②增生性结核性胸膜炎:多数是胸膜下结核病灶直接蔓延至胸膜所致。常发生于肺尖,病变以增生为主,往往呈局限性。一般通过纤维化而愈合。

三、肺外器官结核病

（一）肠结核病

肠结核病可分原发性和继发性肠结核病两型。原发性肠结核病很少见,常发生于小儿。一般由饮用带有结核杆菌的牛奶或乳制品而感染。可形成与原发性肺结核时原发综合征相似的肠原发综合征。绝大多数肠结核病继发于慢性空洞型肺结核,因反复咽下含结核杆菌的痰液所引起。好发部位为回盲部。按病变特点不同分为以下两型。

1. 溃疡型肠结核病

此型多见。结核杆菌侵入肠壁淋巴组织并通过淋巴管蔓延,形成结核性肉芽肿,继而发生干酪样坏死,破溃后形成溃疡。由于肠壁淋巴管分布呈环形,因此溃疡多呈环状,长径与肠纵轴垂直。溃疡愈合后常因为瘢痕形成和收缩引起肠腔狭窄。

2. 增生型肠结核病

此型较少见。病变特点为肠壁大量结核性肉芽组织形成和纤维组织显著增生,导致肠壁高度肥厚,肠腔狭窄。临床上表现为慢性不完全性低位肠梗阻,右下腹可扪及包块,易误诊为结肠肿瘤,需与肠癌进行鉴别。

（二）结核性腹膜炎

结核性腹膜炎多见于青少年,感染途径以腹腔内结核灶直接蔓延为主。最常见的原发灶为溃疡型肠结核病,其次为肠系膜淋巴结结核或结核性输卵管炎。结核性腹膜炎根据病理特征分为湿型、干型和混合型。干型结核性腹膜炎的特点是腹膜上有大量纤维素性渗出物;湿型结核性腹膜炎是以大量浆液性渗出引起腹腔积液为特点。

（三）肾结核病

肾结核病最常见于 20～40 岁男性,多为单侧。结核杆菌来自肺结核病的血道播散。病变大多始于肾皮质与髓质交界处或肾乳头。初为局灶性结核病变,继而发生干酪样坏死。坏死物破入肾盂,形成空洞。结核杆菌随尿液下行,可累及输尿管和膀胱。

案例分析

患者,男性,34 岁。发热、乏力、咳嗽、咳痰 1 月入院。1 个月前患者出现发热,体温 37.8～38.5 ℃,伴乏力、咳嗽,咳少量黏痰,在当地医院进行青霉素治疗,上述症状无明显好转。入院后体格检查:体温 38.5 ℃,心率 88 次/分,血压 120/80 mmHg,口唇发绀,两肺未闻及干、湿性啰音,肝肋缘下未触及。实验室检查:血白细胞 8.0×10^9/L,中性粒细胞 0.67,淋巴细胞 0.33,血沉 55 mm/h。OT(1∶2000)试验:(＋＋)。X 线片显示:右肺锁骨下片絮状阴影,边缘模糊,密度较淡。痰涂片抗酸染色阳性。

问题:

1. 该患者的诊断是什么?

2. 诊断依据有哪些?

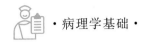

第三节　细菌性痢疾

细菌性痢疾,简称菌痢,是由痢疾杆菌引起的一种肠道传染病。全年均可发病,但以夏秋季多见。多为散发,食物和饮水的污染可引起暴发流行。好发于儿童,其次是青壮年,老年患者较少。以大肠黏膜的纤维素渗出形成假膜为主要特征,临床上常表现为腹痛、腹泻、黏液脓血便和里急后重等。

一、病因及传播途径

痢疾杆菌是革兰阴性短杆菌。按抗原结构可分四群,即福氏、宋内、鲍氏和志贺痢疾杆菌。四群均能产生内毒素,志贺痢疾杆菌还可产生外毒素。

患者和带菌者是本病的传染源。痢疾杆菌从粪便中排出后可直接或间接(苍蝇为媒介)污染水源、食物、食具、日常生活用品和手等,经口传播给健康人。

二、发病机制

痢疾杆菌经口入胃后,大部分被胃酸杀死,仅少部分进入肠道。是否发病,主要取决于机体免疫力的强弱、侵入细菌数量的多少和毒力的大小。细菌侵入肠黏膜上皮后,首先在上皮细胞内大量繁殖,再经基底膜进入固有膜层并繁殖,随之细菌释放具有破坏作用的内毒素,使肠黏膜产生炎症。内毒素被吸收入血,引起全身中毒症状。

菌痢的预防

菌痢通过消化道传播,菌痢患者和带菌者都是本病的传染源。痢疾杆菌可通过污染的食物或水、生活接触和媒介苍蝇等途径传播。菌痢的预防应以切断传播途径为主。首先,在日常生活中要做好三管一灭(管水、管厕、管理饮食及消灭苍蝇),不吃不卫生的生冷饮食、不洁的瓜果、腐败变质食物。饭前便后要洗手。其次,要及时发现、隔离和彻底治疗患者,对患者的排泄物和用品应该立即消毒处理;饮食业服务场所、托儿所等地方的工作人员,每月应进行一次体格检查和化验检查。另外,平时吃少许大蒜和醋也可辅助治疗和预防痢疾。

三、病理变化及临床病理联系

菌痢的病理变化主要发生在大肠,以乙状结肠和直肠为主。根据肠道炎症的特点和临床经过的不同,可分为以下三种类型。

(一)急性细菌性痢疾

1. 病理变化

初期为肠黏膜的急性卡他性炎,表现为黏液分泌亢进,黏膜充血、水肿、中性粒细胞和巨噬细胞浸润,可见点状出血。病变进一步发展形成特征性的假膜性炎,表现为肠黏膜上皮坏死脱落,并有大量纤维蛋白渗出。渗出的纤维蛋白与坏死组织、炎细胞、红细胞及细菌一起形成特征性的假膜(图7-7)。假膜首先出现于黏膜皱襞的顶部,呈糠皮样,随着病变的扩大可融合成片。假膜一般呈灰白色,如出血严重或被胆色素浸染时,则分别呈暗红色或灰绿色。大约发病一周左右,假膜在中性粒细胞崩解后释放的蛋白水解酶的作用下,开始脱落,形成大小不等、形状不一的"地图状"溃疡。溃疡多较表浅,仅局限于黏膜层,很少累及黏膜肌层。镜下观察:肠黏膜上皮坏死、脱落,大量纤维素渗出(图7-8)。当溃疡趋向愈合时,黏膜上皮再生修复,不形成明显瘢痕,一般不引起肠狭窄。

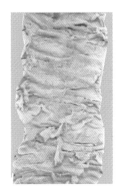

图 7-7　急性细菌性痢疾(肉眼观)

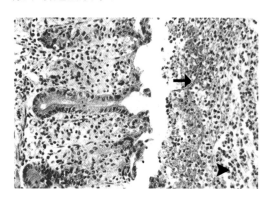

图 7-8　急性细菌性痢疾(镜下观)

➡纤维素;▶炎细胞。

2. 临床病理联系

由于毒血症,患者可出现发热、头痛、乏力、食欲减退等全身中毒症状和白细胞数量增多。初期由于肠黏膜的急性卡他性炎症,排水样便和黏液便,后因假膜溶解、脱落及小血管损伤引起出血,则转为黏液脓血便;由于炎症刺激直肠壁内的神经末梢及肛门括约肌,导致患者出现里急后重、腹痛和排便次数增多。

（二）慢性菌痢

菌痢病程超过 2 个月以上者称为慢性菌痢,多由急性菌痢转变而来,以福氏痢疾杆菌感染者居多。有的病程可达数月或数年。

1. 病理变化

肠道病变此起彼伏,原有溃疡尚未愈合,新的溃疡又形成。因此新旧病灶同时存在。慢性溃疡较急性溃疡深,可达肌层,其边缘的肠黏膜常过度增生并形成息肉。肠壁遭到反复损伤,一方面形成慢性溃疡,另一方面肉芽组织进行修复并形成纤维瘢痕,故肠壁呈不规则增厚、变硬,甚至引起肠狭窄。

2. 临床病理联系

慢性菌痢患者可出现不同程度的肠道症状,如腹痛、腹胀、腹泻等,有时腹泻与便秘交替出现,大便常带有黏液或少量脓血。有时由于炎症加剧,临床上出现急性菌痢的症状,称为慢性菌痢急性发作。少数患者无明显的症状和体征,但大便培养持续阳性,成为慢性带菌者和传染源。

（三）中毒性菌痢

中毒性菌痢为菌痢中最严重的一种类型,多见于 2～7 岁儿童。其特点是起病急骤,肠

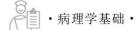

道病变和症状不明显,一般呈卡他性炎,有时呈滤泡性肠炎。全身中毒症状严重,发病后数小时即可出现中毒性休克或呼吸衰竭而死亡。预后较差。常由毒力较低的福氏或宋内痢疾杆菌引起。

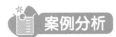

患儿,男,7岁。发热、腹痛、腹泻、黏液脓血便,排便每天十余次,大便量不多,有里急后重。实验室检查:血白细胞总数 $12 \times 10^9/L$,大便常规见红细胞(++)及白细胞(+++)。

问题:

1. 该患儿的诊断是什么?其诊断依据又是什么?
2. 用病理学知识解释其临床表现。

第四节 伤   寒

伤寒是由伤寒杆菌引起的急性传染病。病变特点是全身单核-巨噬细胞系统增生和伤寒肉芽肿形成,尤以回肠末端淋巴组织的病变最为突出。本病多见于儿童和青壮年,夏秋两季最多。临床表现主要为持续高热、相对缓脉、脾大、皮肤玫瑰疹和外周血白细胞减少等。病后可获得稳固的免疫力,很少再感染。

一、病因及传播途径

伤寒杆菌为革兰阴性杆菌,其菌体"O"抗原、鞭毛"H"抗原及表面"Vi"抗原都能使人体产生相应抗体,尤以"O"及"H"抗原性较强,故可用血清凝集试验(肥达反应)来测定血清中抗体的量。肥达反应是临床诊断伤寒的重要依据之一。

本病的传染源为伤寒患者和带菌者。伤寒杆菌随粪便、尿液排出体外,可污染食物、水源,并经消化道传播,苍蝇为重要的传播媒介。

二、发病机制

伤寒杆菌进入消化道后,如伤寒杆菌数量多、机体免疫力低下,则未被胃酸杀灭的伤寒杆菌就会进入肠腔,穿过小肠黏膜上皮细胞侵入肠壁淋巴组织,尤其是回肠末端的集合淋巴小结或孤立淋巴小结,并沿淋巴管到达肠系膜淋巴结。在这些淋巴组织中,伤寒杆菌被巨噬细胞吞噬并在其内生长繁殖。部分伤寒杆菌经胸导管进入血液,引起菌血症。血液中的细菌很快被全身单核-巨噬细胞系统的细胞吞噬,并在其内大量生长繁殖,引起肝、脾、淋巴结增大。但此时临床上无明显症状,称为潜伏期,大约10天。此后,进入单核-巨噬细胞系统的伤寒杆菌及其释放的内毒素再次进入血液,引起败血症,患者出现全身中毒症状和各器官的病理改变,回肠下段淋巴组织明显增生、肿胀,此即发病的第一周;第2~3周伤寒杆菌在胆囊内生长繁殖达到一定数量,大量伤寒杆菌随胆汁再次进入小肠,使原已致敏的肠壁淋巴组织发生强烈的过敏反应,导致肠壁淋巴组织坏死、脱落和溃疡形成。

三、病理变化及临床病理联系

伤寒是以单核-吞噬细胞系统中巨噬细胞增生为特点的急性增生性炎。增生的巨噬细胞体积大,胞质中常有吞噬的伤寒杆菌、红细胞和细胞碎片,称为伤寒细胞。伤寒细胞常聚集成团,形成小结节,称为伤寒小结或伤寒肉芽肿(图 7-9)。伤寒肉芽肿是伤寒的特征性病变,在病理学上具有重要的诊断价值。

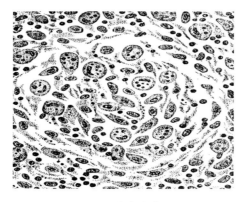

图 7-9　伤寒肉芽肿

(一)肠道病变

肠道病变以回肠下段集合淋巴小结和孤立淋巴小结的病变最为常见和明显。按病变发展过程可分为以下四期,每期持续约一周。临床上由于早期抗生素的应用,典型的四期病变已很难见到。

1. 髓样肿胀期

此期出现在发病的第一周。回肠下段淋巴组织明显肿胀,隆起于黏膜表面,呈圆形或椭圆形,色灰红,质软,表面凹凸不平,形似大脑的沟回,故称为"髓样肿胀"。

2. 坏死期

此期出现在发病的第二周。肿胀的淋巴组织在中心部位发生大量灶性坏死,并逐步融合扩大,累及黏膜表层。

3. 溃疡期

此期出现在发病的第三周。坏死肠黏膜溶解脱落后形成溃疡。溃疡的外形与淋巴小结的分布及形态一致,孤立淋巴结处的溃疡呈圆形,集合淋巴结处的溃疡呈椭圆形,溃疡的长轴与肠的纵轴平行,此为肠伤寒溃疡的特点。溃疡一般深达黏膜下层,坏死严重者可达肌层及浆膜层,可导致穿孔。如侵及小动脉,可引起严重肠出血甚至失血性休克。

4. 愈合期

此期出现在发病的第四周。溃疡处肉芽组织增生将其填平,边缘上皮再生覆盖而愈合。由于溃疡的长轴与肠管的长轴平行,故不会因为瘢痕收缩而引起肠管狭窄。

(二)其他病变

肠系膜淋巴结、肝、脾、骨髓由于巨噬细胞增生而肿大。镜下可见伤寒小结和灶状坏死。心肌纤维高度水肿甚至坏死;肾小管上皮细胞水肿;膈肌、腹直肌和股内收肌常发生凝固性坏死,临床上可出现肌痛、皮肤知觉过敏以及皮肤玫瑰疹。慢性感染病例亦可累及关

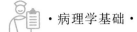

节、骨、脑膜及其他部位。大多数伤寒患者胆囊无明显病变,但胆汁是伤寒杆菌良好的培养基,即使患者临床痊愈后,细菌仍可在胆汁中生存,并通过胆汁不断向肠道排菌,成为伤寒的主要传染源。

伤寒最重要的并发症是肠出血和肠穿孔,另外还有支气管肺炎,以小儿患者多发。如无并发症,一般经4~5周痊愈。

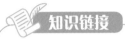

"伤寒玛丽"的故事

"伤寒玛丽"是美国医学史上的著名人物,本名叫玛丽·梅伦。1869年生于爱尔兰,15岁时移民美国。起初她给人当女佣,后来转行当厨师。

1906年,著名的华伦将军带领他的一家共11口人来到了奥斯特海湾度假,并雇请了玛丽小姐为家庭厨师。然而,三个星期后将军一家11口人中共有6人得了伤寒。索珀医生调查发现:这段时间整个奥斯特海湾并无伤寒流行,将军一家也无这种病的病史。于是,玛丽小姐成了怀疑对象,她被强制接受检查,结果在她的粪便中反复发现了伤寒杆菌,正好是伤寒的致病菌。接下来的调查发现,玛丽小姐在过去作为厨师的5年中,至少使其他14人得了伤寒病。于是,玛丽小姐被判终身不准再当厨师。然而8年之后,纽约市的斯劳恩妇科医院又有20个人感染了伤寒。索珀医生又被请来调查。结果他发现玛丽小姐又在此干起了厨师职业,而且正是她传染给其他人的。经过认真调查后确认玛丽在过去至少传染了1500人,而她本人仅是致病菌的携带者,自己并未发病。玛丽小姐被不幸地称为"伤寒玛丽"。

"健康带菌者"自己不得病,却可以把病传染给别人,从预防角度讲,他们比患者更危险。我国有句成语:"明枪易躲,暗箭难防"。这是对伤寒玛丽故事的最好解释。

第五节　流行性脑脊髓膜炎

流行性脑脊髓膜炎是由脑膜炎双球菌感染引起的脑脊髓膜的急性化脓性炎症,简称流脑。多散发,在冬春季可引起流行。患者多为儿童和青少年。临床上可出现发热、头痛、呕吐、皮肤黏膜淤点、淤斑和颈项强直等。

一、病因及发病机制

脑膜炎双球菌具有荚膜,能抵抗白细胞的吞噬作用,并能产生内毒素。流脑患者或带菌者鼻咽部分泌物中的细菌通过咳嗽、喷嚏等,借飞沫经呼吸道侵入人体,但大多数不发病,只引起局限性的上呼吸道炎症,成为带菌者。在机体免疫力低下或菌量多、毒力大时,细菌从呼吸道黏膜侵入血流并大量繁殖,引起短期菌血症或败血症。2%~3%的患者免疫力特别差,细菌可进一步到达脑脊髓膜,引起化脓性脑脊髓膜炎。

120

二、病理变化及临床病理联系

(一)病理变化

1. 肉眼观察

脑脊髓膜血管高度扩张、充血,蛛网膜下腔充满灰黄色脓性渗出物,覆盖于脑沟、脑回表面,导致脑沟、脑回模糊不清,以大脑额叶、顶叶面最为明显。渗出物阻塞导致脑脊液循环障碍,故脑室扩张并有混浊液体。

2. 镜下观察

蛛网膜血管高度扩张、充血,蛛网膜下腔增宽,其中见大量中性粒细胞、少量单核细胞、淋巴细胞和纤维素(图 7-10)。脑脊液中可查到脑膜炎双球菌。病变严重者可累及脑实质,称为脑膜脑炎。

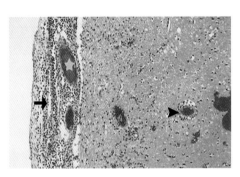

图 7-10 流行性脑脊髓膜炎

注:☆扩张的蛛网膜血管;➡中性粒细胞;▶小血管脉管炎。

(二)临床病理联系

1. 败血症

脑膜炎双球菌侵入血流引起败血症,患者表现为寒战、高热及皮肤淤点、淤斑等。皮肤淤点是由细菌栓塞末梢血管或细菌毒素损伤血管壁所致。用淤点处的血液直接涂片,有80%的病例能找到脑膜炎双球菌。

2. 颅内压增高

由于充血、脓性渗出物堆积、脑脊液吸收障碍等因素,引起颅内压增高。如伴有脑水肿,则颅内压增高更明显。患者表现为剧烈的头痛、喷射性呕吐、小儿前囟饱满、视神经乳头水肿等。

3. 脑膜刺激症状

脑膜刺激症状表现为颈项强直、角弓反张和屈髋伸膝征(克氏征)阳性。颈项强直是由于炎症累及脊神经根周围的蛛网膜及软脑膜,使神经根在通过椎间孔处受压。当颈部或背部肌肉运动时,牵引受压的神经根而产生疼痛,颈部肌肉发生保护性痉挛而呈僵直紧张状态。在婴幼儿,腰背部肌肉也常发生保护性痉挛,形成角弓反张。克氏征阳性是由于屈髋伸膝时,坐骨神经受到牵引,导致腰骶节段脊神经根受压而发生疼痛。

4. 脑脊液的变化

脑脊液检查是诊断流脑的重要依据。早期脑脊液澄清,随后因蛛网膜下腔大量脓性渗

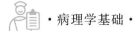

出物而呈混浊脓样,蛋白质含量增多,糖类含量减少,涂片或细菌培养可查见脑膜炎双球菌。

三、结局和并发症

由于磺胺类药物及抗生素的广泛应用,若及时治疗,大多数患者均能治愈。如治疗不当,可发生以下后遗症。①脑积水:由于蛛网膜下腔渗出物机化,脑膜粘连,脑脊液循环障碍所致。②颅神经受损麻痹:脑基底部脑膜炎累及自该处出颅的颅神经引起神经麻痹征,如耳聋、视力障碍、斜视及面神经麻痹等。③脑底部动脉炎,从而导致脑缺血及脑梗死。④局限性粘连性蛛网膜炎。

第六节　流行性乙型脑炎

流行性乙型脑炎是由乙型脑炎病毒感染中枢神经系统所引起的一种急性传染病,简称乙脑。本病多在夏秋季流行。儿童发病率较成人高,尤多见于 10 岁以下的儿童。本病发病急,病情重,死亡率高。临床表现为高热、抽搐、嗜睡、昏迷等。

一、病因及发病机制

乙型脑炎病毒是嗜神经性 RNA 病毒。传染源为乙脑患者和中间宿主家畜、家禽,主要是猪。传播媒介为蚊。感染乙型脑炎病毒的蚊子叮咬人体时,乙型脑炎病毒可侵入人体,先在局部血管内皮细胞及全身单核-巨噬细胞系统中繁殖,然后入血引起短暂病毒血症。如机体免疫功能强,血-脑脊液屏障正常,乙型脑炎病毒则不易进入脑组织致病,成为隐性感染,多见于成人。但如免疫功能低下,血-脑脊液屏障功能不健全,乙型脑炎病毒就可侵入中枢神经系统而致病。由于受感染神经细胞表面有膜抗原存在,从而激发机体的体液免疫和(或)细胞免疫,引起神经细胞损害。

二、病理变化及临床病理联系

（一）病理变化

本病主要累及脑实质,以大脑皮质、基底核、视丘最为严重;小脑皮质、脑桥及延髓次之;脊髓病变最轻。

1. 肉眼观察

软脑膜充血、水肿,脑回变宽,脑沟变浅。切面脑皮质可见粟粒大小的软化灶,弥漫或灶性分布,界限清楚,呈半透明状。

2. 镜下观察

（1）脑血管变化和炎性反应:脑实质血管明显扩张、充血,脑组织水肿;血管周围间隙增宽,以淋巴细胞为主的炎细胞常围绕血管呈套袖状浸润,称为淋巴细胞套(图7-11)。

（2）神经细胞变性、坏死:由于乙型脑炎病毒在神经细胞内繁殖并破坏其结构和功能,导致神经细胞肿胀、尼氏小体消失、胞质内出现空泡、核偏位等。严重者神经细胞发生坏死。在变性、坏死的神经细胞周围,常有增生的少突胶质细胞围绕,称为神经细胞卫星现象。小胶质细胞及中性粒细胞侵入变性、坏死的神经细胞内,称为噬神经细胞现象(图

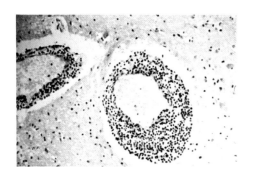

图 7-11 流行性乙型脑炎(淋巴细胞套)

7-12)。

（3）软化灶形成:神经组织局灶性坏死和液化,形成大小不等、圆形或卵圆形、染色较浅、质地疏松、边界清楚的筛状软化灶(图 7-13),对乙脑的诊断具有一定的价值。

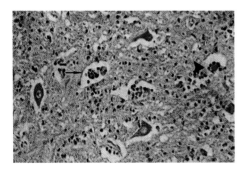

图 7-12 噬神经细胞现象及神经细胞卫星现象
注:→噬神经细胞现象;▶ 卫星现象。

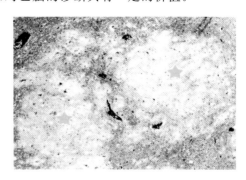

图 7-13 流行性乙型脑炎(筛状软化灶)

（4）胶质细胞增生:主要是小胶质细胞增生形成小胶质细胞结节,多位于坏死的神经细胞或小血管的附近。

（二）临床病理联系

早期为病毒血症的表现,如发热、全身不适等。本病主要表现为中枢神经系统症状。

（1）颅内压增高:脑内血管扩张充血、血管内皮细胞损伤使血管壁通透性增高,引起脑水肿及颅内压增高。患者出现头痛、呕吐,严重者可形成脑疝。

（2）中枢神经受损症状:由于脑实质炎性损害和神经细胞广泛变性、坏死,患者出现嗜睡、昏迷以及颅神经受损引起的颅神经麻痹症状。

（3）脑膜刺激征:因脑膜可有不同程度的炎症反应,临床上可出现脑膜刺激症状。

（4）脑脊液的改变:脑脊液透明或微混浊,细胞成分中以淋巴细胞为主。蛋白质含量轻度增高,糖类含量正常或偏高,氯化物含量正常。

三、结局和并发症

大多数患者经及时治疗可痊愈。病变较重者,可出现语言障碍、痴呆、肢体瘫痪、颅神经麻痹等,数月后可逐渐恢复。少数病例不能完全恢复而留下后遗症。个别病例死于脑疝引起的呼吸与循环衰竭。

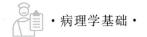 案例分析

　　患儿,女,4岁。家长主诉:患儿晨起头痛,高热不退,嗜睡,于中午开始呕吐,颈部发硬。入院后体格检查:体温40℃,面色苍白,神志不清,时有惊厥,两侧瞳孔不等大,对光反射迟钝,呼吸深浅不均,心律不齐,听诊肺部有湿性啰音。1h后患儿忽然出现一阵强烈抽搐及呼吸骤停,抢救无效死亡。

　　脑脊液检查:脑脊液呈微浊状,压力升高。白细胞总数增多。

　　尸体检查:肉眼可见双侧脑半球水肿,质地较软,表面血管扩张;镜下可见血管扩张、充血,其周围有大量的淋巴细胞浸润,神经细胞部分出现变性和坏死,并有软化灶形成。

　　问题:

　　1. 本病例的病理诊断是什么?为什么?

　　2. 如何鉴别流行性脑脊髓膜炎和流行性乙型脑炎?

小　结

　　病毒性肝炎是由肝炎病毒引起的,以肝细胞变性、坏死为主的炎症性疾病。按照病毒类型不同,病毒性肝炎分为甲型、乙型、丙型、丁型、戊型、庚型肝炎。它们的基本病变相同,包括肝细胞变性、肝细胞坏死、炎细胞浸润、肝细胞再生、间质反应性增生和小胆管增生。急性肝炎的病变特点是肝细胞广泛变性,坏死轻微;慢性肝炎按炎症、坏死和纤维化的程度,分为轻、中、重度三型;急性重型肝炎为最严重的类型,肉眼呈急性黄色肝萎缩或急性红色肝萎缩。镜下见肝细胞弥漫性大片溶解性坏死,坏死面积超过肝实质的2/3,残留的肝细胞无明显再生现象。亚急性重型肝炎的特点是既有肝细胞较大范围的坏死,又有结节状肝细胞再生。

　　结核病是由结核杆菌引起的一种慢性传染病。全身各器官均可发病,但以肺结核最多见。特征性病变是结核结节形成和干酪样坏死。原发性肺结核的病变特点是形成原发综合征。继发性肺结核的病变特点:①病变多开始于肺尖部;②病变往往以增生为主,形成结核性肉芽肿;③病变在肺内主要通过支气管播散;④病程较长,随着机体免疫力和变态反应消长,病情时好时坏;⑤病变复杂多样,呈增生、渗出、变质交织及新旧病变混杂。根据其病理变化特点和病程经过,可分为局灶型肺结核、浸润型肺结核、慢性纤维空洞型肺结核、干酪样肺炎、结核球、结核性胸膜炎等类型。

　　细菌性痢疾是由痢疾杆菌引起的一种常见的肠道传染病,病变主要发生在乙状结肠和直肠,以大量纤维素渗出形成假膜为特征,临床上表现为腹痛、腹泻、黏液脓血便和里急后重等。伤寒是由伤寒杆菌引起的一种急性传染病,病变特征是全身单核-巨噬细胞系统的巨噬细胞增生和伤寒肉芽肿形成,尤以回肠末端处淋巴组织的病变最为显著,临床上出现持续高热、相对缓脉、脾脏肿大、皮肤玫瑰疹和中性粒细胞减少等。

　　流行性脑脊髓膜炎是由脑膜炎双球菌引起的脑脊髓膜的急性化脓性炎症,脑脊髓膜血管高度扩张、充血,蛛网膜下腔充满大量脓性渗出物。流行性乙型脑炎是由乙型脑炎病毒

感染引起神经细胞变性、坏死为主的变质性炎,病灶内出现神经细胞卫星现象、噬神经细胞现象、筛状软化灶、淋巴细胞套及小胶质细胞结节。

能力检测

一、A1 型题/A2 型题

1. 乙型肝炎的主要传播途径是( )。

A. 呼吸道　　　　　　　　B. 消化道　　　　　　　　C. 皮肤

D. 输血、注射　　　　　　E. 黏膜

2. 急性病毒性肝炎的主要病变特点是( )。

A. 肝细胞广泛变性而坏死轻微　　　　B. 肝细胞及毛细胆管内胆汁淤积

C. 淋巴细胞及单核细胞浸润　　　　　D. 肝细胞再生和库普弗细胞增生

E. 肝窦狭窄,肝细胞排列紊乱

3. 大片肝细胞坏死,并有明显肝细胞结节状再生见于( )。

A. 急性肝炎　　　　　　　B. 急性重型肝炎　　　　　C. 亚急性重型肝炎

D. 中度慢性肝炎　　　　　E. 重度慢性肝炎

4. 患者,男性,36 岁。因肺结核大咯血发生窒息。护士应采取的首要护理措施是( )。

A. 保持呼吸道通畅　　　　B. 输血,补充血容量　　　C. 静脉推注止血药物

D. 消除患者紧张情绪　　　E. 减少活动,保持安静

5. 结核病的特征性病变是( )。

A. 原发病灶　　　　　　　B. 结核结节　　　　　　　C. 原发综合征

D. 结核球　　　　　　　　E. 结核性肉芽组织

6. 肺结核中属开放性肺结核的类型是( )。

A. 原发性肺结核病　　　　B. 局灶型肺结核　　　　　C. 浸润型肺结核

D. 结核球　　　　　　　　E. 慢性纤维空洞型肺结核

7. 痢疾杆菌侵入人体后,主要侵犯( )。

A. 空肠和回肠　　　　　　B. 回肠和升结肠　　　　　C. 升结肠和横结肠

D. 降结肠和乙状结肠　　　E. 乙状结肠和直肠

8. 细菌性痢疾患者的典型粪便呈( )。

A. 稀水样便　　　　　　　B. 糊状便　　　　　　　　C. 黏液脓血便

D. 果酱样便　　　　　　　E. 柏油样便

9. 伤寒最显著的病理改变部位是( )。

A. 肠系膜淋巴结　　　　　B. 肝脏和脾脏　　　　　　C. 乙状结肠

D. 网状内皮系统　　　　　E. 回肠末端的集合淋巴结和孤立淋巴结

10. 伤寒的典型临床表现是( )。

A. 持续发热、脾脏肿大、玫瑰疹、相对缓脉、白细胞减少

B. 持续发热、脾脏肿大、淤点、重脉、白细胞减少

C. 不规则发热、脾脏肿大、玫瑰疹、相对缓脉、白细胞减少

D. 弛张热、脾脏肿大、玫瑰疹、相对缓脉、白细胞减少

E. 以上都不是

11. 流行性脑脊髓膜炎最常见的皮疹为( )。

A. 玫瑰色斑丘疹   B. 淤点和淤斑   C. 单纯疱疹

D. 脓疱疹   E. 荨麻疹

12. 流脑的临床特点是( )。

A. 明显上呼吸道症状、头痛、呕吐、颈强直

B. 急性发热、头痛、呕吐、嗜睡、抽搐

C. 高热、头痛、呕吐、皮肤出血点、脑膜刺激征

D. 突发高热、精神萎靡、大块淤斑、休克

E. 发热、全身疼痛、乏力、咽充血、结膜充血、淋巴结肿大

13. 下列哪一种病不是细菌感染引起的?( )

A. 乙型脑炎   B. 伤寒   C. 霍乱   D. 流脑   E. 以上都是

二、A3 型题/A4 型题

14~15 题共用题干

患者,女性,38 岁。因肺结核咯血收住院。夜班护士查房时发现该患者咯血约 200 mL 后突然中止,呼吸极度困难,喉部有痰鸣音,表情恐怖,两手乱抓。

14. 此患者最有可能发生了( )。

A. 出血性休克   B. 窒息   C. 肺不张

D. 肺部感染   E. 贫血

15. 护士应首先采取的措施是( )。

A. 立即通知医师   B. 立即气管插管   C. 清除呼吸道积血

D. 给予高流量氧气吸入   E. 应用呼吸兴奋剂

16~17 题共用题干

患儿,男,3 岁。有饮食不洁史,高热 2 h,体温 40 ℃,呕吐 1 次,面色苍白,四肢冷,神志不清。

16. 该患儿最可能的诊断是( )。

A. 流行性乙型脑炎   B. 中毒性细菌性痢疾   C. 病毒性脑炎

D. 结核性脑膜炎   E. 败血症

17. 为进一步确诊,应立即进行的检查是( )。

A. X 线胸片   B. 血常规   C. 脑脊液检查

D. 粪便检查   E. 血培养

三、B1 型题

18~20 题共用备选答案

A. 回盲部   B. 回肠末端   C. 乙状结肠、直肠

D. 横结肠   E. 升结肠

18. 肠伤寒病变主要部位( )。

19. 肠结核病变主要部位( )。

20. 细菌性痢疾病变主要部位( )。

(李 平)

第八章 水、电解质代谢紊乱

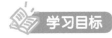

1. 熟悉脱水、高渗性脱水、低渗性脱水、等渗性脱水的概念。
2. 熟悉各型脱水的原因及对机体的影响。
3. 熟悉高钾血症、低钾血症的概念及对机体的影响。
4. 了解高钾血症、低钾血症的原因。

　　机体在神经内分泌系统的调节作用下,体内的水和电解质在一定范围内保持相对稳定。水和电解质的动态平衡是维持机体内环境相对稳定的重要因素,这对维持正常生命活动具有重要的意义。许多疾病和内、外界环境的剧烈变化常会引起机体调节功能障碍,导致水、电解质代谢紊乱。这些紊乱如果得不到及时纠正,机体内环境的相对稳定就会遭到破坏,可引起全身各器官系统的功能和代谢障碍,严重时可危及生命。

第一节　水、钠代谢紊乱

　　水、钠代谢紊乱是临床常见的病理过程,临床上水、钠代谢紊乱往往同时或相继发生,并且相互影响,关系密切,故常将两者同时考虑。根据体液容量的变化,水、钠代谢紊乱可分为脱水和水中毒。

体液的正常分布

　　体液是指人体内的液体,包括水和其中溶解的物质(如电解质等)。人体体液总量约为体重的60%。体液可分两大部分:存在于细胞内的称为细胞内液,约占体重的40%;存在于细胞外的称细胞外液,约占体重的20%。细胞外液包括血液、组织液、淋巴液和脑脊液等。血浆是存在于血管中的液体,占体重的4%~5%;组织液是存在于组织间隙中的液体,约占体重的15%。细胞内液、组织液和血浆三者之间可互相进行物质交换。

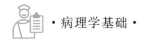

一、脱水

脱水是指体液容量的明显减少。根据细胞外液渗透压的不同,脱水可分为高渗性脱水、低渗性脱水和等渗性脱水。

(一)高渗性脱水

高渗性脱水的主要特征是失水多于失钠,血清钠浓度＞150 mmol/L,血浆渗透压＞310 mmol/L。

1. 原因

(1)水摄入不足:多见于以下情况。①水源断绝:如沙漠迷路等。②不能饮水:如频繁呕吐、昏迷的患者等。③渴感障碍:脑部病变等损伤口渴中枢或严重疾病致渴感丧失等。

(2)水丢失过多:多见于以下情况。①经肺失水:如癔症和代谢性酸中毒等原因引起的过度通气,可使呼吸道黏膜的不感蒸发增加,导致失水过多。②经肾失水:中枢性尿崩症因抗利尿激素(ADH)产生和释放不足,肾排出大量低渗性尿;反复静脉输注甘露醇、高渗葡萄糖等溶液,以及昏迷的患者鼻饲浓缩的高蛋白饮食,均可因渗透性利尿作用而丢失大量水。③经皮肤失水:高温环境、发热、大量出汗和甲状腺功能亢进症时,均可通过皮肤丢失大量低渗液体。④经胃肠道失水:呕吐、腹泻及胃肠引流等可导致等渗或含钠量低的消化液丢失。

2. 对机体的影响

(1)口渴感:由于细胞外液渗透压升高,通过渗透压感受器刺激口渴中枢,引起口渴感。另外,循环血量减少及唾液分泌减少引起的口干舌燥,也是引起口渴感的原因。

(2)尿的变化:由于细胞外液渗透压升高,刺激下丘脑渗透压感受器,使ADH分泌增多,促使肾小管重吸收水增多,出现尿量减少及尿比重增加。轻症患者,由于血钠升高,醛固酮分泌可不增加,尿中仍有钠排出,有助于渗透压恢复;重症患者,可因血容量减少,醛固酮分泌增多,尿排钠减少,血钠进一步升高,但有助于血容量恢复。

(3)细胞内液向细胞外转移:由于失水大于失钠,使细胞外液的渗透压升高,相对渗透压较低的细胞内液向细胞外转移,使细胞外液得到一定补充,有助于循环血量的恢复,但同时也引起细胞脱水,致使细胞皱缩。

(4)中枢神经功能紊乱:严重的高渗性脱水患者,由于细胞外液渗透压增高使脑细胞严重脱水,可出现一系列中枢神经功能障碍的表现,包括嗜睡、肌肉抽搐、昏迷甚至死亡。脑体积因脱水严重缩小,可使颅骨与脑皮质之间的血管张力增大,能引起静脉破裂,导致局部脑出血或蛛网膜下腔出血。

(5)脱水热:严重脱水时,尤其是小儿,由于皮肤蒸发水分减少,使散热受到影响,导致体温升高,称为脱水热。

3. 防治原则

(1)积极防治原发病:去除病因。

(2)补充水分:口服溶液补水;不能口服者,静脉给予5%～10%葡萄糖溶液。

(3)适当补钠:虽然患者血钠升高,但体内总钠是减少的,只不过是失水多于失钠,因此应在缺水情况得到一定程度纠正后,补充一定量的含钠溶液,可给予生理盐水与5%～10%葡萄糖的混合液,以防止发生细胞外液低渗。

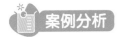 案例分析

　　患者,王某,男,15 个月。因腹泻、呕吐 4 天入院。发病以来,每天腹泻 6~8 次,水样便,呕吐 4 次,不能进食,每日补 5% 葡萄糖溶液 1000 mL,尿量减少,腹胀。体格检查:精神萎靡,体温 37.5 ℃(肛)(正常 36.5~37.7 ℃),脉搏速弱,150 次/分,呼吸浅快(55 次/分),血压 86/50 mmHg,皮肤弹性减退,两眼凹陷,前囟下陷,腹胀,肠鸣音减弱,腹壁反射消失,膝反射迟钝,四肢厥冷。

　　实验室检查:血清 Na^+ 125 mmol/L,血清 K^+ 3.2 mmol/L。

　　问题:

　　1. 该患儿发生了哪种类型的水、电解质代谢紊乱?

　　2. 其诊断依据是什么?

(二)低渗性脱水

　　低渗性脱水的主要特征是失钠多于失水,血清钠浓度<130 mmol/L、血浆渗透压<280 mmol/L。

1. 原因

　　常见原因是由于大量体液丢失后,单纯饮水或只补水,而未补充适量钠盐,导致失钠多于失水,多为继发性变化。

　　(1)经肾丢失:主要见于以下情况。①长期连续使用呋塞米、依他尼酸、噻嗪类等高效利尿药,抑制髓袢升支对钠的重吸收;②肾上腺皮质功能不全,引起醛固酮分泌不足,肾小管对钠的重吸收减少;③急性肾功能衰竭多尿期、肾小管酸中毒等,肾小管重吸收钠减少。

　　(2)肾外丢失:①经消化道大量失液是最常见的原因,多由于呕吐、腹泻或胃肠引流等,丢失消化液而仅饮水或输入葡萄糖液;②大量出汗、大面积烧伤及大量胸腔积液和腹腔积液的形成等,仅饮水或输入葡萄糖液。

2. 对机体的影响

　　(1)口渴不明显:由于细胞外液呈低渗状态,口渴中枢的兴奋性降低,患者无渴感,难以自觉口服补充液体。

　　(2)细胞外液明显减少:低渗性脱水丢失的主要是细胞外液,同时由于细胞外液呈低渗状态,水分可从细胞外液向渗透压相对较高的细胞内转移,使细胞外液进一步减少,易导致以下情况。①休克:由于血容量明显减少所致,患者外周循环衰竭症状出现较早,可有脉搏细速、心率加快、四肢厥冷、血压下降、尿量减少等表现。②脱水征:由于组织间液向血管内转移,组织液明显减少,因而患者出现明显的脱水体征,如皮肤弹性降低、眼窝凹陷、婴儿囟门凹陷和体重下降等。③引起细胞内液增多,导致细胞水肿。

　　(3)尿变化:①早期,由于细胞外液低渗,ADH 分泌减少,肾小管上皮细胞重吸收水减少,导致多尿和低比重尿;②严重时,因血容量不足,可刺激容量感受器,使 ADH 分泌增多,肾小管重吸收水分增多,使尿量减少,可出现少尿。

　　(4)中枢神经功能紊乱:细胞外液低渗使脑细胞水肿,可引起表情淡漠、嗜睡甚至昏迷等中枢神经功能障碍的表现。

3. 防治原则

(1) 积极防治原发病:去除病因。

(2) 适当补液:以补盐为主,给予等渗或高渗盐水,以恢复细胞外液容量和渗透压,如出现休克,要按休克的处理方式积极抢救。

(三)等渗性脱水

等渗性脱水的主要特征是水与钠按比例丢失,血钠浓度维持在 $130 \sim 150$ mmol/L,血浆渗透压维持在 $280 \sim 310$ mmol/L。

1. 原因

任何等渗性液体的大量丢失,短期内均可导致等渗性脱水。常见于如下情况。

(1) 严重呕吐、腹泻、小肠瘘、较长时间胃肠减压等可使消化液大量丢失。

(2) 大面积烧伤、严重创伤等引起体液大量丢失。

(3) 大量胸腔积液及腹腔积液形成或抽放过多。

2. 对机体的影响

(1) 细胞外液减少:血浆容量及组织液量均减少。严重者可出现皮肤弹性下降、眼窝和婴儿囟门内陷、血压下降、休克等低渗性脱水的表现。

(2) 尿变化:循环血量减少,ADH 和醛固酮分泌增多,肾对钠、水的重吸收增多,患者尿量减少、尿钠减少。

等渗性脱水不进行任何处理,患者可通过呼吸道和皮肤等途径不断失水,而转变为高渗性脱水;如只补水而忽视补盐则可转变为低渗性脱水。

3. 防治原则

(1) 防治原发病:去除病因。

(2) 补充液体:输注渗透压偏低的氯化钠溶液。

掌握三种类型脱水的特点对临床上脱水的治疗效果具有重要的意义(表 8-1)。

表 8-1　三种脱水的比较

	高渗性脱水	低渗性脱水	等渗性脱水
血清钠浓度	>150 mmol/L	<130 mmol/L	$130 \sim 150$ mmol/L
发病原因	饮水不足或丧失过多	体液丧失而单纯补水	水和钠等比例丧失
细胞内外液变化	细胞外液高渗,细胞内液丧失为主	细胞外液低渗,细胞外液丧失为主	细胞外液等渗,细胞外液减少,细胞内液变化不大
对机体的影响	口渴、尿少、脑细胞脱水	脱水体征、休克、脑细胞水肿	口渴、尿少、脱水体征、休克等症状均不明显
治疗	补充水分为主,适当补钠	补充生理盐水或高渗盐水	补充偏低渗的氯化钠溶液

二、水中毒

水中毒是指过多水分在体内潴留,引起体液容量增多,导致血钠浓度下降,血清钠浓度 <130 mmol/L,血浆渗透压 <280 mmol/L,但体内钠总量正常或增多。

（一）原因

1. 水摄入过多

（1）无盐水灌肠使肠道吸收水分过多、持续性饮水过量。

（2）静脉输入不含盐或含盐少的液体过快过多，超过肾脏排水能力。

2. 水排出减少

（1）急性肾功能衰竭、严重心力衰竭、肝硬化时，由于有效循环血量减少，引起肾血流量减少，导致肾排水明显减少。

（2）ADH 分泌过多，肾小管对水的重吸收增加。常见于以下情况。①ADH 分泌失调综合征：如肺燕麦细胞癌等恶性肿瘤、脑脓肿等中枢神经系统疾病、肺结核等肺疾病。②药物：异丙肾上腺素、吗啡等能促进 ADH 释放。③应激：当手术、创伤、精神刺激等时，交感神经兴奋能解除对 ADH 的抑制作用。

（二）对机体的影响

1. 细胞内、外液量均增加

细胞外液因水过多而被稀释，故血钠浓度降低，细胞外液渗透压降低，水分向渗透压相对高的细胞内转移。结果是细胞内、外液均增多且均呈低渗状态，可有血液稀释及细胞水肿。

2. 中枢神经系统症状

脑细胞水肿可引起颅内高压，故中枢神经系统症状出现最早且突出，可有头痛、呕吐、视乳头水肿及精神错乱、嗜睡等表现。严重者可发生脑疝，导致呼吸、心跳停止而死亡。

（三）防治原则

（1）积极防治原发病。

（2）对轻症患者，限制水分摄入。

（3）对重症或急性患者，除严格限水外，适当给予高渗盐水，纠正脑水肿。也可经静脉给予甘露醇等渗透性利尿剂或呋塞米等强利尿剂，促进体内水分排出。

第二节 钾代谢紊乱

钾是体内重要的阳离子之一，对维持细胞新陈代谢、细胞膜电位、调节细胞内外的渗透压和酸碱平衡均有重要作用。人体内的钾 98% 在细胞内，正常血清钾浓度为 3.5~5.5 mmol/L。生理条件下，钾的摄入和排出处于动态平衡。钾代谢紊乱主要是指细胞外液中钾离子浓度的异常变化，可分为低钾血症和高钾血症。

一、低钾血症

血清钾浓度低于 3.5 mmol/L，称为低钾血症。

（一）原因和机制

1. 钾摄入减少

消化道梗阻、昏迷、手术后较长时间禁食的患者，静脉补液中没有同时补钾或补钾不够，就可导致缺钾和低钾血症。

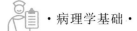

2. 钾排出过多

（1）经胃肠道失钾：小儿失钾最主要的原因，常见于严重腹泻、呕吐、胃肠引流、肠瘘、滥用灌肠剂或缓泻剂等伴有大量消化液丧失的患者，钾随消化液丢失。

（2）经肾失钾：成人失钾最主要的原因。引起肾排钾增多的常见因素有：①呋塞米、依他尼酸、噻嗪类等排钾利尿药长期连续使用或用量过多；②肾小管性酸中毒、急性肾功能衰竭多尿期、失钾性肾病等肾脏疾病，使肾排钾增多。

（3）经皮肤失钾：在高温环境中进行重体力劳动时，大量出汗能丢失较多的钾，可导致低钾血症。

3. 细胞外钾向细胞内转移

（1）碱中毒：细胞内 H^+ 移至细胞外，同时细胞外 K^+ 进入细胞内，细胞外钾减少；另外，这能引起肾小管上皮细胞内 K^+ 浓度增加，肾脏排钾增多，可使细胞外钾进一步减少。

（2）使用过量胰岛素：用大剂量胰岛素治疗糖尿病酮症酸中毒时，可促进糖原合成，细胞外钾随葡萄糖转入细胞内。

（3）某些毒物：如钡中毒、粗制棉籽油中毒，钾从细胞内流出的通道被阻滞，使钾外流减少。

（4）低钾性周期性麻痹：由应激等诱因引起发作时，细胞外钾向细胞内转移。这是一种家族性遗传性少见病。

细胞外钾向细胞内转移所致的低钾血症，机体的含钾总量并不减少。

（二）对机体的影响

1. 中枢神经系统

由于脑细胞静息电位负值增大而使兴奋性降低，又因引起 ATP 生成减少及酶活性降低，常有精神萎靡、淡漠、迟钝、嗜睡、昏迷等。

2. 骨骼肌

由于细胞外液 K^+ 浓度降低，细胞内 K^+ 外流增加，静息电位负值增大，细胞兴奋性降低，出现肌肉无力，严重者可发生弛缓性麻痹，常以下肢肌肉变化最为明显，严重者可发生呼吸肌麻痹，这是低钾血症导致患者死亡的主要原因之一。

3. 胃肠道平滑肌

由于胃肠道平滑肌收缩减弱，可引起胃肠运动减弱，常有恶心、呕吐、厌食和腹胀等，严重者可发生麻痹性肠梗阻。

4. 心脏

心脏主要表现为心律失常。轻者为窦性心动过速、房性期前收缩；重者出现室性心动过速及心房颤动，甚至危及生命。其发生是由于：①心肌兴奋性增高；②心肌自律性增高；③心肌传导性降低；④心肌收缩性增强。但在严重的慢性缺钾时，心肌代谢障碍引起心肌变性、坏死，心肌收缩性减弱。

5. 对肾的影响

由于肾小管对 ADH 的反应性降低等，可引起尿浓缩功能障碍，表现为多尿和低比重尿。

6. 对酸碱平衡的影响

由于细胞外液钾浓度降低，细胞内 K^+ 外出，细胞外 H^+ 内移，故低钾血症常伴有代谢性碱中毒。由于肾小管上皮细胞内 K^+ 浓度降低、H^+ 浓度升高,肾排 H^+ 增多,尿液呈酸性,称为反常性酸性尿。

（三）防治原则

（1）防治原发病:去除病因。

（2）补钾:低钾血症较重者(血清钾<2.5 mmol/L)或临床表现明显者应及时补钾。补钾的原则如下。

① 尽量口服补钾,不能口服或情况危急时可静脉补钾。

② 见尿补钾:每天尿量不低于 500 mL(>30 mL/h)才能静脉补钾,以防高钾血症。

③ 控制剂量、浓度及速度:以免血钾突然升高引起心室颤动或心跳骤停。

④ 密切观察患者的生命体征,神经、肌肉的表现,心电图变化和血钾浓度。

（3）纠正水和其他电解质(如钠,镁等)代谢紊乱。

案例分析

患者,李某,女,37 岁。患糖尿病半年。近三天食欲减退,呕吐频繁,精神萎靡不振,乏力。今日出现神志不清急诊入院。体格检查:浅昏迷、呼吸深大,血压 80/64 mmHg,腱反射减弱。尿常规:蛋白(＋),糖(＋＋＋),酮体(＋)。入院后注射胰岛素 72U,并输入生理盐水及乳酸钠,患者神志逐渐清醒,但有烦躁不安,并出现心律不齐。血 K^+ 2.0 mmol/L,Na^+ 141 mmol/L。

问题:

1. 患者主要发生了哪种类型的水、电解质代谢紊乱?

2. 试分析其发生原因。

二、高钾血症

血清钾浓度高于 5.5 mmol/L 称为高钾血症。

（一）原因和机制

1. 钾摄入过多

钾摄入过多主要见于静脉输入过多钾盐或输入大量库存血。

2. 钾排出减少

钾排出减少主要是肾脏排钾减少,这是高钾血症最主要的原因。

（1）肾衰竭:常见于急性肾功能衰竭的少尿期、慢性肾功能衰竭末期。

（2）盐皮质激素缺乏:醛固酮分泌减少,抑制钠的重吸收和钾的排泌,使肾排钾减少。这常见于肾上腺皮质功能减退、双侧肾上腺切除术后等。

（3）长期大量使用保钾利尿药:安体舒通、氨苯蝶啶等能对抗醛固酮的排钾保钠功能,使肾排钾减少。

（4）肾小管分泌钾的功能缺陷:间质性肾炎、系统性红斑狼疮等疾病,能引起肾小管和肾间质受损,导致肾小管泌钾功能障碍。

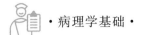

3. 细胞内钾大量外逸

（1）酸中毒：酸中毒时细胞外液的 H^+ 进入细胞内，细胞内的 K^+ 移出至细胞外。

（2）细胞和组织的损伤和破坏：如溶血、挤压综合征等，使细胞内钾大量释出。

（3）缺氧：缺氧时细胞内 ATP 生成不足，细胞膜上钠-钾泵运转发生障碍，细胞外液中的 K^+ 不易进入细胞。

（4）高钾性周期性麻痹：一种遗传性疾病，发作时细胞内钾向细胞外转移。

（二）对机体的影响

1. 对神经肌肉的影响

肌肉的兴奋性呈双向变化。①轻度高钾血症时，由于细胞外液钾浓度升高，细胞内钾外流减少，静息电位负值变小，肌肉的兴奋性增高，可出现肢体感觉异常、刺痛、肌肉震颤、腹痛、腹泻等症状；②严重高钾血症时，细胞的静息电位过小，快速钠离子通道失活，细胞处于去极化阻滞状态而不能被兴奋，临床上可出现肌肉无力甚至麻痹等症状。

2. 对心脏的影响

血钾增高对心肌有明显的毒性作用，故高钾血症时循环系统症状出现得最早。主要表现为心律失常，严重时可出现心室颤动和心脏骤停，这是高钾血症患者死亡的主要原因。高钾血症对心肌电生理特性的影响如下。①心肌兴奋性呈双向变化：轻度高钾血症时，心肌兴奋性增高；当血清钾显著升高时，心肌兴奋性降低甚至消失。②心肌自律性降低。③心肌传导性降低。④心肌收缩性减弱。

3. 对酸碱平衡的影响

由于细胞外液钾浓度升高，K^+ 内移而 H^+ 外出，故高钾血症常伴有代谢性酸中毒。肾小管上皮细胞内 K^+ 浓度升高而 H^+ 浓度降低，肾排 H^+ 减少，尿液呈碱性，称为反常性碱性尿。

（三）防治原则

（1）防治原发病：去除病因。

（2）降低血钾。

① 减少钾的摄入。

② 采用阳离子交换树脂口服或灌肠、山梨醇导泻等措施，增加肠道的排钾量。对于严重高钾血症患者，可采用腹膜透析或血液透析排出体内过多的钾。

③ 同时静脉注射葡萄糖和胰岛素或碳酸氢钠（不能与钙剂一起注射），使细胞外钾向细胞内转移。

（3）注射钙剂和钠盐拮抗高血钾对心肌的损害。

（4）纠正其他电解质代谢紊乱：如高镁血症等。

小　结

水、钠代谢紊乱是临床常见的病理过程。根据体液容量的变化，水、钠代谢紊乱可分为脱水和水中毒。脱水又分为高渗性脱水、低渗性脱水和等渗性脱水。高渗性脱水的主要特征是失水多于失钠，血清钠浓度高于 150 mmol/L，细胞外液高渗，以细胞内液丧失为主，可有口渴、少尿、脱水热等表现；低渗性脱水的主要特征是失钠多于失水，血清钠浓度低于 130 mmol/L，细胞外液低渗，以细胞外液丧失为主，有明显的脱水征，易发生休克等；等渗性脱水的主要特征是水与钠按比例丢失,血钠浓度维持在 130～150 mmol/L,细胞外液等渗,细胞外液减少,细胞内液变化不大。水中毒时细胞内、外液均增多且均呈低渗状态。

钾代谢紊乱分为低钾血症和高钾血症。低钾血症能导致神经、肌肉兴奋性降低,可有肌无力、弛缓性麻痹、胃肠运动减弱等表现,能引起心肌兴奋性、自律性增高,心肌传导性降低,心肌收缩性增强,常伴有代谢性碱中毒及反常性酸性尿。高钾血症能导致神经、肌肉兴奋性增高,可有肢体感觉异常、刺痛、肌肉震颤、腹痛、腹泻等症状,能引起心肌兴奋性降低甚至消失,心肌自律性、传导性降低,心肌收缩性减弱,可出现心室颤动和心脏骤停,常伴有代谢性酸中毒及反常性碱性尿。水、电解质紊乱严重时可危及患者生命,临床上要及时予以纠正。

能力检测

一、A1 型题/A2 型题

1. 反复静脉输注高渗葡萄糖可出现的脱水为( )。
   A. 原发性脱水　　　　　　B. 高渗性脱水　　　　　　C. 低渗性脱水
   D. 等渗性脱水　　　　　　E. 继发性脱水

2. 低渗性脱水时,其尿比重的变化为( )。
   A. 稍升高　　　B. 无变化　　　C. 明显升高　　　D. 稍降低　　　E. 降低

3. 水中毒对机体最大危害是( )。
   A. 脑水肿　　　B. 腹腔积液　　　C. 下肢水肿　　　D. 恶心呕吐　　　E. 眼睑水肿

4. 严重的低渗性脱水可补给( )。
   A. 高渗盐水　　　　　　B. 10%葡萄糖注射液　　　　　　C. 林格液
   D. 生理盐水　　　　　　E. 糖盐水

5. 大量输入库存血后常见的电解质紊乱为( )。
   A. 高钾血症　　　B. 低钾血症　　　C. 高钠血症　　　D. 低钠血症　　　E. 低钙血症

6. 患者长期禁食,每日静点葡萄糖盐水,出现四肢瘫软、肠麻痹,这是由何种变化引起的?( )
   A. 低渗性脱水　　　　　　B. 高渗性脱水　　　　　　C. 低钾血症
   D. 等渗性脱水　　　　　　E. 高钾血症

7. 关于高渗性脱水,不正确的是( )。
   A. 头晕　　　　　　B. 通常无口渴　　　　　　C. 脱水热
   D. 细胞外液渗透压升高　　　　　　E. 少尿

8. 低渗性脱水早期表现,不正确的是( )。
   A. 口渴不明显　　　　　　B. 皮肤弹性差　　　　　　C. 尿量减少
   D. 血压降低　　　　　　E. 脉搏加快

9. 等渗性脱水伴酸中毒患者,在补充碱性溶液纠正酸中毒后,可能发生( )。
   A. 低钠血症　　　　　　B. 低氯血症　　　　　　C. 低钾血症
   D. 低镁血症　　　　　　E. 低碳酸血症

10. 患者,女性,35 岁。等渗性脱水伴低钾血症,血压 90/70 mmHg,尿量 18 mL/h,拟静脉输液并补充钾盐,恰当的输液措施是( )。
    A. 缓慢滴入氯化钾

B. 先快速输液,待尿量增加后,再静脉滴入氯化钾

C. 加速输液暂不补钾

D. 将氯化钾加入右旋糖酐滴注

E. 先静脉推注少量 10% 氯化钾,再快速输液

11. 患者,男性,60 岁。因食管癌吞咽困难 2 个月,导致高渗性脱水,输液首选的液体是(   )。

  A. 10% 葡萄糖注射液 B. 氯化钠注射液 C. 5% 葡萄糖注射液

  D. 复方氯化钠注射液 E. 碳酸氢钠注射液

12. 患者,女性,40 岁。因车祸骨盆挤压伤。血清钾 6.9 mmol/L,脉搏 50 次/分,心律不齐。首选药物是(   )。

  A. 西地兰 B. 乳酸钠溶液 C. 10% 葡萄糖酸钙

  D. 利多卡因 E. 5% 碳酸氢钠注射液

二、A3 型题/A4 型题

13~14 题共用题干

患者,男性,40 岁。因食管癌吞咽困难 1 个月,极度口渴,尿量少、色深。血压正常,口舌干燥,眼窝凹陷。血清钾 3.0 mmol/L。

13. 该患者出现的电解质紊乱是(   )。

  A. 高渗性脱水 B. 低渗性脱水 C. 等渗性脱水

  D. 高钾血症 E. 低钾血症

14. 补钾的尿量指标是(   )。

  A. >20 mL/h B. >10 mL/h C. >25 mL/h

  D. >15 mL/h E. >30 mL/h

15~16 题共用题干

患者,男性,24 岁。反复呕吐 10 天,乏力,头晕,血压 90/60 mmHg,脉搏 98 次/分,血清钾 3.5 mmol/L,pH 7.35。

15. 该患者出现的水、电解质紊乱是(   )。

  A. 高渗性脱水 B. 低渗性脱水 C. 低钾血症

  D. 代谢性酸中毒 E. 代谢性碱中毒

16. 应补充的液体是(   )。

  A. 等渗盐水 B. 3%~5% 盐水 C. 5% 葡萄糖液

  D. 碳酸氢钠溶液 E. 10% 葡萄糖液

三、B1 型题

17~18 题共用备选答案

  A. 10% 葡萄糖酸钙 B. 碳酸氢钠注射液 C. 10% 氯化钾

  D. 乳酸钠 E. 高渗盐水

17. 高钾血症患者发生心律失常,首先给予(   )。

18. 严重的水中毒患者可给予(   )。

(马晓梅 刘雪松)

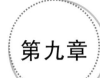

第九章 水　肿

📖 **学习目标**

1. 熟悉水肿的概念、发生机制及常见类型水肿的特点。
2. 了解水肿的病理变化特点及对机体的影响。

　　液体在组织间隙或体腔中积聚过多,称为水肿。过多的体液在体腔内积聚称为积液或积水,如胸腔积液、腹腔积液等。水肿不是独立的疾病,而是见于多种疾病的一种重要的病理过程。按水肿波及的范围不同可分为全身性水肿和局部性水肿;按发生部位不同可分为脑水肿、肺水肿等;按发生原因不同可分为心源性水肿、肾性水肿、肝性水肿和营养不良性水肿等。

第一节　水肿发生机制

　　正常人体液体容量和组织间液的容量是相对恒定的,这有赖于血管内外和体内外液体交换两个方面的动态平衡。如果这两个方面的平衡失调,使组织液的生成大于回流和(或)钠水潴留,即可发生水肿。

一、血管内、外液体交换平衡失调——组织液的生成大于回流

　　机体组织液的生成和回流保持着动态平衡,这种平衡与以下因素有关。①有效流体静压:毛细血管平均血压为 2.33 kPa,组织间隙流体静压为 −0.87 kPa,两者之差是 3.20 kPa,此即有效流体静压,是促使血管内液体向外滤出的力量。②有效胶体渗透压:正常人血浆胶体渗透压为 3.72 kPa,组织间液的胶体渗透压为 0.67 kPa,两者之差为 3.05 kPa,此即有效胶体渗透压,是促使组织间液回流到血管内的力量。有效流体静压与有效胶体渗透压之差值为平均实际滤过压,为 0.15 kPa,因此,正常情况下组织液的生成大于回流。③淋巴回流:平均实际滤过压所生成的液体可通过淋巴系统回流到血液循环,这保证了组织液的生成与回流的平衡。由此可见,只要上述一个或一个以上因素同时或相继失衡,均可导致组织液的生成大于回流而发生水肿(图9-1)。

(一) 毛细血管流体静压增高

　　毛细血管流体静压升高可导致有效流体静压增大,使组织液生成增多,超过淋巴回流

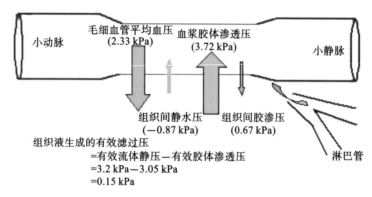

图 9-1 血管内外液体交换示意图

的代偿限度时便可引起水肿。主要原因是静脉压升高。右心衰竭可引起全身水肿,左心衰竭可引起肺水肿;肝硬化时,门静脉压升高引起腹腔积液;局部静脉受压或阻塞可引起局部水肿;充血时毛细血管流体静压升高是炎性水肿的重要原因之一。

（二）血浆胶体渗透压降低

血浆胶体渗透压降低可使组织液生成增加而引起水肿。主要原因如下。①蛋白质摄入不足:见于饥饿、禁食或胃肠道疾病致消化吸收功能严重障碍时。②蛋白质合成减少:见于肝功能障碍时,如肝硬化等。③蛋白质丢失过多:见于肾病综合征时,大量蛋白质从尿中排出。④蛋白质消耗过多:见于恶性肿瘤等消耗性疾病。

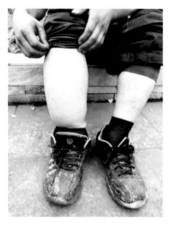

图 9-2 淋巴性水肿

（三）微血管壁通透性增加

微血管壁通透性增高时血浆蛋白从毛细血管、微静脉壁滤出增加,使血浆胶体渗透压降低而组织间液的胶体渗透压升高,促使溶质及水分滤出,使组织液生成增多,导致水肿。见于感染、烧伤、冻伤、组织缺血缺氧及昆虫叮咬等。

（四）淋巴回流受阻

当淋巴干道被阻塞或受压迫时,含有蛋白的组织液在组织中积聚而形成淋巴性水肿(图 9-2)。如:丝虫病时,淋巴管被丝虫堵塞,引起下肢和阴囊水肿,称为象皮肿;恶性肿瘤发生转移时肿瘤细胞阻塞淋巴管,可引起局部水肿;手术摘除淋巴结可导致相应部位水肿。

二、体内、外液体交换平衡失调——钠、水潴留

体内、外液体交换的动态平衡保持着体液容量的相对恒定。肾脏在维持体内、外液体交换平衡中起重要作用。肾脏的调节作用取决于肾小球滤过率和肾小管、集合管的重吸收功能。当某些因素导致球-管平衡失调时,就可引起钠、水潴留导致水肿(图 9-3)。

（一）肾小球滤过率下降

当肾小球滤过率下降,而肾小管的重吸收未相应减少时就会引起钠、水潴留。主要原因如下。

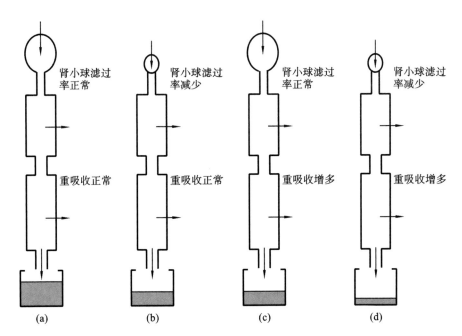

图 9-3 球-管平衡失调示意图

注：(a)为球-管平衡；(b)、(c)、(d)为球-管平衡失调。

1. 肾小球病变

急性肾小球肾炎时，由于肾小球毛细血管腔狭窄或阻塞致使肾小球滤过率下降；慢性肾小球肾炎时因大量肾单位被破坏，使肾小球滤过膜面积明显减少，导致肾小球滤过率下降，发生钠、水潴留。

2. 肾血量减少

充血性心力衰竭、肝硬化伴腹腔积液和肾病综合征时，有效循环血量减少，使肾血流量减少。同时继发交感-肾上腺髓质系统、肾素-血管紧张素系统兴奋，使肾小动脉收缩，肾血流进一步减少，肾小球滤过率下降，导致钠、水潴留。

（二）近曲小管重吸收钠、水增多

肾小管的重吸收功能增强在钠、水潴留的发生中起着更为重要的作用。常见原因如下。

1. 肾小球滤过分数增加

滤过分数=肾小球滤过率/肾血浆流量。充血性心力衰竭、肾病综合征时，有效循环血量减少，使肾血流量减少，由于出球小动脉的收缩比入球小动脉的收缩明显，使肾小球滤过率相对增高，滤过分数增加，进一步导致近曲小管重吸收钠、水增加。

2. 心房肽分泌减少

充血性心力衰竭或肾病综合征时，有效循环血量明显减少，心房肽分泌减少，近曲小管对钠、水的重吸收增加，可导致或促进水肿的发生。

（三）远曲小管和集合管重吸收钠、水增多

远曲小管和集合管对钠、水的重吸收受激素的调节。

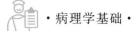

1. 醛固酮增加

充血性心力衰竭、肝硬化伴腹腔积液时,因有效循环血量减少,使肾血流量减少致肾血管灌注压下降,引起近球细胞分泌肾素增加,导致肾素-血管紧张素-醛固酮系统激活,醛固酮生成增加;肝硬化患者肝脏灭活醛固酮的能力减弱也可使血中醛固酮含量增多。

2. 抗利尿激素增加

各种原因引起的有效循环血量减少,左心房壁和胸腔大血管的容量感受器所受的刺激减弱,反射性地引起抗利尿激素分泌增加;醛固酮分泌增加,使远曲小管对钠的重吸收增多,血浆渗透压增高,刺激下丘脑渗透压感受器,引起抗利尿激素分泌增多,导致钠、水潴留。

引起水肿的原因较多,但基本因素是血管内、外液体交换失衡和体内、外液体交换失衡。不同类型水肿的发生与发展,常常是多种因素先后或同时发挥作用;同一因素在不同类型水肿的发生、发展中所处的地位也不同。所以,在临床医疗实践中,要分析引起水肿的原因,选择最适宜的治疗方案。

第二节　常见水肿举例

一、心源性水肿

心源性水肿见于右心衰竭和全心衰竭。心源性水肿发生的关键是心力衰竭所致的心输出量降低、有效循环血量减少和体循环静脉回流障碍,造成毛细血管流体静压增高和钠、水潴留。心源性水肿首先出现在身体的低垂部位如下肢,这是因为毛细血管的流体静压与重力有关。因此站立位时以足部、踝部内侧和胫前区比较明显,久卧者表现为骶部水肿。心源性水肿严重时可波及全身,甚至出现胸水、腹水和心包积水。心源性水肿发生的机制主要有:①毛细血管流体静压增高;②钠水潴留;③血浆胶体渗透压下降;④微血管壁通透性增加;⑤淋巴回流受阻。

二、肾性水肿

肾性水肿是指原发于肾功能障碍的全身性水肿,主要原因是肾病综合征和肾小球肾炎。肾性水肿的发生机制主要与下列因素有关:①血浆胶体渗透压降低;②肾小球滤过率降低;③肾小管对钠、水的重吸收增强;④钠、水潴留。肾性水肿最先出现在眼睑、面部等组织结构疏松部位,这是因为水肿液的积聚与组织结构的特点有关,并且肾性水肿与重力无关。严重者可发生全身性水肿。

三、肝性水肿

肝性水肿是指严重的肝脏原发疾病引起的水肿,主要原因有肝硬化、重型病毒性肝炎等。肝性水肿的发生机制主要为:①肝静脉回流受阻;②门静脉高压致肠系膜区毛细血管流体静压增高;③低蛋白血症使血浆胶体渗透压降低;④淋巴回流受阻;⑤钠、水潴留。肝性水肿的特点表现为腹腔积液形成。

第三节 水肿的病理变化特点及对机体的影响

一、水肿的病理变化特点

水肿的组织或器官体积增大、重量增加、颜色苍白、弹性降低,剖开时有液体流出。皮下水肿是水肿的重要表现,由于液体在皮下组织间隙大量积聚,用手指按压局部时会出现凹陷,压力去除后凹陷不能立即平复,称为凹陷性水肿,又称为显性水肿。全身性水肿患者在出现凹陷性水肿之前已有组织间液增加,可达原体重的10%,称为隐性水肿。因此,动态测量患者体重的增减,是判断水肿消长最有价值的方法。

二、水肿对机体的影响

1. 水肿的抗损伤作用

局部炎性水肿液可稀释毒素,减轻炎症对局部的损伤;渗出物所含的抗体和补体等物质,有利于消灭病原体;渗出物中的纤维蛋白原所形成的纤维素交织成网,可限制病原微生物的扩散,使病灶局限化等。

2. 水肿的不利影响

水肿对机体的不利影响取决于水肿的原因、部位、程度、发生速度和持续时间。水肿可使局部组织、器官受压和导致器官功能障碍,严重者可引起死亡。例如,心包和胸腔积液可压迫心、肺,肺水肿可影响换气功能引起呼吸困难,严重的喉头水肿可引起窒息,脑水肿可因脑疝而致呼吸、心跳停止等。由于水肿液的积聚使组织间隙扩大,故营养物质在细胞与毛细血管间的弥散距离增大,组织细胞获取营养物质减少,从而影响组织、细胞代谢。因此发生水肿的组织功能降低、免疫力减弱,易发生感染,创伤不易愈合,修复时间延长。

案例分析

患者,男性,32岁。因水肿、血尿和少尿20天,恶心、呕吐2天入院。体格检查:血压182/110 mmHg,眼睑、面部及双下肢水肿。实验室检查:尿蛋白(＋＋＋),尿红细胞(＋＋＋),红细胞管型3个/HP。B超:双肾体积增大。经治疗无效因尿毒症死亡。

讨论:

1. 该患者的水肿属何种类型?
2. 用病理知识解释其发生机制。

小 结

水肿是指体液在组织间隙或体腔积聚过多。水肿不是独立的疾病,而是一种重要的病理过程。水肿按波及的范围不同,可分为全身性水肿和局部性水肿,按发生部位不同分为脑水肿、肺水肿等,按发生原因不同可分为心源性水肿、肾性水肿、肝性水肿和营养不良性水肿等。水肿的发生机制主要如下。一是血管内、外液体交换失平衡——组织液生成大于回流,具体原因为:①毛细血管流体静压升高;②血浆胶体渗透压降低;③微血管壁通透性增加;④淋巴回流受阻。二是体内、外液体交换失衡——钠、水潴留,具体原因为:①肾小球滤过率下降;②近曲小管重吸收钠、水增多;③远曲小管和集合管重吸收钠、水增多。局部炎性水肿液可稀释毒素,减轻炎症对局部的损伤作用。水肿也可对机体产生不利的影响,主要是压迫组织、器官和导致器官功能障碍,严重者可引起死亡。这取决于水肿的原因、部位、程度、发生速度和持续时间。用手指按压局部时出现凹陷,压力去除后凹陷不能立即平复,称为凹陷性水肿,又称为显性水肿。全身性水肿患者在出现凹陷性水肿之前已有组织间液增加,可达原体重的 10%,称为隐性水肿。最常见的全身性水肿是心源性水肿,水肿首先出现在低垂部位,如下肢;肾性水肿首先出现在眼睑、面部等组织结构疏松的部位;肝性水肿多见腹腔积液。

能力检测

一、A1 型题/A2 型题

1. 下列哪项因素不会导致血管内、外液体交换失衡?(   )
   A. 毛细血管流体静压升高　　　　　　　B. 血浆胶体渗透压下降
   C. 毛细血管壁通透性增加　　　　　　　D. 肾小球滤过率增加
   E. 淋巴回流受阻

2. 造成血浆胶体渗透压降低的主要原因是(   )。
   A. 血浆白蛋白减少　　　　B. 血浆球蛋白减少　　　　C. 血液浓缩
   D. 血浆纤维蛋白原减少　　E. 血钠、钾含量减少

3. 肾性水肿一般首先表现出(   )。
   A. 双下肢对称性凹陷性水肿　B. 胸腔积液　　　　　C. 心包积液
   D. 腹水　　　　　　　　　　E. 眼睑及面部水肿

4. 缺氧、感染、酸中毒引起水肿的原因是(   )。
   A. 毛细血管流体静压升高　　　　　　　B. 血浆胶体渗透压下降
   C. 毛细血管壁通透性增加　　　　　　　D. 肾小球滤过率增加
   E. 淋巴回流受阻

5. 丝虫病时下肢水肿的主要原因是(   )。
   A. 血浆胶体渗透压降低　　　　　　　　B. 淋巴管阻塞
   C. 毛细血管壁通透性增高　　　　　　　D. 毛细血管流体静压增高
   E. 组织液胶体渗透压降低

6. 判断是否出现水肿较敏感的方法是(   )。
   A. 检查是否出现凹陷性水肿　B. 检查皮肤弹性　　　C. 每日测体重
   D. 检查血钠浓度　　　　　　E. 观察尿量

二、A3 型题/A4 型题

7~8 题共用题干

王女士,39 岁,心脏病史 8 年。因"急性胃肠炎"输液后出现气促、咳嗽、咯白色泡沫痰,查体心率 120 次/分,两肺底湿性啰音,诊断为左心衰竭、心功能Ⅲ级。

7. 患者此时最适宜的体位为(   )。

A. 半坐位　　B. 平卧位　　C. 侧卧位　　D. 俯卧位　　E. 头低脚高位

8. 此患者静脉输液最适宜的速度是（　　）。

A. 10～20 滴/分　　　　B. 20～30 滴/分　　　　C. 30～40 滴/分

D. 40～50 滴/分　　　　E. ＞50 滴/分

9～11 题共用题干

高血压患者睡眠中突感极度胸闷、气急、大汗、咳嗽、咳痰、痰中带血，端坐呼吸，血压 190/110 mmHg，心率 110 次/分。

9. 估计该患者可能发生了（　　）。

A. 高血压性心脏病　　　B. 高血压脑病　　　　C. 急性肺水肿

D. 肺梗死　　　　　　　E. 支气管哮喘

10. 护理上述病例，可立即采取的有效措施是（　　）。

A. 安慰患者　　　　　　B. 安置两腿下垂坐位　　　C. 6～8 L/min 氧气吸入

D. 观察血压变化　　　　E. 详细作护理记录

11. 护理上述病例，哪项措施是错误的？（　　）

A. 静脉滴注给药宜快速　　　　　　B. 建立静脉通路

C. 守护患者，减轻精神压力　　　　D. 安置患者两腿下垂坐位

E. 6～8 L/min 酒精湿化吸氧

三、B1 型题

12～14 题共用备选答案

A. 肾病综合征　　　　　　　　B. 肝硬化伴腹腔积液

C. 感染、烧伤、冻伤引起水肿的原因　　D. 丝虫病

E. 肺水肿

12. 蛋白质合成减少（　　）。

13. 微血管壁通透性增加（　　）。

14. 左心衰竭（　　）。

（符 兵）

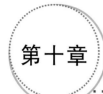

第十章 酸碱平衡紊乱

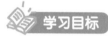 学习目标

1. 掌握代谢性酸中毒、碱中毒及呼吸性酸中毒、碱中毒的概念。
2. 熟悉代谢性酸中毒及呼吸性酸中毒。
3. 了解代谢性碱中毒、呼吸性碱中毒及检测酸碱平衡的常用指标。
4. 了解疾病的原因。

在生理条件下,机体对酸碱负荷有很强的缓冲能力和有效的调节功能,但许多因素可以引起酸碱负荷过度、不足或者酸碱调节机制障碍,导致体液酸碱度的稳定性破坏,这种稳定性破坏称为酸碱平衡紊乱。在很多情况下,酸碱平衡紊乱是某些疾病或病理过程的继发性改变,能影响病情发展,甚至危及生命。临床上及时发现和正确处理酸碱平衡紊乱至关重要。

知识链接

酸 碱 平 衡

人体的体液环境必须具有适宜的酸碱度,才能维持正常代谢和生理功能。正常人血浆的酸碱度在很窄的弱碱性环境内变动,动脉血 pH 值为 7.35～7.45,平均值7.40。虽然在生命活动过程中,机体不断生成酸性或碱性代谢产物,并经常摄取酸性食物和碱性食物,但血液 pH 值总是稳定在正常范围内,这是机体依靠体内各种缓冲系统、细胞内外离子交换以及肺的呼吸和肾的泌尿调节功能实现的。机体这种在生理条件下,维持体液酸碱度在恒定范围内的过程,称为酸碱平衡。

第一节 酸碱平衡紊乱的类型

血液 pH 值取决于 HCO_3^- 与 H_2CO_3 的浓度之比,pH 值为 7.4 时,其比值为 20/1。根据血液 pH 的高低,酸碱平衡紊乱可分为两类:血液 pH 值降低称为酸中毒;血液 pH 值升高称为碱中毒。由于 HCO_3^- 浓度主要受代谢因素影响,HCO_3^- 又是体内最主要的碱,因此,由 HCO_3^- 浓度原发性降低引起的酸碱平衡紊乱称为代谢性酸中毒,由 HCO_3^- 浓度原发性增高引起的酸碱平衡紊乱称为代谢性碱中毒。体内 H_2CO_3 的浓度主要受呼吸因素影响，H_2CO_3 又是体内主要的酸，因此，由 H_2CO_3 浓度原发性增高引起的酸碱平衡紊乱称为呼吸性酸中毒，由 H_2CO_3 浓度原发性降低引起的酸碱平衡紊乱称为呼吸性碱中毒。

临床患者的情况是非常复杂的。同一患者，如只有一种酸碱平衡紊乱存在称为单纯性酸碱平衡紊乱；如两种或两种以上的酸碱平衡紊乱同时存在则称为混合性酸碱平衡紊乱。

单纯型酸碱平衡紊乱发生后，由于机体的调节，血液 pH 值尚在正常范围之内，称为代偿性酸中毒或碱中毒。如果通过机体的调节，血液 pH 值仍然低于或者高于正常范围，则称为失代偿性酸中毒或碱中毒。

第二节　检测酸碱平衡的常用指标及其意义

一、pH 值

pH 值是酸碱度的指标，用 H^+ 浓度的负对数值来表示。pH 值主要取决于 HCO_3^- 与 HCO_3^- 的比值，正常为 20/1。正常动脉血 pH 值为 $7.35\sim7.45$，平均值为 7.40。pH 值降低为失代偿性酸中毒；pH 值升高为失代偿性碱中毒；pH 值在正常范围内，可为酸碱平衡，也可为代偿性酸中毒或碱中毒，或者存在混合性酸碱平衡紊乱。pH 值的变化反映了酸碱平衡紊乱的性质和严重程度，但不能区分酸碱平衡紊乱的类型是代谢性还是呼吸性的。

二、动脉血 CO_2 分压($PaCO_2$)

$PaCO_2$ 是指血浆中呈物理溶解状态的 CO_2 分子所产生的张力。它主要反映肺泡通气情况，通气不足则 CO_2 潴留，$PaCO_2$ 升高；通气过度则 CO_2 排出过多，$PaCO_2$ 降低。$PaCO_2$ 是判断呼吸性酸碱平衡紊乱的重要指标，正常值为 $33\sim47$ mmHg，平均值为 40 mmHg。如果 $PaCO_2$ 升高，为呼吸性酸中毒或代偿后的代谢性碱中毒；如果 $PaCO_2$ 降低，则为呼吸性碱中毒或代偿后的代谢性酸中毒。

三、标准碳酸氢盐(SB)和实际碳酸氢盐(AB)

标准碳酸氢盐是指全血在标准条件下，即 $PaCO_2$ 为 40 mmHg，温度为 38 ℃，血氧饱和度为 100%，测得的血浆中 HCO_3^- 的含量。由于标准化后的 HCO_3^- 不受呼吸因素的影响，所以是判断代谢性酸碱平衡紊乱的重要指标，正常值为 $22\sim27$ mmol/L，平均值为 24 mmol/L。SB 在代谢性酸中毒时降低，代谢性碱中毒时升高，但在呼吸性酸中毒或碱中毒时，由于肾脏的调节作用，也可继发性增高或降低。

实际碳酸氢盐是指全血在实际情况下测得的血浆中 HCO_3^- 的含量。因而受代谢和呼吸两方面因素的影响，正常人的 AB＝SB。两者数值均降低表明有代谢性酸中毒；两者数值均升高表明有代谢性碱中毒。AB 与 SB 的差值反映呼吸因素的影响，若 SB 正常，AB＞SB 表明有 CO_2 潴留，可见于呼吸性酸中毒；反之，AB＜SB 表明 CO_2 排出过多，见于呼吸性碱中毒。

四、缓冲碱(BB)

缓冲碱是指血液中一切具有缓冲作用的负离子碱的总和。它包括血浆和红细胞中的

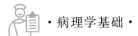
HCO_3^-、Hb^-、HbO_2、Pr^- 和 HPO_4^{2-}。正常值为 45~52 mmol/L,平均值为 48 mmol/L。它是反映代谢因素的指标,代谢性酸中毒时 BB 减少,代谢性碱中毒时 BB 升高。

五、碱剩余(BE)

剩余碱是指在标准条件下用酸或碱滴定全血标本至 pH 值 7.40 时所需的酸或碱的量(mmol/L)。若用酸滴定,使血液 pH 值达 7.40,表示被测血液中碱过多,BE 用正值表示;若用碱滴定,则表示被测血液中碱缺失,BE 用负值表示。正常值为 ±3.0 mmol/L,BE 不受呼吸因素的影响,是反映代谢性因素的指标。代谢性酸中毒时 BE 负值增加;代谢性碱中毒时 BE 正值增加。

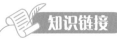

血 气 分 析

血气指的是血液中所含的 O_2 与 CO_2 气体。通过血气分析,能了解患者的通气换气功能、机体的酸碱平衡状态及电解质紊乱的程度。测定血气的仪器主要由专门的气敏电极分别测出 O_2、CO_2 和 pH 值三个数据,并推算出一系列参数。各种疾病中出现的不同类型的酸碱平衡紊乱,可以根据血气分析作出正确判断,以利于找出病因并给予及时恰当的处理。

第三节　单纯型酸碱平衡紊乱

一、代谢性酸中毒

代谢性酸中毒是指以血浆中 HCO_3^- 原发性减少、pH 值呈降低趋势为特征的酸碱平衡紊乱。

(一)原因与发生机制

1. HCO_3^- 丢失过多

(1)严重腹泻、肠瘘、肠道引流等大量碱性消化液的丢失。

(2)肾小管酸中毒及大量使用碳酸酐酶抑制剂等,HCO_3^- 经尿丢失。

(3)大面积烧伤等经皮肤丢失。

2. 体内固定酸过多

(1)固定酸摄入过多:见于长期或大量使用水杨酸类药物、氯化铵、盐酸精氨酸等药物。

(2)固定酸生成过多:①由休克、低氧血症、一氧化碳中毒、心力衰竭等原因引起的缺氧导致葡萄糖无氧酵解增强,乳酸生成过多,产生乳酸性酸中毒;②糖尿病、严重饥饿或禁食、酒精中毒等,由于葡萄糖利用减少或糖原储备不足,使脂肪分解加速,酮体生成增加,引起酮症酸中毒等。

(3)肾排固定酸减少:急、慢性肾功能衰竭导致肾小管泌氢障碍。

3. 高钾血症

各种原因引起的细胞外液 K^+ 浓度增高时,细胞内、外 H^+-K^+ 交换,引起细胞外 H^+ 增加,导致代谢性酸中毒。

（二）机体的代偿调节

1. 血液的缓冲作用

血液中 H^+ 增加后,立即与 HCO_3^- 和非 HCO_3^- 缓冲碱结合而被缓冲,使血液中 HCO_3^- 不断被消耗。

2. 细胞内外离子交换

细胞外液 H^+ 增加时,通过细胞内外 H^+-K^+ 交换,H^+ 进入细胞内,被细胞内缓冲碱缓冲,细胞内 K^+ 逸出,可导致高钾血症。

3. 肺的代偿调节

血液中 H^+ 增加,通过刺激颈动脉体和主动脉体化学感受器,反射性引起呼吸加深、加快。深大呼吸,呼出气体有烂苹果味,是代谢性酸中毒的主要临床表现。其代偿意义是:CO_2 呼出量增加,血 H_2CO_3 的浓度下降,使 pH 值趋向正常。

4. 肾的代偿调节

除肾功能障碍引起的代谢性酸中毒外,其他代谢性酸中毒通过肾的排酸保碱,增加泌 H^+ 和 NH_4^+ 以及 HCO_3^- 的重吸收,来发挥代偿作用。因而尿液呈酸性。

（三）酸碱平衡常用指标的变化

如果通过上述的代偿调节,HCO_3^- 与 H_2CO_3 的比值接近 $20/1$,则 pH 值可在正常范围内,为代偿性代谢性酸中毒;如果通过上述的代偿调节,HCO_3^- 与 H_2CO_3 的比值下降,则 pH 值降低,为失代偿性代谢性酸中毒。血气分析指标的变化为:pH 值正常或下降。原发性变化为:AB、SB、BB 均降低,BE 负值增大;继发性变化为 $PaCO_2$ 下降,AB<SB。

（四）对机体的影响

1. 心血管系统

（1）心律失常:代谢性酸中毒可引起高钾血症而导致心律失常,严重者可出现心脏传导阻滞甚至心脏停搏。

（2）心肌收缩力减弱:H^+ 浓度增高和高血钾能够引起心肌兴奋-收缩耦联障碍,使心肌收缩力下降,心输出量减少。

（3）血管对儿茶酚胺的反应性降低:H^+ 浓度增高会使微动脉和毛细血管前括约肌对儿茶酚胺的反应性降低,引起血管扩张,导致血压下降,可出现面色潮红,口唇呈樱桃红色。

2. 中枢神经系统

代谢性酸中毒时中枢神经系统功能障碍主要表现为抑制效应,可出现疲乏无力、头晕、反应迟钝、嗜睡甚至昏迷。原因如下。

（1）H^+ 增多能使脑内生物氧化酶受抑制,导致能量生成减少,脑组织能量供应不足。

（2）酸中毒使脑内谷氨酸脱羧酶活性增高,抑制性神经递质 γ-氨基丁酸生成增多。

（五）防治原则

1. 积极预防和治疗原发病

治疗原发病是代谢性酸中毒的基本防治原则,也是防治的主要措施,如纠正水、电解质

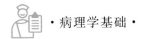

代谢紊乱、恢复有效循环血量及改善肾功能等。

2. 使用碱性药物

轻症代谢性酸中毒患者可口服碳酸氢钠片,严重的代谢性酸中毒患者,可给予适量的碱性药物。临床上通常使用碳酸氢钠溶液。

二、呼吸性酸中毒

呼吸性酸中毒是指以血浆 H_2CO_3 浓度原发性升高、pH 值呈降低趋势为特征的酸碱平衡紊乱。

(一)原因与发生机制

1. CO_2 排出减少

(1)呼吸中枢抑制:见于颅脑损伤、脑炎、脑血管意外、麻醉剂和镇静剂过量等。

(2)呼吸肌麻痹:见于重症肌无力、病毒性脑脊髓炎、重度低钾血症、有机磷中毒等。

(3)胸部的病变:见于胸廓畸形、气胸、胸腔积液、胸部创伤等。

(4)呼吸道阻塞:见于喉头痉挛或水肿、气管异物等。

(5)肺部疾病:肺水肿、肺气肿、肺炎、肺组织纤维化等。

2. CO_2 吸入过多

该原因较少见,可见于坑道、防空洞等通风不良的环境,或呼吸机使用不当。

(二)机体的代偿调节

由于呼吸性酸中毒的原因是各种原因引起的肺通气功能障碍或 CO_2 吸入过多,所以,呼吸性酸中毒时,肺的代偿调节往往不起作用。因此主要的代偿调节方式如下。

1. 细胞内、外离子交换与细胞内缓冲

这是急性呼吸性酸中毒的主要代偿调节方式。血红蛋白系统是较重要的缓冲体系。H_2CO_3 浓度增高,解离成 H^+ 和 HCO_3^-,H^+ 进入细胞内被血红蛋白缓冲,HCO_3^- 与血浆中 Cl^- 交换释放入血,使血浆 HCO_3^- 增加。由于这种缓冲能力有限,肾的代偿调节又启动缓慢,因此,急性呼吸性酸中毒常为失代偿性呼吸性酸中毒。

2. 肾的代偿调节

这是慢性呼吸性酸中毒的主要代偿方式。肾的代偿调节主要通过使肾小管上皮细胞内的碳酸酐酶和谷氨酰胺酶活性增高,使肾小管泌 H^+ 和 NH_4^+ 和重吸收 HCO_3^- 增加,从而排酸保碱。

(三)酸碱平衡常用指标的变化

由于急性呼吸性酸中毒多为失代偿性呼吸性酸中毒,血 pH 值降低。慢性呼吸性酸中毒时,因肾发挥了强大的代偿调节作用,可为代偿性或失代偿性呼吸性酸中毒,血 pH 值正常或下降。血气分析指标的变化为:pH 值正常或降低。原发性改变:$PaCO_2$ 升高。继发性变化:AB、SB、BB 均增高,AB>SB,BE 正值增大。

(四)对机体的影响

(1)心血管系统:与代谢性酸中毒对心血管系统的影响相似。

(2)中枢神经系统:呼吸性酸中毒对中枢神经系统功能的影响比代谢性酸中毒更明

显。其影响取决于CO_2潴留的程度、速度、酸血症的严重程度等。CO_2潴留可使脑血管扩张、颅内压增高。患者可出现头痛、恶心、呕吐、视物模糊、精神错乱、谵妄或嗜睡甚至昏迷，即"CO_2麻醉"。

（五）防治原则

1. 治疗原发病

治疗原发病,尽快改善肺泡的通气功能是防治呼吸性酸中毒的根本措施,如排除呼吸道异物、控制感染、解除支气管平滑肌痉挛、正确使用人工呼吸机等。

2. 使用碱性药物

pH值下降明显的呼吸性酸中毒患者,可适当给予碱性药物。因为HCO_3^-与H^+结合所生成的H_2CO_3需由肺排出体外,在肺通气功能障碍时,CO_2不能及时排出,有可能会加重呼吸性酸中毒。因此呼吸性酸中毒患者使用碱性药物时一定要慎重,要在肺通气较好的情况下使用。

三、代谢性碱中毒

代谢性碱中毒是指以血浆中HCO_3^-原发性增多、pH值呈上升趋势为特征的酸碱平衡紊乱。

（一）原因与发生机制

1. 酸性物质丢失过多

（1）经胃丢失:剧烈呕吐、胃液引流等使酸性胃液大量丢失。

（2）经肾丢失:利尿剂使用不当、肾上腺皮质激素过多等促进H^+排泌。

2. HCO_3^-负荷过量

HCO_3^-负荷过量多为医源性。如碱性药物摄入或输入过多,或大量输入用枸橼酸盐抗凝的库存血等。

3. H^+向细胞内移动

H^+向细胞内移动见于低钾血症。

（二）机体的代偿调节

1. 血液的缓冲作用

碱中毒时,血浆中H^+浓度降低,OH^-浓度升高,OH^-可被血液缓冲系统中的H_2CO_3等弱酸所中和,但缓冲能力较弱。

2. 细胞内外离子交换

细胞外液H^+浓度降低时,细胞内H^+逸出,细胞外K^+进入细胞内,从而产生低钾血症。

3. 肺的代偿调节

血浆中H^+浓度降低可抑制呼吸中枢,使呼吸变浅、变慢,肺泡通气量降低,$PaCO_2$代偿性升高,使HCO_3^-与H_2CO_3浓度的比值接近20/1。

4. 肾的代偿调节

血浆中H^+浓度降低和pH值升高可抑制肾小管上皮细胞内碳酸酐酶与谷氨酰胺酶的活性,肾小管泌H^+和NH_4^+减少,重吸收HCO_3^-减少,使血浆HCO_3^-浓度降低。

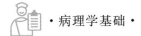

（三）酸碱平衡常用指标的变化

血气分析指标变化为：pH 值正常（代偿性代谢性碱中毒）或升高（失代偿性代谢性碱中毒）。原发性改变：SB、AB、BB 均升高，AB>SB，BE 正值增大；继发性变化：$PaCO_2$ 升高。

（四）对机体的影响

1. 中枢神经系统

碱中毒可使血红蛋白与氧的亲和力增加，使 HbO_2 不易解离释放氧，可发生组织供氧不足，脑缺氧；pH 值升高可使脑内抑制性神经递质 γ-氨基丁酸的含量降低，从而对中枢神经系统的抑制作用减弱，患者可出现烦躁不安、精神错乱、谵妄等兴奋表现。

2. 神经肌肉

碱中毒时血浆中游离钙浓度降低，使神经、肌肉的应激性增高，患者常出现面部和肢体肌肉抽动、腱反射亢进及手足搐搦等表现。

（五）防治原则

1. 积极治疗原发病

治疗原发病是代谢性碱中毒的主要防治措施。

2. 输生理盐水

轻度的代谢性碱中毒，可给予适量的生理盐水。通过扩充血容量和补充 Cl^-，使过多的 HCO_3^- 从肾排出，即可达到治疗代谢性碱中毒的目的。

3. 使用酸性药物

对于严重的代谢性碱中毒患者，可给予少量含氯的酸性药物。如 0.1 mmol/L 的稀盐酸或 NH_4Cl，可迅速中和过多的 HCO_3^-，消除碱血症对机体的影响。

四、呼吸性碱中毒

呼吸性碱中毒是指以血浆 H_2CO_3 浓度原发性减少、pH 值呈上升趋势为特征的酸碱平衡紊乱。

（一）原因与发生机制

凡能引起肺过度通气，使 CO_2 排出过多的因素，都可引起呼吸性碱中毒。常见于如下情况。

（1）低氧血症和肺疾病：如初到高原地区、肺炎、肺水肿、肺梗死等。

（2）刺激呼吸中枢：见于脑部损伤或脑炎等中枢神经系统疾病或癔症等。

（3）机体代谢旺盛：见于高热、甲状腺功能亢进症等。

（4）人工呼吸机使用不当：导致通气量过大，使 CO_2 排出过多。

（二）机体的代偿调节

呼吸性碱中毒时，虽然 $PaCO_2$ 降低对呼吸中枢有抑制作用，但只要刺激肺过度通气的因素不消除，肺的代偿作用就不明显。因此，呼吸性碱中毒主要的代偿调节方式如下。

1. 细胞内缓冲和细胞内外离子交换

这是急性呼吸性碱中毒的主要代偿方式。

（1）呼吸性碱中毒时，血浆 H_2CO_3 浓度降低，HCO_3^- 浓度相对升高，细胞内 H^+ 逸出，

与细胞外液中的 HCO_3^- 结合成 H_2CO_3，使血液中 HCO_3^- 有所下降，H_2CO_3 浓度有所回升。

（2）血浆中的 HCO_3^- 进入红细胞内与 Cl^- 交换，HCO_3^- 在红细胞内与 H^+ 结合生成 H_2CO_3，再分解成 CO_2 和 H_2O，CO_2 逸出红细胞，促使血浆 H_2CO_3 浓度回升，HCO_3^- 浓度下降。

2. 肾的代偿调节

急性呼吸性碱中毒时，肾来不及发挥代偿调节作用。慢性呼吸性碱中毒时，肾通过泌 H^+ 和 NH_4^+ 减少，重吸收 HCO_3^- 减少来进行代偿调节。尿液呈碱性。

（三）酸碱平衡常用指标的变化

急性呼吸性碱中毒多为失代偿性，血 pH 值升高。慢性呼吸性碱中毒，由于肾的代偿调节作用，可是代偿性或是失代偿性，血 pH 值可正常或升高。

血气分析指标的变化为：pH 正常或升高。原发性改变：$PaCO_2$ 下降，AB<SB；继发性变化：AB、SB、BB 均下降，BE 为负值加大。

（四）对机体的影响

呼吸性碱中毒对机体的影响与代谢性碱中毒相似。

1. 中枢神经系统

呼吸性碱中毒患者可出现头痛、头晕、意识障碍等表现。原因如下。

（1）$PaCO_2$ 降低可引起脑血管收缩，使脑血流量减少。

（2）严重的碱中毒可使血红蛋白与氧的亲和力增强，导致氧合血红蛋白不易解离释放氧，从而造成组织供氧不足，脑缺氧。

（3）pH 值升高会使脑内抑制性神经递质的数量减少。

2. 神经肌肉

碱中毒时，血液 pH 值升高，血浆游离钙减少，使神经肌肉的兴奋性增高。患者出现腱反射亢进、四肢及口唇麻木、刺痛、手足搐搦等表现。

（五）防治原则

1. 积极治疗原发病

积极治疗原发病，去除引起过度通气的原因，多数患者可自行缓解。

2. 增加吸入气的 CO_2 浓度

呼吸性碱中毒较严重或发病原因不易很快去除者，可用纸袋罩住患者口鼻，使其再吸入呼出的气体，或让患者吸入含 5% CO_2 的混合气体或嘱患者反复屏气，以提高血浆 H_2CO_3 浓度。

3. 对症治疗

对于精神性过度通气患者可酌情使用镇静剂。手足搐搦者可静脉注射葡萄糖酸钙进行治疗。

四种单纯性酸碱平衡紊乱主要特点的比较见表 10-1。

表 10-1 单纯性酸碱平衡紊乱主要特点的比较

项目	代谢性酸中毒	呼吸性酸中毒	代谢性碱中毒	呼吸性碱中毒
主要原因	酸潴留或碱丢失	通气不足	碱潴留或酸丢失	通气过度

续表

项目	代谢性酸中毒	呼吸性酸中毒	代谢性碱中毒	呼吸性碱中毒
原发性变化	$HCO_3^- \downarrow$	$H_2CO_3 \uparrow$	$HCO_3^- \uparrow$	$H_2CO_3 \downarrow$
pH	↓	↓	↑	↑
PaCO₂	↓	↑	↑	↓
AB	↓	↑	↑	↓
SB	↓	↑	↑	↓
AB 与 SB	AB＜SB	AB＞SB	AB＞SB	AB＜SB
BB	↓	↑	↑	↓
BE	负值加大	正值加大	正值加大	负值加大

案例分析

患者,男性,67 岁。由于呕血、解柏油便入院,肝硬化史 8 年。偶服抗酸药。入院时,呼吸急促,血压 60/40 mmHg,脉搏 120 次/分。pH 值为 7.13,PaCO₂ 为 28 mmHg,HCO_3^- 为 16 mmol/L。

问题:

1. 该患者发生了何种酸碱平衡紊乱?

2. 其诊断依据是什么?

小 结

在病理条件下,许多因素可以引起酸碱负荷过度、不足或者酸碱调节机制障碍,导致体液酸碱度的稳定性破坏,pH 值不能维持在 7.35～7.45 之间,引起酸碱平衡紊乱。酸碱平衡紊乱分为单纯型酸碱平衡紊乱和混合性酸碱平衡紊乱,单纯型酸碱平衡紊乱又分为代谢性酸中毒、代谢性碱中毒、呼吸性酸中毒、呼吸性碱中毒。发生酸碱平衡紊乱后,通过机体的调节,血液 pH 值尚在正常范围之内的为代偿性酸中毒或碱中毒,血液 pH 值仍然低于或者高于正常范围的为失代偿性酸中毒或碱中毒。代谢性酸中毒或碱中毒是指血浆中 HCO_3^- 原发性减少或增多而导致的酸碱平衡紊乱,其机体的主要代偿调节有血液的缓冲作用、细胞内外离子交换、肺的代偿调节、肾的代偿调节;呼吸性酸中毒或碱中毒指血浆 H_2CO_3 原发性增加或减少而导致的酸碱平衡紊乱,其肺的代偿调节往往不起作用,以血液的缓冲作用、细胞内外离子交换、肾的代偿调节为主。酸碱平衡紊乱能引起心血管系统、中枢神经系统、神经肌肉等功能代谢变化,严重时甚至可危及生命。各种疾病中可出现不同的酸碱平衡紊乱类型。临床上可根据酸碱平衡常用指标的变化,结合原发病及其临床表现等作出正确判断,并给予及时恰当的治疗。

能力检测

一、A1 型题/A2 型题

1. 容易发生代谢性碱中毒的疾病是（　　）。

A. 肝脓肿 　　　　　　　　B. 小肠破裂 　　　　　　　　C. 肾结核

D. 上消化道出血 　　　　　E. 瘢痕性幽门梗阻

2. 血液 pH 的高低取决于血浆中（　　）。

A. HCO_3^- 浓度 　　　　　　　　　　　　B. $PaCO_2$

C. BB 　　　　　　　　　　　　　　　　　D. H_2CO_3 与 HCO_3^- 浓度的比值

E. SB

3. 血浆 H_2CO_3 浓度代偿性降低可见于（　　）。

A. 代谢性酸中毒 　　　　　B. 代谢性碱中毒 　　　　　C. 呼吸性酸中毒

D. 呼吸性碱中毒 　　　　　E. 以上四种酸碱失衡都可发生

4. 患者，女性，腹泻两天，来院时精神弱，口唇樱桃红，呼吸深而快，呼气有酮味，考虑患者出现的酸碱平衡紊乱类型为（　　）。

A. 代谢性酸中毒 　　　　　B. 代谢性碱中毒 　　　　　C. 呼吸性酸中毒

D. 呼吸性碱中毒 　　　　　E. 混合性碱中毒

5. 患者，男性，42 岁。肾功能不全 2 年，近日受凉加重，血肌酐增高，pH 值为 7.3。患者可能出现的酸碱平衡紊乱类型为（　　）。

A. 代谢性酸中毒 　　　　　B. 代谢性碱中毒 　　　　　C. 呼吸性酸中毒

D. 呼吸性碱中毒 　　　　　E. 混合性碱中毒

6. 患者，男性，65 岁。慢性支气管炎 10 年。pH 值为 7.3，$PaCO_2$ 60 mmHg，HCO_3^- 18 mmol/L。患者出现的酸碱平衡紊乱类型为（　　）。

A. 代谢性酸中毒 　　　　　B. 代谢性碱中毒 　　　　　C. 呼吸性酸中毒

D. 呼吸性碱中毒 　　　　　E. 混合性碱中毒

二、A3 型题/A4 型题

7～8 题共用题干

患者，男性，因肠梗阻呕吐引起代谢性酸中毒。

7. 其呼吸特点是（　　）。

A. 呼吸深而慢 　　　　　　B. 呼吸浅而慢 　　　　　　C. 呼吸深而快

D. 呼吸不规则 　　　　　　E. 呼吸深而慢

8. 皮肤颜色常表现为（　　）。

A. 皮肤潮红、口唇樱桃红 　B. 苍白 　　　　　　　　　C. 大理石色

D. 紫红色 　　　　　　　　E. 咖啡色

9～10 题共用题干

患者，男性，因心力衰竭引起下肢水肿入院。服用利尿剂两周后，pH 值为 7.52，$PaCO_2$ 50 mmHg，HCO_3^- 为 36 mmol/L。

9. 患者出现的酸碱平衡紊乱为（　　）。

A. 代谢性酸中毒 　　　　　B. 代谢性碱中毒 　　　　　C. 呼吸性酸中毒

D. 呼吸性碱中毒   E. 混合性碱中毒

10. 该患者尿液常为(　　)。

A. 酸性尿   B. 反常性酸性尿   C. 碱性尿

D. 正常尿   E. 有时酸性尿,有时碱性尿

三、B1 型题

11~12 题共用备选答案

A. 代谢性酸中毒   B. 代谢性碱中毒   C. 高钾血症

D. 呼吸性酸中毒   E. 呼吸性碱中毒

11. 肠瘘患者可发生(　　)。

12. 幽门梗阻可发生(　　)。

13~15 题共用备选答案

A. pH 值 B. BB   C. AB   D. $PaCO_2$ E. BE

13. 反应血液酸碱度变化的指标是(　　)。

14. 反应血浆 H_2CO_3 浓度变化的指标是(　　)。

15. 反应血浆实际 HCO_3^- 浓度变化的指标是(　　)。

(刘雪松)

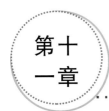

第十一章 发　热

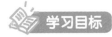
1. 熟悉发热的概念、原因及发生机制。
2. 熟悉发热时机体代谢、功能的变化。
3. 了解发热的过程、分期与分类。

第一节　发热的概念

发热是机体在致热原的作用下,体温调节中枢调定点上移而引起的调节性体温升高,一般超过正常体温的 0.5 ℃ 即称为发热。发热是很多疾病共有的一种病理过程和临床表现,也是许多疾病发生的重要信号,但不是一种单独的疾病。

正常情况下,人体体温相对恒定在 37 ℃ 左右,一昼夜上下波动不超过 1 ℃。除病理因素引起的病理性体温升高外,某些生理情况也可出现体温升高,如剧烈运动、月经前期等,称为生理性体温升高。病理性体温升高包括发热和过热两种类型。过热是指由于产热器官功能异常(如甲状腺功能亢进症)、散热障碍(如皮肤鱼鳞病和中暑)及体温调节障碍(如体温调节中枢损伤),体温不能维持在与调定点相适应的水平上,使体温被动性升高(图 11-1)。

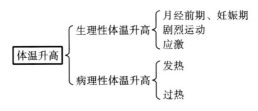

图 11-1　体温升高的分类

第二节　发热的原因与发生机制

一、发热的原因

通常,发热是由发热激活物作用于机体,激活产内生致热原细胞使之产生和释放内生

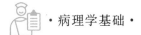

致热原,再经一系列环节引起体温升高。

（一）发热激活物

发热激活物是指能激活产内生致热原细胞产生和释放内生致热原的物质,包括外致热原和某些体内产物。

1. 外致热原

外致热原是指来自体外的致热物质。外致热原主要是各种微生物及其产物,包括细菌、病毒、真菌、疟原虫、支原体、衣原体等。其中革兰阴性菌的内毒素是最常见的外致热原。这种毒素耐热性高,一般方法很难清除,是血液制品和输液过程中的主要污染物。由生物病原体侵入机体引起的发热称为感染性发热。

2. 体内产物

体内产物是指体内产生的致热物质,包括抗原抗体复合物、尿酸盐结晶、无菌性坏死组织、恶性肿瘤细胞代谢产物、类固醇等。由这些非生物病原体引起的发热称为非感染性发热。

（二）内生致热原

内生致热原是指在发热激活物作用下,由机体产内生致热原细胞产生和释放的致热原。

（1）产内生致热原细胞:包括单核细胞、巨噬细胞、内皮细胞、淋巴细胞、神经胶质细胞及肿瘤细胞等。

（2）内生致热原的种类与性质:内生致热原主要有白细胞介素-1、肿瘤坏死因子、干扰素、白细胞介素-6等。内生致热原可通过多种途径作用于体温调节中枢,引起中枢发热介质的释放,继而引起调定点的上移,通过调温效应器的反应引起发热。

二、发热的发生机制

发热的发生机制和体温中枢的调节方式比较复杂,许多细节尚未完全阐明。目前大多以"调定点"学说来解释,发热的基本环节已基本明确,大致可分为三个环节。①发热激活物作用于产致热原细胞,使其产生和释放内生致热原。②内生致热原作用于下丘脑体温调节中枢,在中枢发热介质的介导下,使体温调定点上移。③调定点上移引起调温效应器反应。一方面通过交感神经使皮肤血管收缩,减少散热;另一方面通过运动神经使骨骼肌收缩,产热增加,从而引起体温升高(图11-2)。

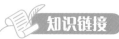

热 限

无论临床患者还是实验动物,发热时体温升高很少超过41 ℃,通常达不到42 ℃。发热时体温上升的高度被限制在一定范围内的现象称为热限。热限是机体重要的自我保护机制,对于防止体温无限上升而危及生命具有极其重要的意义。

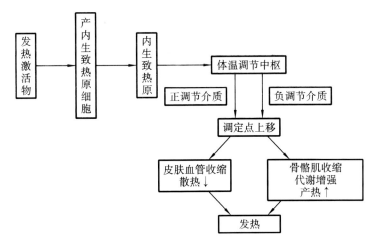

图 11-2　发热发生机制基本环节示意图

第三节　发热的过程、分期与分类

一、发热的过程与分期

发热的临床经过可分为三个时相(图 11-3)。

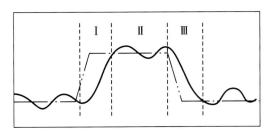

图 11-3　典型发热过程的三个时相

注：Ⅰ为体温上升期；Ⅱ为高热持续期；Ⅲ为体温下降期；— · · · — 为体温调定点动态曲线；～～为体温曲线。

（一）体温上升期

发热初期，调定点上移，使原来的正常体温变成了"冷刺激"，体温调节中枢对"冷"信息反应，发出神经信号，一方面通过交感神经兴奋引起皮肤血管收缩、血流减少，导致皮肤温度降低，散热减少；另一方面指令到达产热器官，引起骨骼肌不随意周期性收缩和物质代谢增强，产热增加，使患者的体温开始迅速或逐渐上升，称为体温上升期。此期的热代谢特点是产热增多，散热减少，产热大于散热，体温上升。临床表现主要为畏寒、寒战、皮肤苍白、出现"鸡皮"。

（二）高热持续期

当体温上升到与上移的调定点水平相适应的高度后，便不再上升，而是在与新调定点相适应的高水平上波动，称为高热持续期。此期的热代谢特点是体温与上移的调定点水平相适应，产热和散热在一个较高水平上保持相对平衡，保持高体温。由于此期体温已与调

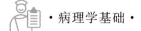

定点相适应,体温调节中枢的"冷刺激"逐渐消失,畏寒、寒战和"鸡皮"等停止,开始出现血管扩张等散热反应。患者自觉酷热,皮肤发红,口唇、皮肤干燥。

（三）体温下降期

由于发热激活物、内生致热原及发热介质的消除或得到控制,体温调节中枢的调定点恢复到正常水平。由于体温高于调定点,体温变成了"热刺激",体温调节中枢发出对"热刺激"的反应指令,通过调节作用使交感神经的紧张性活动降低,皮肤血管进一步扩张,散热增强,产热减少,体温开始下降,逐渐恢复到正常水平。此期的热代谢特点是散热增多,产热减少,散热大于产热,体温下降。由于高体温及皮肤温度感受器传来的热信息对发汗中枢的刺激,汗腺分泌增加,患者大量出汗。

二、发热的分类

根据腋下温度升高的程度不同,可将发热分为以下四类。

(1) 低热:37.2～38 ℃。

(2) 中等热:38.1～39 ℃。

(3) 高热:39.1～41 ℃。

(4) 超高热:41 ℃以上。

根据热型(即体温曲线的形态)不同,可将发热分为以下几类。

(1) 稽留热:体温恒定地维持在39～40 ℃,24 h内体温波动范围不超过1 ℃。稽留热常见于伤寒、大叶性肺炎等。

(2) 弛张热:体温高达39 ℃以上,波动幅度大,24 h内体温波动范围超过1 ℃,可达2～3 ℃。弛张热常见于败血症、脓毒败血症、风湿热、化脓性炎症等。

(3) 间歇热:体温骤升达高峰后持续数小时,又迅速降至正常水平,无热期可持续1天至数天,高热期与无热期反复交替出现。间歇热常见于疟疾、急性肾盂肾炎等。

(4) 波状热:体温逐渐上升达39 ℃或以上,数天后又逐渐下降至正常水平,持续数天后又逐渐升高,如此反复多次。波状热常见于布氏杆菌病。

(5) 回归热:体温骤然升高到39 ℃以上,持续数天后又骤然下降到正常水平;持续数天后又升高,高热期与无热期规律性相互交替。回归热可见于回归热、霍奇金病等。

(6) 不规则热:发热持续时间不定,热型体温曲线无一定规律。不规则热可见于结核病、小叶性肺炎、风湿热、瘤性发热等。

第四节 发热时机体代谢、功能的变化

一、机体代谢的变化

发热常伴有基础代谢率增高。体温每升高1 ℃,基础代谢率约提高13%。发热时蛋白质、糖原和脂肪分解增强,由于三大物质氧化不全,酸性代谢产物如乳酸、酮体产生增多,可发生代谢性酸中毒。发热患者感觉全身酸痛除与感染时的毒血症有关外,还与乳酸生成增多有关。发热期间,由于产热的需要,能量的消耗大大增加,而摄入又少,就会消耗自身物质(动员储备脂肪和组织蛋白质分解),机体出现消瘦与负氮平衡,并容易发生B族维生素和维生素 C 的缺乏。高热时皮肤和呼吸道水分蒸发增加,加上退热期大量出汗,机体易发生高渗性脱水。故应注意及时补充水分。

二、机体功能的变化

1. 中枢神经系统

发热时中枢神经系统兴奋性增高,但部分患者中枢神经系统处于抑制状态。患者可出现头痛、头晕、嗜睡,严重者可出现谵语和幻觉。6 个月至 4 岁的婴幼儿高热时易出现全身或局部肌肉抽搐,称为高热惊厥。这可能与小儿中枢神经系统尚未发育完善、高热导致的中枢神经异常兴奋及遗传有关。高热惊厥多在高热 24 h 内出现。高热惊厥患儿约 1/3 出现脑损伤,表现为智力滞后、癫痫等。应引起高度警惕。

2. 循环系统

体温每升高 1 ℃,心率约增加 18 次/分。因此发热患者通常心率会加快,但也有例外,如伤寒患者,体温 40 ℃,心率可仅为 80～90 次/分。心率加快使心排出量增加,有利于向代谢旺盛的发热机体供应更多的氧和代谢底物,但同时心脏的负荷也加重。特别是有些发热激活物(如内毒素)可直接造成心肌和血管功能的损害,导致循环功能不全。原有心功能低下的患者,发热就可能成为心力衰竭的诱因。在高热持续期和体温下降期,由于外周血管舒张和大量出汗,应注意预防因高热骤退发生虚脱,甚至外周循环衰竭。

3. 呼吸系统

发热时,血温升高及酸性代谢产物增多,刺激呼吸中枢,使呼吸加快。呼吸加快可增加散热,但也可引起呼吸性碱中毒。

4. 消化系统

发热时交感神经兴奋使消化液分泌减少、消化酶活性降低、胃肠蠕动减慢,导致口干、食欲不振、厌食、恶心等。由于食物在胃肠道停滞,发热患者也常出现腹胀、便秘等。

案例分析

患者,女性,18 岁。患者近 2 天自感全身发热,头痛,全身肌肉酸痛,食欲减退,来医院急诊检查并以发热待查收治入院。体格检查:体温 39.4 ℃,脉搏 100 次/分,呼吸 22 次/分,血压 100/72 mmHg。咽部充血,两肺呼吸音稍粗糙。化验:白细胞总数 $19.3×10^9/L$,中性粒细胞 0.83。

入院后,给予抗生素及输液治疗,在输液过程中出现寒战、全身发抖,烦躁不安,体温达 41.3 ℃,心率达 120 次/分,呼吸浅快。停止输液,肌内注射异丙嗪 25 mg,给予酒精擦浴,头部置冰袋。次日,体温逐渐降低,出汗较多。继续输液及抗生素治疗,3 天后体温退至 37 ℃,住院 6 天后治愈出院。

问题:

1. 患者输液过程中出现寒战、浑身发抖、体温升高等,属于何种反应?为什么?

2. 用病理知识解释患者的临床表现:头痛、食欲减退、出汗、呼吸、心率快。

3. 为什么对患者采用酒精擦浴、头部置冰袋?

小　结

发热是机体在致热原的作用下,体温调节中枢调定点上移而引起的调节性体温升高,一般超过正常体温的 0.5 ℃ 即称为发热。发热激活物是指能激活产内生致热原细胞产生和释放内生致热原的物质,包括外致热原和某些体内产物。外致热原主要是各种微生物及其产物。体内产物包括抗原抗体复合物、尿酸盐结晶、无菌性坏死组织、恶性肿瘤细胞代谢产物、类固醇等。发热的发生机制目前大多以"调定点"学说来解释,发热有三个基本环节:①发热激活物作用于产致热原细胞,使其产生和释放内生致热原;②内生致热原作用于下丘脑体温调节中枢,在中枢发热介质的介导下,使体温调定点上移;③调定点上移引起调温效应器反应。一方面通过交感神经使皮肤血管收缩,减少散热;另一方面通过运动神经使骨骼肌收缩,产热增加,从而引起体温升高。发热的临床经过可分为三个时相:①体温上升期:热代谢特点是产热增多,散热减少,产热大于散热,体温上升;②高热持续期:热代谢特点是体温与上移的调定点水平相适应,产热和散热在一个较高水平上保持相对平衡,保持高体温;③体温下降期:热代谢特点是散热增多,产热减少,散热大于产热,体温下降。发热常伴有基础代谢率增高,蛋白质、糖原和脂肪分解增强,并容易发生 B 族维生素和维生素 C 的缺乏及高渗性脱水。同时机体可出现一系列中枢神经系统、循环系统、呼吸系统和消化系统等功能紊乱的表现。发热过程中要特别注意预防热惊厥及高热骤退引起虚脱的发生。

能力检测

一、A1 型题/A2 型题

1. 发热是体温调定点（　　）。

A. 上移,引起的主动性体温升高　　　　　B. 下移,引起的主动性体温升高

C. 上移,引起的被动性体温升高　　　　　D. 下移,引起的被动性体温升高

E. 不变,引起的主动性体温升高

2. 下述哪种情况的体温升高属于发热？（　　）

A. 妇女月经前期　　　　B. 妇女妊娠期　　　　C. 剧烈运动后

D. 中暑　　　　E. 流行性感冒

3. 发热激活物的作用部位是（　　）。

A. 下丘脑体温调节中枢　　B. 骨骼肌　　　　C. 产内生致热原细胞

D. 皮肤血管　　　　E. 汗腺

4. 输液引起发热反应的常见原因包括（　　）。

A. 输入的液体量过多　　B. 输液的压力过大　　　　C. 输液的时间过久

D. 输入致过敏的物质　　E. 输入致热的物质

5. 患儿,4 岁。突然出现发热、惊厥,经询问有不洁饮食史,该患儿可能患（　　）。

A. 急性上呼吸道感染　　B. 急性支气管炎　　　　C. 急性细菌性痢疾

D. 急性喉炎　　　　E. 急性肾小球肾炎

6. 患者,男性,37 岁。出差中感染了疟疾,发作时明显寒战,全身发抖,面色苍白,口唇发绀,寒战持续约 10 min,体温骤升至 40 ℃,持续约 3 h,体温又骤降至正常。经过几天的间歇期后,又再次发作,此患者发热的热型是（　　）。

A. 波状热　　B. 稽留热　　C. 弛张热　　D. 间歇热　　E. 不规则热

7. 患者,男性,38 岁。在高温下持续工作 10 h,现意识不清入院。患者皮肤湿冷,血压 70/50 mmHg,脉搏细速,体温 37.2 ℃,心率 116 次/分,此时首要的护理问题是(　　)。

A. 有感染的危险　　　　　B. 清理呼吸道无效　　　　　C. 知识缺乏

D. 体温过高　　　　　　　E. 体液不足

8. 患儿,女,2 岁。因发热 2 天伴厌食、乏力来诊。体格检查:烦躁、体温 39.8 ℃,咽充血。此时首要的护理问题是(　　)。

A. 体温过高　　B. 体液不足　　C. 厌食　　　　D. 知识缺乏　　E. 烦躁

二、A3 型题/A4 型题

9～10 题共用题干

患者,男,25 岁。以突然畏寒、高热,伴恶心、呕吐就诊。体格检查:体温 40 ℃,心率 120 次/分,呼吸 28 次/分,血压 60/40 mmHg,右下肺呼吸音低,可闻及湿性啰音,血常规白细胞 $12×10^9$/L,中性粒细胞 0.9,诊断为休克性肺炎。

9. 对该患者治疗中,首先应采取的措施是(　　)。

A. 补充血容量　　　　　　B. 选用氨基糖苷类抗生素　　C. 尽早使用退热药

D. 吸氧　　　　　　　　　E. 肾上腺皮质激素

10. 对该患者的护理措施错误的是(　　)。

A. 给予患者头低足高位　　B. 给予保暖　　　　　　　　C. 迅速建立静脉通道

D. 吸氧　　　　　　　　　E. 保持呼吸道通畅

三、B1 型题

11～13 题共用备选答案

A. 血液温度高于体温调定点的阈值,体温不断升高

B. 血液温度低于体温调定点的阈值,体温不断升高

C. 血液温度等于体温调定点的阈值,体温不再升高

D. 血液温度高于体温调定点的阈值,体温开始回降

E. 血液温度低于体温调定点的阈值,体温开始回降

11. 高热持续期(　　)。

12. 体温下降期(　　)。

13. 体温上升期(　　)。

14～16 题共用备选答案

A. 散热减少,产热增加,体温升高

B. 产热减少,散热增加,体温升高

C. 散热减少,产热增加,体温保持高水平

D. 产热减少,散热增加,体温降低

E. 产热与散热在高水平上相对平衡,体温保持高水平

14. 高热持续期热代谢特点是(　　)。

15. 体温下降期热代谢特点是(　　)。

16. 体温上升期热代谢特点是(　　)。

(李　平)

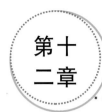

第十二章 缺 氧

学习目标

1. 熟悉低张性缺氧、血液性缺氧的概念、原因及血氧指标的变化。
2. 了解循环性缺氧、组织性缺氧的概念、原因及血氧指标的变化。
3. 了解缺氧时机体功能、代谢的变化。

氧是维持生命活动所必需的物质之一。成年人静息状态下需氧量约为 250 mL/min，剧烈活动后会增加 8～10 倍，而机体储存的氧量仅 1500 mL。因此，一旦呼吸、心跳停止，数分钟内就可能死于缺氧。缺氧是临床上极常见又极重要的一个病理过程。

第一节 缺氧的概念

缺氧是指组织供氧减少或利用氧障碍引起细胞发生代谢、功能和形态结构异常变化的病理过程。

机体由呼吸系统从外界吸入氧气，经血液循环系统运输到全身，最后为细胞代谢所利用，其中任何一个环节发生障碍都可能导致缺氧。组织的供氧和耗氧量可以代表机体是否缺氧，而血氧指标是反映组织的供氧量和耗氧量的重要参数。

第二节 常用的血氧指标

一、血氧分压

血氧分压（PO_2）为物理状态下，溶解于血液中的氧产生的张力。在海平面并处于静息状态下，正常成人动脉血氧分压（PaO_2）约为 100 mmHg，主要取决于吸入气体的氧分压和外呼吸功能；静脉血氧分压（PvO_2）为 40 mmHg，主要取决于组织摄取和利用氧的能力。

二、血氧容量

血氧容量为 100 mL 血液中的血红蛋白被氧充分饱和时的最大带氧量，取决于血液中血红蛋白的质（与氧结合的能力）和量。它的高低反映血液携氧的能力。血氧容量的正常值约为 20 mL/dL。

三、血氧含量

血氧含量（CO_2）为 100 mL 血液的实际带氧量，主要是血红蛋白实际结合的氧量和极小量溶解于血浆中的氧。动脉血氧含量（CaO_2）正常约为 19 mL/dL；静脉血氧含量（CvO_2）约为 14 mL/dL。血氧含量取决于血氧分压和血氧容量。动脉血氧分压明显降低或血红蛋白结合氧能力降低，或单位容积血液内血红蛋白量减少，都可能使血氧含量减少。动-静脉血氧含量差反映组织的摄氧量或组织对氧的消耗量，正常值约为 5 mL/dL。

四、血氧饱和度

血氧饱和度是指血红蛋白结合氧的百分数，主要取决于血氧分压。正常动脉血氧饱和度（SaO_2）为 95％～97％，静脉血氧饱和度（SvO_2）为 75％。

第三节　缺氧的原因和类型

根据缺氧的原因和血氧变化的特点，可将缺氧分为四种类型。

一、低张性缺氧

低张性缺氧是以动脉血氧分压降低为基本特征的缺氧，又称为乏氧性缺氧。其主要特点是动脉血氧分压降低，动脉血氧含量减少。

（一）原因

1. 吸入气氧分压过低

吸入气氧分压过低多见于海拔 4000 m 以上的高原或高空，也可发生于通风不好的矿井、坑道。由于吸入的大气中氧分压下降，肺泡气和动脉血氧分压也随之下降，从而引起组织缺氧，此型缺氧又称大气性缺氧。

2. 外呼吸功能障碍

肺的通气功能障碍或换气功能障碍可致外呼吸功能障碍，从而导致低张性缺氧，又称为呼吸性缺氧。

3. 静脉血分流入动脉

静脉血分流入动脉常见于右向左分流的先天性心脏病，如室间隔缺损伴有肺动脉狭窄或肺动脉高压时，由于右心的压力高于左心，出现右向左分流，静脉血掺入动脉血中，导致动脉血氧分压降低。

（二）血氧变化的特点

低张性缺氧时，动脉血氧分压、动脉血氧含量和动脉血氧饱和度均降低。由于血红蛋白的质和量无异常变化，故血氧容量一般是正常的。由于动脉血氧分压降低、动脉血氧含量减少，使同量血液弥散给组织利用的氧量减少，故动-静脉血氧含量差一般是减少的。但由于慢性缺氧时，组织利用氧的能力代偿性增强，则动-静脉血氧含量差也可变化不显著。

低张性缺氧时，动脉血和静脉血中的氧合血红蛋白含量降低，脱氧血红蛋白增多。如

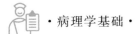

毛细血管中脱氧血红蛋白的平均浓度超过 5 g/dL 时,可使皮肤和黏膜呈青紫色,称为发绀。

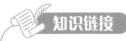

缺氧与发绀的关系

当毛细血管中脱氧血红蛋白的平均浓度超过 5 g/dL 时,暗红色的脱氧血红蛋白可使皮肤、黏膜呈青紫色,称为发绀。发绀是缺氧的表现,但缺氧的患者不一定都有发绀,如严重贫血所致的血液性缺氧,由于患者血液中血红蛋白数量减少,其中脱氧血红蛋白平均浓度低于 5 g/dL,故患者表现为面色苍白,可无发绀;有发绀的患者也可能不缺氧,如真性红细胞增多症,患者的红细胞数目、血红蛋白显著地超过正常水平。此种患者可表现为发绀,但却不一定缺氧。

二、血液性缺氧

氧与血红蛋白结合是血液携带氧的主要形式。由于血红蛋白的质或量改变,以致血液携带氧的能力降低而引起的缺氧称为血液性缺氧。由于氧分压正常,血液性缺氧又称为等张性缺氧。

(一)原因

1. 贫血

严重贫血时血红蛋白含量减少,血液携带氧量降低,供给细胞的氧不足,又称为贫血性缺氧。

2. 一氧化碳中毒

一氧化碳与血红蛋白的亲和力是氧的 210 倍。当吸入气中有 0.1% 一氧化碳时,约50% 的血红蛋白与一氧化碳形成碳氧血红蛋白而失去携带氧的能力。此外,一氧化碳还能抑制红细胞内的糖酵解,导致血红蛋白与氧的亲合力增高,使氧合血红蛋白中的氧不易释出,进一步加重组织缺氧。

3. 高铁血红蛋白血症

血红蛋白中的二价铁在氧化剂的作用下,可氧化成三价铁,形成高铁血红蛋白。高铁血红蛋白中的三价铁与羟基牢固结合而失去携带氧的能力,使组织缺氧。这常见于食用大量含硝酸盐的腌菜后,经肠道细菌作用将硝酸盐还原为亚硝酸盐,后者吸收后可使大量血红蛋白氧化成高铁血红蛋白而形成高铁血红蛋白血症,可使皮肤、黏膜呈咖啡色或青石板色,称为肠源性发绀。

(二)血氧变化的特点

血液性缺氧时由于外呼吸功能正常,故动脉血氧分压、动脉血氧饱和度正常,但因血红蛋白数量减少或性质改变,使血氧容量降低,因而动脉血氧含量减少,动-静脉血氧含量差低于正常。

血液性缺氧的患者一般无发绀。严重贫血患者面色苍白,因其脱氧血红蛋白不易达到 5 g/dL,故不会出现发绀;一氧化碳中毒患者血液中碳氧血红蛋白增多,碳氧血红蛋白颜色鲜红,故患者皮肤和黏膜呈樱桃红色;高铁血红蛋白呈棕褐色,患者皮肤和黏膜呈咖啡色或青石板色。

三、循环性缺氧

由于组织血流量减少使组织供氧量不足所引起的缺氧称为循环性缺氧,又称低动力性缺氧。循环性缺氧可分为缺血性缺氧和淤血性缺氧。

(一)原因

1. 组织缺血

由于动脉压降低或动脉阻塞造成组织血液灌注量不足,组织缺血缺氧,称为缺血性缺氧。这主要见于休克和心力衰竭,患者因心排出量减少可造成全身组织缺血缺氧,也可见于动脉血栓形成、动脉炎或动脉粥样硬化造成的动脉狭窄或阻塞,可引起局部器官和组织缺血性缺氧。

2. 组织淤血

静脉压升高可使血液回流受阻,毛细血管床淤血造成组织缺氧,称为淤血性缺氧。这主要见于心力衰竭,心力衰竭可造成心房压升高,大静脉回流受阻,全身组织淤血缺氧,也可见于静脉栓塞或静脉炎,它们可引起某支静脉回流障碍,造成局部组织的淤血性缺氧。

(二)血氧变化的特点

循环性缺氧时,动脉血氧分压、血氧容量、动脉血氧含量、动脉血氧饱和度均正常。但由于血流缓慢,血液流经毛细血管的时间延长,组织从单位容积的血液中摄取的氧较多,故静脉血氧含量降低,动-静脉血氧含量差增大。缺血性缺氧的患者,因供应组织的血量不足,皮肤可苍白。淤血性缺氧的患者,血液淤积在毛细血管床形成了更多的脱氧血红蛋白,因而出现发绀。

四、组织性缺氧

在供氧正常的情况下,由于组织细胞利用氧障碍所导致的缺氧称为组织性缺氧,又称为氧利用障碍性缺氧。

(一)原因

1. 组织中毒

氰化物、硫化物、砷化物、甲醛、磷等毒物,可抑制呼吸链的酶类而影响细胞的生物氧化过程,引起组织性缺氧。最典型的是氰化物中毒。各种氰化物可由呼吸道、消化道或皮肤进入体内,迅速与氧化型细胞色素氧化酶的三价铁结合为氰化高铁细胞色素氧化酶,使之不能还原成还原型细胞色素氧化酶,以致呼吸链的电子传递无法进行,呼吸链中断,组织不能利用氧而死亡。

2. 线粒体损伤

人体生理活动所需的能量大部分是在线粒体生成的,线粒体是进行生物氧化的主要场所。细菌毒素、严重缺氧、高压氧和大剂量放射线照射等均可以抑制线粒体呼吸功能或造成线粒体结构损伤,引起组织细胞生物氧化障碍而导致缺氧。

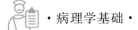

3. 维生素缺乏

维生素 B_1 是丙酮酸脱氢酶的辅酶成分,维生素 B_2 是黄素酶的辅酶成分,维生素 PP 是辅酶 Ⅰ 和辅酶 Ⅱ 的组成成分。因此,维生素严重缺乏,可妨碍呼吸酶的生成,抑制组织细胞生物氧化,引起氧利用障碍。如脚气病患者,因维生素 B_1 缺乏导致丙酮酸氧化脱羧障碍,影响细胞有氧氧化过程。

(二)血氧指标的变化

组织性缺氧时动脉血氧分压、血氧容量、动脉血氧含量、动脉血氧饱和度均正常。由于组织不能充分利用氧,使静脉血氧分压和血氧含量均高于正常,故动-静脉血氧含量差减小。由于毛细血管中氧合血红蛋白增多,故皮肤、黏膜可呈玫瑰红色。

缺氧虽分为以上四种类型,但临床上所见的缺氧常为混合型缺氧。如:心力衰竭时,既有循环障碍引起的循环性缺氧,又可继发肺淤血、水肿而引起低张性缺氧;又如感染性休克,可引起循环性缺氧,还可因内毒素损伤细胞引起组织利用氧出现功能障碍而导致组织性缺氧,并发休克肺时可有低张性缺氧。因此,临床上对具体患者要做全面具体的分析。各型缺氧的血氧变化特点见表 12-1。

表 12-1 各型缺氧的血氧变化特点

缺氧类型	动脉血氧分压	动脉血氧饱和度	血氧容量	动脉血氧含量	动-静脉血氧含量差
低张性缺氧	↓	↓	N	↓	↓ 或 N
血液性缺氧	N	N	↓ 或 N	↓ 或 N	↓
循环性缺氧	N	N	N	N	↑
组织性缺氧	N	N	N	N	↓

注:↑表示增高;↓表示降低;N 表示正常。

 案例分析

患者,男性,77 岁。因咳嗽、咳痰、喘憋加重伴发热 3 天入院。患者 20 年前开始反复发作咳嗽、咳痰并有时伴喘憋,冬季加重。体格检查:口唇、指尖部皮肤发绀。体温 38.9 ℃,脉搏 120 次/分。胸廓略呈桶状,肋间隙稍增宽,双肺呼吸音粗并可闻及大量痰鸣音。辅助检查:白细胞 $13.9 \times 10^9/L$、红细胞 $6.0 \times 10^{12}/L$;pH 值为 7.14,$PaCO_2$ 42 mmHg,PaO_2 80 mmHg;胸部 X 片提示双肺纹理加重,右下肺片絮状阴影。

问题:

1. 该患者有无缺氧?如果有,是何种类型的缺氧?

2. 说出其诊断依据。

第四节 缺氧时机体功能、代谢的变化

缺氧对机体的影响分为抗损伤(代偿性反应)和损伤性变化两大类。缺氧对机体的影响因缺氧的原因、速度、程度和患者的反应性而不同。轻度缺氧主要引起机体代偿性反应,而重度缺氧则可造成细胞的功能和代谢障碍,甚至结构破坏;急性缺氧时由于机体来不及充分代偿,以损伤表现为主。慢性缺氧时机体的代偿反应和缺氧的损伤作用同时存在。下面以低张性缺氧为例,说明缺氧对机体的影响。

一、呼吸系统的变化

(一)代偿性反应

动脉血氧分压低于 60 mmHg 时可刺激颈动脉体和主动脉体的外周化学感受器,反射性地引起呼吸加深、加快。呼吸运动增强的代偿意义在于:①使肺泡通气量增加,肺泡气氧分压升高,从而增加动脉血氧分压;②胸廓运动的增强使胸腔负压增大,可促进静脉回流,使心输出量和肺血流量增加,有利于氧的摄取和运输,从而提高组织的供氧量。低张性缺氧时呼吸的改变与缺氧持续的时间有关。缺氧早期呼吸兴奋使肺通气量增加,长期缺氧时呼吸运动减弱。肺通气量的增加是对急性缺氧最重要的代偿反应。

(二)损伤性变化

急性低张性缺氧时(如快速进入海拔 4000 m 以上高原),少数人可在 1~4 天内发生肺水肿,称高原肺水肿。表现为头痛、胸闷、呼吸困难、发绀、咳嗽、咳出大量白色或粉红色泡沫样痰,甚至神志不清。高原肺水肿一旦发生,将明显加重机体缺氧,如不及时抢救,可致患者死亡;如能及时给氧或将患者移至低处,肺水肿可很快缓解。

二、循环系统的变化

(一)代偿性反应

1. 心输出量增加

心输出量增加主要是由于:①动脉血氧分压降低引起交感神经兴奋、儿茶酚胺释放增多,使心率加快及心肌收缩力增强;②胸廓运动幅度增大和心脏活动增强导致回心血量增加和心输出量增多。心输出量增加对急性缺氧有一定的代偿意义。

2. 肺血管收缩

急性缺氧引起肺血管收缩的机制不十分清楚。肺血管的收缩有利于维持肺泡通气与血流的适当比例,使流经这部分肺泡的血液仍能获得较充分的氧,从而维持较高的动脉血氧分压。

3. 血流重新分布

缺氧时,皮肤、腹腔器官因交感神经兴奋引起血管收缩;心、脑血管因局部组织代谢产物的扩血管作用而扩张,血流量增加。这种血流分布的改变有利于保证生命重要器官氧的供应。

4. 毛细血管增生

长期慢性缺氧可促使缺氧组织内毛细血管增生,密度增加。后者可缩短血氧弥散至组织细胞的距离,从而增加对组织细胞的供氧量。

(二)损伤性变化

1. 肺动脉高压

慢性缺氧所致的肺血管持续收缩可增加肺循环阻力,引起肺动脉高压。肺动脉高压可

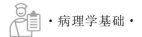

加重右心室负荷,导致慢性肺源性心脏病、右心肥大甚至心力衰竭。

2. 心肌舒缩功能降低

严重缺氧可降低心肌的舒缩功能,甚至导致心肌细胞变性、坏死。

3. 心律失常

严重缺氧可引起窦性心动过缓、期前收缩,甚至发生心室颤动。

4. 回心血量减少

严重缺氧可直接抑制呼吸中枢,使胸廓运动减弱,导致回心血量减少。同时,严重缺氧使体内产生大量乳酸、腺苷等扩血管物质,大量血液淤积在外周血管,导致回心血量减少和心输出量减少,使组织的供氧量进一步减少。

三、血液系统的变化

（一）代偿性反应

1. 红细胞和血红蛋白增多

慢性缺氧时红细胞增多主要是由于肾生成和释放促红细胞生成素增加,骨髓造血增强所致,如久居高原者红细胞和血红蛋白数量明显高于平原地区的居民。

2. 红细胞向组织释放氧的能力增强

缺氧时,红细胞内 2,3-二磷酸甘油酸增加,使血红蛋白与氧的亲和力降低,有利于将结合的氧释放出来供组织细胞利用。

（二）损伤性变化

血液中的红细胞过度增加会引起血液黏稠度增高,血流阻力增大,心脏的后负荷增高,这是缺氧诱发心力衰竭的重要原因之一。严重缺氧时,红细胞内过多的 2,3-二磷酸甘油酸将妨碍血红蛋白与氧结合,使动脉血氧含量过低,供应组织的氧将严重不足。

四、中枢神经系统的变化

脑所需能量主要来自葡萄糖氧化,脑耗氧量约为总耗氧量的 23%,而脑内葡萄糖和氧的储备很少,所以脑对缺氧十分敏感。缺氧所致的中枢神经系统功能障碍与脑水肿和脑细胞受损有关。急性缺氧可出现头痛,情绪激动,思维能力、记忆力、判断力降低或丧失以及运动不协调,严重者可出现惊厥、昏迷甚至死亡。慢性缺氧时表现有注意力不集中、易疲劳、嗜睡及精神抑郁等症状。

五、组织细胞的变化

（一）代偿性反应

缺氧时,组织细胞可发生一些适应性变化,表现为利用氧的能力和无氧酵解过程增强,以获得维持生命活动所必需的能量。

1. 组织细胞利用氧的能力增强

慢性缺氧时,细胞内线粒体的数目和细胞膜的表面积均增加,呼吸链中的酶含量增加,酶活性增高,使细胞利用氧的能力增强。如胎儿在母体内处于相对缺氧的环境,其细胞线粒体的呼吸功能为成年者的 3 倍。

2. 糖酵解增强

磷酸果糖激酶是糖酵解的限速酶。缺氧时,ATP 生成减少,ATP 与 ADP 的比值降低,可激活磷酸果糖激酶,使糖酵解增强,可在一定程度上补偿能量的不足。

3. 肌红蛋白增加

慢性缺氧可使骨骼肌内肌红蛋白含量增多。肌红蛋白与氧的亲和力明显高于血红蛋白与氧的亲和力。当氧分压为 10 mmHg 时,血红蛋白的氧饱和度约为 10%,而肌红蛋白的氧饱和度可达 70%。因此,肌红蛋白可从血液中摄取更多的氧,增加氧在体内的储存。在动脉血氧分压进一步降低时,肌红蛋白可释放出一定量的氧供细胞利用。

4. 低代谢状态

缺氧可使细胞的耗能过程减弱,如糖、蛋白质合成减少及离子泵功能抑制等,使细胞处于低代谢状态,减少能量的消耗,有利于机体在缺氧环境中生存。

（二）损伤性变化

缺氧造成的细胞损伤主要表现为细胞膜、线粒体及溶酶体的变化。

1. 细胞膜的损伤

细胞膜是细胞缺氧最早发生的损伤部位。缺氧时细胞膜对离子的通透性升高,导致钠离子、钙离子内流,钾离子外流,从而引起细胞水肿等,加重组织细胞的损伤。

2. 线粒体的损伤

严重缺氧时,除线粒体功能障碍外,还可见线粒体肿胀、嵴断裂崩解、钙盐沉积、外膜破裂和基质外溢等结构损伤。

3. 溶酶体的损伤

缺氧导致酸中毒,使溶酶体膜磷脂被分解,细胞膜通透性增高,严重时溶酶体肿胀、破裂,大量溶酶体酶释出,引起细胞自溶和周围组织的损伤。

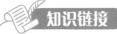知识链接

缺氧的治疗

吸氧是治疗缺氧的基本方法,对各种类型的缺氧均有一定的疗效,但疗效因缺氧的类型不同而异。对低张性缺氧患者,吸氧可提高肺泡气氧分压,使动脉血氧分压和动脉血氧饱和度提高,增加动脉血氧含量,故吸氧是最有效的治疗方法。对于左至右分流的患者,因吸入的氧无法与那些流入左心的静脉血液起氧合作用,一般吸氧对改善此类缺氧的作用较小;血液性缺氧、循环性缺氧和组织性缺氧的共同特点是动脉血氧分压和动脉血氧饱和度正常。吸入高浓度氧虽然可以提高动脉血氧分压,但与血红蛋白结合的氧量增加有限,主要增加的是血浆内物理溶解的氧量。所以吸入高压氧对动脉血氧分压正常的缺氧患者也有一定的治疗作用。因氧可与一氧化碳竞争和血红蛋白结合,从而促进一氧化碳的排出,故对一氧化碳中毒的患者有很好的疗效。

需要指出:吸氧时应注意吸氧的浓度和时间,防止发生氧中毒。

小　结

　　缺氧是指组织供氧减少或利用氧障碍引起细胞发生代谢、功能和形态结构异常变化的病理过程。组织的供氧和耗氧量可以代表机体是否缺氧,而血氧分压、血氧容量、血氧含量及血氧饱和度是反映组织的供氧量和耗氧量的重要指标。根据缺氧的原因和血氧变化的特点可将缺氧分为四种类型:低张性缺氧、血液性缺氧、循环性缺氧和组织性缺氧。缺氧虽分为以上四型,但临床上所见的缺氧常为混合型缺氧。因此,临床上对具体患者要做全面具体的分析。缺氧对机体的影响因缺氧发生的速度、程度、持续时间、缺氧范围及机体的功能、代谢状态不同分为抗损伤(代偿性反应)和损伤性两大类。轻度缺氧主要引起机体代偿性反应,而重度缺氧则可造成细胞的功能和代谢障碍,甚至结构破坏。急性缺氧时由于机体来不及代偿,以损伤表现为主。慢性缺氧时机体的代偿反应和缺氧的损伤作用同时存在。缺氧主要是对呼吸系统、循环系统、血液系统、中枢神经系统及组织细胞等产生影响。总的来说,心排出量增加可在缺氧时立即产生,故肺通气量及心排出量增加是急性缺氧时主要的代偿方式,但这些代偿活动本身增加了能量和氧的消耗。红细胞增加和组织利用氧的能力增强是慢性缺氧时的主要代偿方式,通过提高血液的携氧能力和更充分地利用氧,增加对缺氧的耐受性。由于其本身不增加耗氧,这是较为经济的代偿方式。

能力检测

一、A1 型题/A2 型题

1. 高原居民对缺氧的代偿主要是通过(　　　)。

A. 心跳加快 　　　　　　　　　　　B. 肺血管收缩

C. 呼吸增强 　　　　　　　　　　　D. 红细胞增加和组织利用氧的能力增强

E. 心肌收缩力增强

2. 下列哪种患者临床上不出现发绀?(　　　)

A. 急性肺炎 　　　　B. 严重贫血 　　　　C. 自发性气胸

D. 右心衰竭 　　　　E. 慢性阻塞性肺气肿

3. 确定给氧浓度的首要指标是(　　　)。

A. 发绀的轻重 　　　　B. 病情和血气分析 　　　　C. 呼吸困难的程度

D. 神志状态 　　　　E. 肺功能检查结果

4. 一氧化碳中毒的主要诊断依据是(　　　)。

A. 血液中氧分压降低 　　　　　　　B. 血液中胆碱酯酶活性降低

C. 碳氧血红蛋白化验阳性 　　　　　D. 血液中脱氧血红蛋白超过 5 g/dL

E. 血液中血红蛋白量小于 7 g/dL

二、A3 型题/A4 型题

5~7 题共用题干

　　患者,男性,82 岁。慢性肺源性心脏病,近半月来咳嗽、咳痰,今晨呼吸困难加重,神志恍惚,烦躁不安。体格检查:体温 36.4 ℃,脉搏 120 次/分,血压 130/80 mmHg,呼吸 38次/分,口唇发绀,两肺底闻及湿性啰音。

5. 患者最主要的缺氧类型是（　　）。

A. 低张性缺氧　　　　　B. 缺血性缺氧　　　　　C. 组织性缺氧

D. 淤血性缺氧　　　　　E. 血液性缺氧

6. 该患者适宜的体位是（　　）。

A. 仰卧位　　　　　　　B. 侧卧位　　　　　　　C. 头高足低位

D. 半坐卧位　　　　　　E. 仰卧位

7. 对患者进行吸氧，下列正确的是（　　）。

A. 间断吸氧　　　　　　B. 持续低流量吸氧　　　C. 高流量吸氧

D. 高浓度吸氧　　　　　E. 无需湿化吸氧

三、B1 型题

8～10 题共用备选答案

A. 低张性缺氧　　　　　B. 组织性缺氧　　　　　C. 一氧化碳中毒

D. 肠源性发绀　　　　　E. 循环性缺氧

8. 皮肤呈鲜红色或玫瑰红色（　　）。

9. 皮肤呈咖啡色或青石板色（　　）。

10. 皮肤呈樱桃红（　　）。

（金　雪）

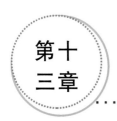

第十三章　弥散性血管内凝血

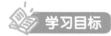

1. 熟悉 DIC 的概念、原因和发生机制。
2. 熟悉 DIC 时机体主要功能、代谢的变化。
3. 了解影响 DIC 发生、发展的因素。
4. 了解 DIC 的分期与分型。

第一节　DIC 的概念

弥散性血管内凝血(DIC)是指在致病因子作用下,大量促凝物质入血,凝血因子和血小板被激活,引起血管内广泛微血栓形成,同时或继发纤维蛋白溶解系统亢进,临床上出现出血、贫血、休克和器官功能障碍等表现的病理过程。

DIC 不是一种独立的疾病,而是许多疾病发展过程中的一种并发症。DIC 发生率为 0.2‰～0.5‰,但因早期不易诊断,且治疗较复杂,故死亡率高达 50%～60%。

第二节　DIC 的原因和发生机制

一、DIC 的原因

引起 DIC 的原发病或病理过程称为 DIC 的病因,以感染性疾病最常见(表 13-1)。

表 13-1　DIC 的常见病因

类　　型	常见临床疾病
感染性疾病	内毒素血症、败血症、细菌、病毒、真菌、螺旋体感染等
恶性肿瘤	呼吸系统、消化系统、泌尿生殖系统等的恶性肿瘤及白血病等
产科意外	胎盘早剥、宫内死胎、羊水栓塞、子宫破裂等
严重组织损伤	大手术、严重软组织创伤、挤压综合征、大面积烧伤等

第十三章 | 弥散性血管内凝血

二、DIC 的发生机制

知识链接

凝 血 系 统

凝血过程是血浆中凝血因子有序活化,最终使纤维蛋白原转变为纤维蛋白的过程,包括内源性凝血系统和外源性凝血系统(图 13-1)。

(1) 内源性凝血系统:凝血因子Ⅻ被胶原纤维或其他表面带负电荷的物质激活为Ⅻa,Ⅻa 依次激活凝血因子Ⅺ、Ⅸ、Ⅷ、Ⅹ、Ⅴ和相应的激酶,形成凝血酶原激活物,将凝血酶原转化为凝血酶,凝血酶将纤维蛋白原转化为纤维蛋白,引起凝血。

(2) 外源性凝血系统:组织破坏后释放的组织因子进入血液,与凝血因子Ⅶ、Ca^{2+}一起组成复合物,激活凝血因子Ⅹ,之后的途径同内源性凝血系统。

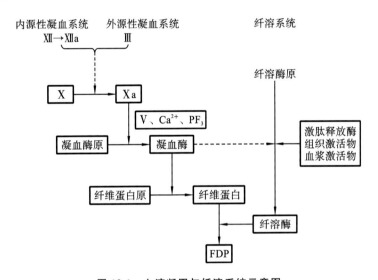

图 13-1　血液凝固与纤溶系统示意图

DIC 的发生机制比较复杂,它主要是通过下面几个环节导致的。

(一) 组织损伤,组织因子释放,启动外源性凝血系统

正常组织(如脑、肺、胎盘等)和恶性肿瘤组织中含有大量组织因子。在大面积组织损伤(如严重创伤、挤压综合征、大面积烧伤等)、病理产科、外科大手术、恶性肿瘤或实质性脏器坏死、严重感染等情况下,组织发生严重损伤,大量组织因子释放入血,启动外源性凝血系统,引起血液凝固。因此,组织损伤是 DIC 最重要的起始环节之一。

(二) 血管内皮细胞损伤,凝血、抗凝血调控失调

细菌及其内毒素、病毒、抗原抗体复合物、持续缺血缺氧、酸中毒和高热等均可引起血管内皮细胞损伤。一方面暴露基底膜胶原,激活凝血因子Ⅻ,启动内源性凝血系统,另一方面释放组织因子,启动外源性凝血系统。同时,Ⅻa 还能通过激活激肽释放酶原而相继激活激肽、补体和纤溶系统,最终导致 DIC 的发生。

· 173 ·

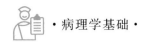

（三）血细胞破坏和血小板被激活

1. 红细胞大量破坏

红细胞大量破坏常见于异型输血和恶性疟疾等。红细胞含有磷脂和 ADP。磷脂既有直接的促凝作用，又能促进血小板释放反应而间接促进凝血过程；ADP 可使血小板聚集，还可触动血小板释放反应，使大量血小板第三因子（PF₃）入血，促进凝血过程。

2. 白细胞大量破坏

正常的中性粒细胞和单核-巨噬细胞内均含有促凝物质。在严重感染时，内毒素可使中性粒细胞合成和释放组织因子样物质，激活外源性凝血系统。急性早幼粒细胞性白血病患者的白血病细胞大量破坏（因坏死或化疗杀伤）时，大量组织因子样物质释放入血，可导致 DIC 的发生。

3. 血小板激活

血小板含有凝血因子 V、XI、XIII 及纤维蛋白原等多种凝血因子和促凝物质。内毒素、抗原抗体复合物、胶原纤维、ADP 等活性物质都能促进血小板黏附在受损血管内皮表面，并进而相互聚集，引发血小板收缩，释放出其所含的多种凝血因子和促凝物质，加速凝血反应，促进 DIC 的发生。

（四）其他促凝物质入血，激活凝血系统

1. 急性坏死性胰腺炎

大量胰蛋白酶入血，可直接激活凝血酶原，促进凝血酶的生成；胰腺组织坏死时，可有大量组织因子释放入血，启动凝血系统，导致 DIC。

2. 羊水栓塞

羊水中含有丰富的组织因子，故羊水栓塞时也可启动外源性凝血系统。此外，羊水中的角化上皮细胞、胎脂、胎粪等颗粒物质，进入血液后可通过表面接触而激活凝血因子 XII，启动内源性凝血系统。羊水中还含有纤溶酶原激活物，激活纤溶系统，使血液由高凝状态迅速转入低凝状态，发生严重的产后出血。

3. 异常颗粒物质入血

转移的癌细胞或某些大分子颗粒（如细菌等）进入血液，可以激活凝血因子 XII，启动内源性凝血系统。

4. 外源性毒素入血

某些蜂毒或蛇毒入血可以直接激活凝血酶原或直接使纤维蛋白原转变为纤维蛋白，促进凝血。如响尾蛇蛇毒可直接使纤维蛋白原转变为纤维蛋白。

总之，导致 DIC 的根本机制是内源性凝血系统和外源性凝血系统的激活。原发病因大多是通过多种机制的综合作用引发 DIC 的，而凝血酶的大量生成是发生凝血的中心环节。

第三节　影响 DIC 发生、发展的因素

除了上述引起 DIC 的各种原因外，还有许多因素可以促进 DIC 的发生、发展。

一、单核-巨噬细胞系统功能受损

单核-巨噬细胞系统具有吞噬和清除血中的凝血酶、纤维蛋白、纤溶酶、内毒素等促凝

物质的功能,防止凝血过程失控。此功能在吞噬大量坏死组织、细菌或内毒素后,被"封闭",从而促进 DIC。糖皮质激素则通过抑制单核-巨噬细胞系统功能来诱发 DIC。

二、肝功能严重障碍

肝脏除可合成凝血酶原、纤维蛋白原、凝血因子等外,还有灭活已激活的凝血因子如 IX、X、XII 等因子的作用。肝功能严重受损时,体内的凝血、抗凝及纤溶系统的平衡状态将会紊乱,从而促进 DIC 的发生。

三、血液的高凝状态

从妊娠第 3 周开始,血液中血小板和某些凝血因子逐渐增多,同时纤溶酶原激活物抑制物增多。随着妊娠时间的增加,血液渐趋高凝状态,妊娠末期最明显。故当产科意外(胎盘早期剥离、宫内死胎、羊水栓塞等)时,易发生 DIC。

酸中毒一方面作为 DIC 的原因,能损伤内皮细胞,启动凝血系统,另一方面由于 pH 值降低,使凝血因子的活性增高,肝素的抗凝活性降低,血小板的聚集性加强,所以血液处于高凝状态,更易引起 DIC。

四、微循环障碍

休克等原因导致微循环严重障碍时,微循环内血液淤滞、红细胞聚集、血小板黏附聚集、血管内皮损伤及酸中毒等,均有利于 DIC 的发生。

五、其他因素

临床上不适当地应用纤溶抑制剂(如 6-氨基己酸)等药物,抑制纤溶系统,引起血液黏稠度增高,从而促进 DIC 的发生。

第四节 DIC 的分期和分型

一、DIC 的分期

根据 DIC 的病理生理特点和发展过程,典型 DIC 可分为以下三期。

1. 高凝期

各种病因使凝血系统被激活,凝血酶产生增多,血液凝固性升高,微循环中大量微血栓形成。此期主要表现为血液的高凝状态。临床症状常被原发病症状所遮盖,不易发现,易被漏诊。实验室检查:血液凝固性升高。

2. 消耗性低凝期

高凝期广泛微血栓的形成,消耗了大量的凝血因子和血小板,再加上继发性纤溶系统被激活,故血液的凝固性降低。临床上可有程度不等的出血症状。实验室检查:血小板数和凝血因子减少。

3. 继发性纤溶亢进期

凝血酶和XIIa 等激活了纤溶系统,产生了大量纤维蛋白降解物(FDP)。FDP 具有很

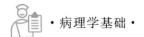

强的抗凝作用,使原有的低凝状态更加严重,故此期出血症状十分明显。实验室检查:血浆鱼精蛋白副凝试验(3P 试验)阳性等。

二、DIC 的分型

根据 DIC 的发生速度,可将 DIC 分为以下三型。

1. 急性型 DIC

DIC 可在几小时或 1~2 天内发生。常见于各种严重的感染(特别是革兰阴性菌引起的感染性休克)、异型输血、严重创伤、产科意外及移植后急性排异反应等。此型临床主要表现为休克和出血,分期不明显,病情迅速恶化。实验室检查结果显著异常。

2. 亚急性型 DIC

DIC 在数天内逐渐形成。常见于恶性肿瘤转移、宫内死胎等患者,表现介于急性型和慢性型之间。

3. 慢性型 DIC

此型病程长。常见于恶性肿瘤、自身免疫性疾病、慢性溶血性贫血等疾病。由于患者机体有一定的代偿能力,单核-巨噬细胞系统的功能也较健全,所以各种异常表现均轻微或不明显,有时仅有实验室检查异常。部分病例尸检后作组织病理学检查时才被发现。

第五节　DIC 的主要临床表现及发生机制

DIC 对机体的影响因病因、发病范围和进展速度不同而异,故 DIC 的临床表现复杂,可多种多样。但以微血管中广泛微血栓形成和出血最为突出。

一、出血

出血常是 DIC 患者最初的表现,可表现为皮肤淤斑、牙龈出血、鼻出血、呕血、咯血、血尿及阴道出血等多部位出血倾向。出血程度不一,轻者可只有伤口或注射部位渗血不止,严重者可同时多个部位大量出血,成为导致患者死亡的原因之一。导致出血的机制可能与以下因素有关。

1. 凝血物质被大量消耗而减少

由于广泛微血栓的形成,消耗了大量的凝血因子和血小板,如果肝脏和骨髓的代偿功能不足以补充所消耗的凝血物质,则血液迅速转入低凝状态而引起出血。

2. 继发性纤溶激活

DIC 发生过程中,凝血系统被激活的同时,纤溶系统也相继被激活,生成大量纤溶酶。在水解纤维蛋白的同时,纤溶酶还能水解纤维蛋白原、凝血酶原以及凝血因子 V、Ⅷ 等,使凝血因子进一步减少,加重了凝血障碍,使出血加重。

3. FDP 的生成

纤溶酶水解纤维蛋白和纤维蛋白原产生的各种片段,统称为纤维蛋白降解产物(FDP)。FDP 可阻止纤维蛋白单体聚合,抑制血小板黏附、聚集及释放,有抗凝血酶作用,故具有强烈的抗凝作用,从而进一步加重患者的出血倾向。

二、器官功能障碍

DIC 时,由于广泛微血栓的形成、微循环障碍可导致脏器缺血、坏死,引起器官功能障碍。若合并有严重的出血或休克,则更容易造成器官功能障碍。累及的脏器不同,可有不同的临床表现。如发生在肾脏,可引起肾皮质坏死和急性肾功能不全,临床出现少尿、蛋白尿和血尿等;若累及肺,可出现呼吸困难、肺出血,甚至呼吸衰竭;脑组织多发性小灶性坏死可引起惊厥、嗜睡甚至昏迷。最常受累的内分泌腺为肾上腺和垂体。肾上腺微血栓栓塞常引起肾上腺皮质出血坏死,造成急性肾上腺功能衰竭,称为华-佛综合征;垂体微血栓栓塞可引起垂体坏死,导致席汉综合征。

三、休克

急性型 DIC 常伴有休克,发生率为 $50\%\sim80\%$;重度及晚期休克又可促进 DIC 的形成。两者互为因果,形成恶性循环。DIC 所致休克的临床特点是:①休克多突然发生,常不能找出明显的休克原因,也不能用原发病解释;②常早期出现器官功能障碍;③休克常伴有出血倾向,但休克的程度与出血程度不相称;④休克常难治,常规的抗休克治疗效果差。DIC 引起休克发生的主要发病机制有:①广泛微血栓形成;②血管床容量扩大;③血容量减少;④心泵功能障碍。

四、微血管病性溶血性贫血

DIC 患者可伴发一种特殊类型的贫血,即微血管病性溶血性贫血,常见于慢性型 DIC 及某些亚急性型 DIC。它除了具有溶血性贫血的一般特点外,周围血中可出现一些形态特殊的异型红细胞或红细胞碎片,如盔甲形、星形、三角形、新月形等,统称其为裂体细胞(图 13-2)。这些裂体细胞的变形能力降低,脆性增加,受到纤维蛋白网和血流冲击等作用时很容易破碎,发生溶血。外周血裂体细胞对 DIC 有辅助诊断意义。将这种因微血管发生病理变化而导致红细胞破裂引起的贫血,称为微血管病性溶血性贫血。其主要发生机制是:DIC 时,微血管中有广泛的纤维蛋白性微血栓形成,纤维蛋白丝在微血管腔内形成细网。当循环血液中的红细胞流过由纤维蛋白丝构成的网孔时,常会黏附、滞留或挂在纤维蛋白丝上,再加上血流的不断冲击,引起红细胞破裂(图 13-3)。

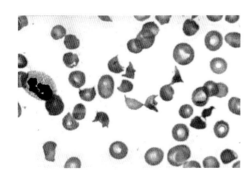

图 13-2　DIC 血涂片(裂体细胞)

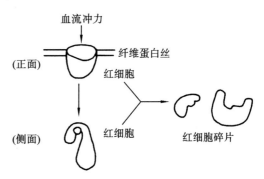

图 13-3　红细胞碎片的形成机制

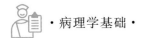 **案例分析**

患者,女,29 岁。妊娠 8 个多月。因胎盘早期剥离急诊入院。治疗期间出现昏迷,牙关紧闭,手足强直,消化道出血,血尿、尿少。体格检查:球结膜有出血斑,身体多处有淤点、淤斑,血压 80/50 mmHg,脉搏 95 次/分、细速。

实验室检查:血红蛋白 70 g/L,红细胞 2.7×10^{12}/L,外周血见裂体细胞;血小板 85×10^9/L,纤维蛋白原 1.78 g/L(正常值 2~4 g/L),凝血酶原时间 20.9 s(正常值 12~14 s),血浆鱼精蛋白副凝试验(3P 试验)阳性。尿蛋白+++,红细胞++。

问题:

1. 该患者的哪些临床表现和实验室检查支持 DIC 的诊断?

2. 该病例发生 DIC 的机制是什么? 诱发因素是什么?

小 结

弥散性血管内凝血(DIC)是指在致病因子作用下,大量促凝物质入血,凝血因子和血小板被激活,引起血管内广泛微血栓形成,同时或继发纤维蛋白溶解系统亢进,临床上出现出血、贫血、休克和器官功能障碍等表现的病理过程。引起 DIC 的常见病因有感染、恶性肿瘤、手术创伤及产科意外等。DIC 的发生主要是通过四个环节导致的:①组织损伤,组织因子释放,启动外源性凝血系统;②血管内皮细胞损伤,凝血、抗凝血调控失调;③血细胞破坏和血小板被激活;④其他促凝物质入血,激活凝血系统。影响 DIC 发生发展的因素有单核-巨噬细胞系统功能受损、肝功能障碍、血液的高凝状态及微循环障碍等。DIC 的发展过程可分为:高凝期、消耗性低凝期、继发性纤溶亢进期。高凝期为 DIC 的早期,是治疗 DIC 的最佳时机。DIC 主要有四大临床表现:出血、器官功能障碍、休克、微血管病性溶血性贫血。出血常为 DIC 患者最初的表现,可表现为多部位出血倾向。DIC 时由于广泛微血栓的形成、微循环障碍可导致脏器缺血、坏死,引起器官功能障碍。累及的脏器不同,可有不同的临床表现。急性型 DIC 常伴有休克,重度及晚期休克又可促进 DIC 的形成。两者互为因果,形成恶性循环。DIC 患者可伴发微血管病性溶血性贫血。它除了具有溶血性贫血的一般特点外,周围血中可出现裂体细胞。外周血裂体细胞对 DIC 有辅助诊断意义。

能力检测

一、A1 型题/A2 型题

1. DIC 的最主要特征是( )。

A. 广泛微血栓形成　　　B. 严重出血　　　C. 凝血功能紊乱

D. 凝血因子大量消耗　　E. 纤溶过程亢进

2. 以下哪项不是 DIC 的主要临床表现? ( )

A. 休克　　　　　　　　B. 急性肾功能衰竭　　C. 溶血性贫血

D. 全身水肿　　　　　　E. 皮下出血和胃肠道出血

3. 大量组织因子入血的后果是(　　)。

A. 激活内源性凝血系统　　　B. 激活外源性凝血系统　　　C. 激活补体系统

D. 激活激肽系统　　　　　　E. 激活纤溶系统

4. DIC 凝血功能障碍变化的特点是(　　)。

A. 先低凝后高凝　　　　　　B. 先高凝后低凝　　　　　　C. 血液凝固性增高

D. 血液凝固性降低　　　　　E. 血浆纤溶酶活性增强

5. 下列哪一项不是 DIC 的病因?(　　)

A. 细菌感染　　　　　　　　B. 恶性肿瘤转移　　　　　　C. 严重挤压伤

D. 白血病　　　　　　　　　E. 单核吞噬细胞系统功能抑制

6. 在引起 DIC 的原发疾病中,下列何种疾病最为常见?(　　)

A. 产科意外　　　　　　　　B. 感染性疾病　　　　　　　C. 恶性肿瘤

D. 肝病　　　　　　　　　　E. 创伤

7. 单核吞噬细胞系统功能障碍易诱发 DIC 的直接原因是(　　)。

A. 清除细菌减少　　　　　　B. 清除内毒素减少　　　　　C. 清除坏死组织减少

D. 清除血液中纤溶物质减少 E. 清除血液中促凝物质减少

8. 血浆鱼精蛋白副凝试验(3P 试验)检测(　　)。

A. 纤维蛋白原　　　　　　　B. 纤维蛋白单体　　　　　　C. 凝血酶原

D. 纤溶酶　　　　　　　　　E. 纤维蛋白降解产物与纤维蛋白单体的复合物

9. 华-佛综合征指(　　)。

A. 肾功能衰竭　　　　　　　B. 肾上腺皮质功能衰竭　　　C. 肾上腺髓质功能衰竭

D. 垂体功能衰竭　　　　　　E. 肺功能衰竭

10. DIC 造成的贫血属于(　　)。

A. 缺铁性贫血　　　　　　　B. 再生障碍性贫血　　　　　C. 大细胞性贫血

D. 溶血性贫血　　　　　　　E. 失血性贫血

11. 某感染性休克患者,在抢救过程中发现注射部位大片淤斑,针孔有渗血,血压进行性下降,无尿,昏迷不醒。请问其发生了什么病理过程?(　　)

A. 微血栓广泛形成　　　　　B. 血液处于高凝状态　　　　C. 休克期

D. DIC　　　　　　　　　　E. 局部渗血或出血

二、A3 型题/A4 型题

12~13 题共用题干

患者,女,31 岁。38 周妊娠,重度妊高征,先兆子痫。剖宫产术后 1 h,阴道流血持续不断,无凝血块,失血约 800 mL,应用宫缩剂无效。

12. 最可能的出血原因是(　　)。

A. 子宫收缩乏力　　　　　　B. 软产道裂伤　　　　　　　C. 胎盘、胎膜残留

D. 凝血功能障碍　　　　　　E. 羊水栓塞

13. 需要进一步做何项检查?(　　)

A. 胸部 X 线片　　　　　　　　　　　B. 查血小板、凝血酶原时间、3P 试验

C. 心电图检查　　　　　　　　　　　D. 眼底检查

E. 肝功能检查

三、B1 型题

14～16 题共用备选答案

A. 纤溶系统异常活跃,FDP 增多

B. 继发性纤溶系统激活,血中凝血因子和血小板减少

C. 纤溶系统异常活跃,血中凝血因子和血小板增多

D. 凝血系统被激活,血中凝血酶增多

E. 凝血系统被激活,FDP 增多

14. 高凝期(   )。

15. 消耗性低凝期(   )。

16. 继发性纤溶亢进期(   )。

17～19 题共用备选答案

A. 血管内皮细胞广泛受损,激活 Ⅻ 因子导致 DIC

B. 组织严重破坏,造成组织因子入血导致 DIC

C. 红细胞大量破坏导致 DIC

D. 白细胞大量破坏导致 DIC

E. 其他促凝物质入血导致 DIC

17. 急性早幼粒细胞白血病是通过(   )。

18. 毒蛇咬伤是通过(   )。

19. 恶性肿瘤坏死是通过(   )。

(李　平)

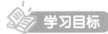

第十四章　休　克

学习目标

1. 掌握休克的概念、始动环节及休克各期微循环的变化。
2. 熟悉休克时机体功能和代谢的变化。
3. 了解休克的原因和分类。

休克是临床常见的、严重威胁生命的病理过程,临床上常在许多疾病中发生。其病情危重并迅速恶化,如不及时抢救,组织器官将发生不可逆性损害而危及患者生命。为了有效地预防和治疗休克,对其发生机制及病理变化应有比较深入的理解。

第一节　休克的概念

休克(Shock)一词源于希腊文,原意为震荡或打击。目前许多学者从细胞、亚细胞和分子水平对休克发病机制进行研究,大多数人认为,休克是由各种强烈致病因子作用于机体而引起的急性循环衰竭,并导致全身有效循环血量急剧下降,组织微循环灌流量急剧减少,进而发生器官和细胞功能代谢严重障碍及结构损害的全身性病理过程。临床上可出现神志淡漠或昏迷,血压下降,脉搏细速,呼吸急促,面色苍白或发绀,四肢湿冷,尿量减少等表现。

知识链接

晕　厥

晕厥是大脑一时性缺血缺氧引起的短暂的意识丧失,常分为心源性晕厥、脑源性晕厥和反射血管性晕厥等。临床表现为突然意识丧失、面色苍白、四肢发凉、血压下降、不能直立而摔倒。晕厥与休克的区别在于休克早期无意识障碍,周围循环衰竭征象较明显而持久。

第二节　休克的原因和分类

一、休克的原因

（一）失血和失液

大量失血可引起失血性休克,常见于创伤失血、上消化道大出血、产后大出血和 DIC 等。失血后休克是否发生取决于失血量和失血速度,若短时间内失血量超过总血量的 20％,即可引起休克。失血量超过全血量的 45％时,则往往导致迅速死亡;大量失液可导致血容量和有效循环血量锐减而引起失液性休克,常见于剧烈呕吐或腹泻、肠梗阻、大汗和糖尿病时的多尿等。

（二）烧伤

大面积烧伤早期可引起烧伤性休克,其发生主要与大量血浆、体液丢失以及剧烈疼痛有关,晚期则可因继发感染发展为感染性休克。

（三）创伤

严重创伤时可引起创伤性休克。其发生常与失血和剧烈的疼痛刺激有关,多见于战争时期、自然灾害和意外事故中。

（四）感染

细菌、病毒等病原微生物的严重感染可引起感染性休克。在革兰阴性细菌感染如细菌性痢疾、流脑等引起的休克中,细菌内毒素起着重要的作用,故又称中毒性休克。

（五）心脏和大血管病变

大面积急性心肌梗死、急性心肌炎、严重的心律失常和心脏破裂等心脏病变和心包填塞、肺栓塞等心外阻塞性病变,均可引起心输出量明显减少,有效循环血量下降而导致休克。

（六）过敏

过敏体质者注射某些药物(如青霉素)、血清制剂或疫苗后可引起过敏性休克。

（七）神经刺激

强烈的神经刺激可导致神经源性休克,常见于剧烈疼痛、高位脊髓麻醉或损伤等。

二、休克的分类

（一）按病因分类

按病因分类,休克可分为失血性、失液性休克、烧伤性休克、创伤性休克、感染性休克、心源性休克、过敏性休克和神经源性休克等。这种分类有利于及时认识并清除病因,是目前临床上常用的分类方法。

（二）按始动环节分类

尽管导致休克的病因各异,但大多数休克的发生,都有共同的发病基础:即血容量减少、血管床容量增加和心输出量急剧减少三个环节。据此可将休克分为以下三类。

1. 低血容量性休克

低血容量性休克是指由于血容量减少所致的休克。最常见的是失血,也可见于失液、烧伤、创伤及感染等情况。

2. 血管源性休克

血管源性休克是指由于外周血管扩张,血管床容量增加,大量血液淤滞在扩张的小血管内,使有效循环血量减少而引起的休克,又称分布异常性休克。如感染性、过敏性、神经源性休克。

3. 心源性休克

心源性休克指由于心泵功能障碍,心输出量急剧减少,有效循环血量和微循环灌流量显著下降所引起的休克。其病因可分为心肌源性和非心肌源性两类。心肌源性原因常见于大面积急性心肌梗死、心肌病等;非心肌源性包括压力性或阻塞性原因使心脏舒张期充盈减少,常见于急性心包填塞、张力性气胸、肺动脉高压等。

休克的各病因与始动环节之间的关系小结如下(图 14-1)。

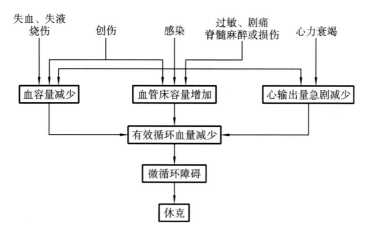

图 14-1　休克各病因与始动环节的关系

(三)按血流动力学特点分类

根据休克时心输出量和外周阻力的变化,可分为以下两种类型。

1. 低排高阻型休克

此型休克血流动力学特点是心输出量低,而总外周阻力高。这类患者主要表现为皮肤苍白、四肢湿冷、少尿、血压下降等,又称为冷休克。此型休克常见于低血容量性休克和心源性休克。

2. 高排低阻型休克

此型休克血流动力学特点是心输出量高,而总外周阻力低。这类患者主要表现为皮肤潮红、四肢温暖、尿量可不减少、血压下降等,又称暖休克。此型休克少见,多见于感染性休克早期。

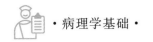

第三节　休克的分期及微循环变化

　　各种休克发生的原因、始动环节不同,在发生发展过程中各有特点。但大多都有一个共同的发病基础,即微循环障碍。根据休克时微循环的变化规律,可将休克的发展过程分为三期:代偿期、进展期和难治期。下面以失血性休克为例阐述休克时微循环障碍的发展过程及其发生机制(图 14-2)。

 知识链接

正常微循环

　　微循环是指微动脉和微静脉之间的血液循环,是血液和组织进行物质代谢交换的基本结构和功能单位。正常微循环由微动脉、后微动脉、毛细血管前括约肌、微静脉、真毛细血管、直捷通路及动-静脉短路七部分构成(图 14-2(a)),主要受神经及体液因素的调节。交感神经支配小动脉、微动脉和微静脉的平滑肌,兴奋时血管收缩,血流减少。微血管壁上的平滑肌,包括毛细血管前括约肌也受体液因素的影响,如儿茶酚胺、血管紧张素 II、血栓素 A_2 等引起血管收缩,而组胺、激肽、腺苷、乳酸等则引起血管舒张。

一、休克代偿期

　　休克代偿期是休克发展过程的早期阶段,又称为休克早期。

(一) 微循环变化特点

　　(1)微动脉、后微动脉、毛细血管前括约肌和微静脉收缩,毛细血管前、后阻力特别是前阻力显著增加。

　　(2)大量真毛细血管网关闭。

　　(3)微循环血液灌流量显著减少,表现为少灌少流、灌少于流,组织呈缺血缺氧状态。故此期又称微循环缺血性缺氧期。

(二) 微循环变化机制

　　上述各种休克的病因,通过不同途径,都能引起交感-肾上腺髓质系统强烈兴奋。交感神经兴奋、儿茶酚胺增多时,皮肤、腹腔内脏和肾等处的微动脉、微静脉和毛细血管前括约肌都发生收缩,其中由于微动脉的交感缩血管纤维分布最密,毛细血管前括约肌对儿茶酚胺的反应性最强,因此它们收缩最为强烈,结果使毛细血管前阻力明显大于后阻力,大部分血流通过直捷通路和动静脉短路流入小静脉,微循环灌流量随之急剧减少,组织因而发生严重的缺血、缺氧。此外,交感神经的兴奋和血容量的减少还可激活肾素-血管紧张素-醛固酮系统,增多的儿茶酚胺还能刺激血小板产生更多的血栓素 A_2,血管紧张素 II 和血栓素 A_2 都有强烈的缩血管作用。

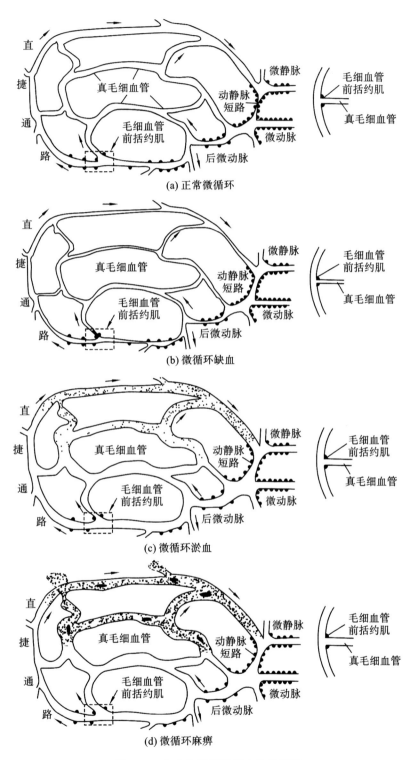

(a) 正常微循环

(b) 微循环缺血

(c) 微循环淤血

(d) 微循环麻痹

图 14-2　休克各期微循环变化示意图

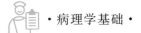

（三）微循环变化的代偿意义

1. 有利于维持动脉血压

①休克早期儿茶酚胺等缩血管物质大量释放入血,引起小静脉、肝脾储血库收缩,血管床容量减少,回心血量增加,起到"自身输血"的作用;②毛细血管前阻力血管比微静脉的收缩程度高,前阻力大于后阻力,致使毛细血管流体静压下降,大量组织液从组织间隙进入血管,起到"自身输液"的作用;③交感神经兴奋可引起心肌收缩力加强,心率增快,使心输出量增加;④交感神经兴奋还可引起全身小动脉痉挛收缩,使外周阻力增高。这些变化都有助于动脉血压的维持。因此此期休克患者的血压可轻度下降或不下降,甚至因代偿作用比正常略高。由于外周阻力增大使脉压减小。

2. 有利于心、脑的血液供应

由于不同器官的血管对儿茶酚胺增多的反应性不一致,其中皮肤、腹腔内脏、骨骼肌以及肾脏血管对儿茶酚胺的敏感性较高,血管明显收缩,而脑血管、冠状动脉无明显改变,因而心、脑血流量能维持正常。微循环反应的不均一性使减少了的有效循环血量重新分配,起到"移缓就急"的作用。

（四）临床表现

休克代偿期,患者表现为面色苍白,四肢湿冷,出冷汗,脉搏细速,脉压减小,尿量减少,烦躁不安(图 14-3)。

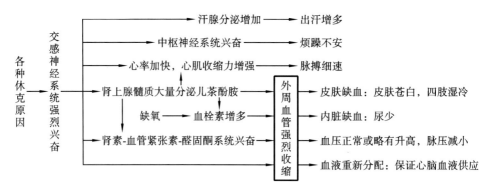

图 14-3　休克代偿期机体的主要变化和临床症状发生机制

休克代偿期是可逆的,是临床上抢救休克的最佳时机。应尽早去除病因,及时补充血容量,恢复有效循环血量,防止休克进一步发展。

二、休克进展期

若休克的病因不能及时清除,组织持续缺血缺氧,休克将继续发展进入进展期。此期为休克的可逆性失代偿期,又称休克期。

（一）微循环变化特点

（1）微动脉、后微动脉、毛细血管前括约肌舒张,微静脉口径缩小,毛细血管后阻力大于前阻力。

（2）微循环血流缓慢,表现为灌而少流、灌大于流,大量血液淤积于微循环中,出现淤血缺氧状态。因此,此期又称微循环淤血性缺氧期。

（二）微循环变化机制

1. 酸中毒

休克代偿期长时间的缺血缺氧,引起局部组织酸中毒。酸中毒导致血管平滑肌对儿茶酚胺的反应性降低,微血管由收缩转向舒张。由于微静脉对局部酸中毒耐受性较强,因而其舒张程度不如微动脉显著。

2. 局部扩血管物质增多

持续缺血缺氧、酸中毒刺激肥大细胞释放大量组胺,加上腺苷、缓激肽等局部血管活性物质在局部堆积,引起血管舒张。

3. 血液流变学的改变

由于血管扩张,局部血流速度减慢,加上局部组织缺氧,毒性产物的作用等使毛细血管通透性增加,导致血浆外渗、血液浓缩、血液黏滞性增加,使血流阻力增大,血流缓慢、淤滞甚至停止。

（三）微循环变化的后果

1. 有效循环血量进行性减少

由于微循环血管床大量开放,血液淤积在毛细血管,引起毛细血管流体静压增高,而组胺、激肽释放增多使毛细血管通透性增高,从而导致大量血浆外渗至组织间隙,有效循环血量锐减,回心血量和心输出量进行性下降。

2. 血流阻力进行性增大

由于血浆外渗,血液浓缩,血液黏滞性增高,使血流阻力进行性增大,血流更加缓慢,酸中毒不断加重。

3. 心、脑血液灌流量减少

由于有效循环血量和回心血量进一步减少,动脉血压进行性下降,心、脑血管对血流量的自身调节作用丧失,导致冠状动脉和脑血管血液灌流量减少。

（四）临床表现

休克失代偿期,患者表现为皮肤黏膜发绀或出现花斑,心搏无力,心音低钝,血压进行性下降,少尿甚至无尿,表情淡漠,反应迟钝甚至昏迷(图 14-4)。

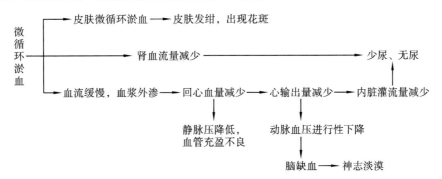

图 14-4 休克进展期机体主要临床症状的发生机制

休克进展期机体由代偿向失代偿发展,失代偿初期如果积极救治仍属可逆,所以又称可逆性失代偿期,但若持续时间长,则进入休克难治期。

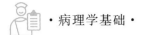

三、休克难治期

休克难治期即休克晚期,又称微循环衰竭期或不可逆性失代偿期。

(一)微循环变化特点

(1)微血管发生麻痹性扩张,毛细血管床大量开放,微循环中可有广泛微血栓形成。

(2)微循环血流停止,出现不灌不流状态。

(二)微循环变化机制

1. 血管反应性进行性下降

由于持续而严重的缺氧、酸中毒、内毒素及其他毒性物质的作用,使微血管壁对血管活性物质的反应性显著降低、甚至丧失,从而导致血管麻痹扩张。

2. DIC 的形成

其发生与下列因素有关:①血液浓缩、血细胞聚集、血黏度增高使血液处于高凝状态;②严重缺氧、酸中毒和毒素等损伤血管内皮细胞,暴露胶原纤维,激活凝血因子Ⅻ,启动内源性凝血系统;③严重创伤、烧伤等引起的休克,可因组织大量破坏,组织因子大量释放入血,启动外源性凝血系统。

(三)临床表现

休克难治期,患者表现为血压进一步下降,甚至难以测出;脉搏细弱而频速;静脉塌陷;全身多部位出血,如皮肤淤点及淤斑、咯血、呕血、便血及其他器官出血;可出现多系统器官功能不全或衰竭的症状,病情迅速恶化甚至死亡(图 14-5)。

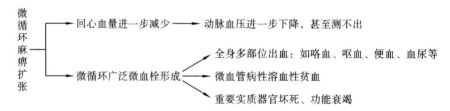

图 14-5 休克晚期机体主要临床症状的发生机制

应当指出,并非所有的休克患者都会发生 DIC,DIC 是休克转为难治的一个重要因素,但不是休克的必经阶段。

第四节 休克时机体代谢、功能的变化

一、细胞代谢的变化

休克时微循环障碍,组织严重缺氧,导致细胞代谢障碍。主要改变有:①糖无氧酵解过程加强;②ATP 生成减少,细胞膜上的钠泵运转失灵,引起细胞水肿和高钾血症;③由于组织缺氧,糖无氧酵解增强使乳酸生成增多,而肝脏因缺血缺氧功能受损,乳酸不能被充分利用,发生高乳酸血症而造成局部酸中毒。加上微循环障碍使机体不能及时清除乳酸和 CO_2,进一步加重酸中毒。

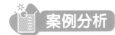 案例分析

患者,男,29 岁。工作时不慎从高处坠落,事发后由他人救起,送往医院途中逐渐转入昏迷。体格检查:面色苍白,脉搏细弱,四肢冰冷,出汗,左耻骨联合及大腿根部大片淤斑、血肿。血压 65/50 mmHg,脉搏 125 次/分,体温 36.8 ℃。

问题:

1. 该患者发生了哪种病理过程?依据是什么?
2. 该患者处于哪个病理阶段?

二、细胞损伤

缺氧、能量不足、酸中毒、溶酶体酶释放和氧自由基作用都可导致细胞膜损伤,出现离子泵功能障碍,Na^+、Ca^{2+} 内流,细胞水肿,线粒体肿胀,最后崩解破坏;线粒体损伤使氧化磷酸化障碍,ATP 生成进一步减少;ATP 不足和酸中毒还可使溶酶体肿胀、破裂,溶酶体酶大量释放,引起细胞自溶。

三、器官功能的变化

休克时各器官功能都可发生改变,其中肾、肺、心、脑等重要器官的功能障碍,是造成休克难治的重要因素,也是休克患者死亡的主要原因。

(一)肾功能的变化

休克时肾脏是最易且最早受损害的器官之一,在休克早期即可发生急性肾功能衰竭。休克早期的肾功能衰竭为功能性肾衰竭,主要原因是肾灌流不足,肾小球滤过减少。此时若能及时恢复有效循环血量,肾灌流得以恢复,肾功能也可很快恢复。若休克持续时间较长,肾缺血持续加重,则可引起急性肾小管坏死。此时即使肾血流量随着休克的好转而恢复,患者的尿量也难以在短期内恢复正常。故许多休克患者,尤其是老年患者常死于急性肾功能衰竭。

急性肾功能衰竭在临床上表现为少尿或无尿、高钾血症、氮质血症等。临床上常以尿量的变化作为判断内脏微循环灌流量状况的重要指标之一。

(二)肺功能的变化

在休克早期,由于呼吸中枢兴奋,故呼吸加快加深,通气过度,甚至可以导致低碳酸血症和呼吸性碱中毒;严重休克患者,可出现肺功能障碍。如肺功能障碍较轻,称为急性肺损伤;病情恶化,则可进一步发展为急性呼吸窘迫综合征。主要病理变化是多种原因导致的肺泡-毛细血管膜损伤,表现为:肺淤血、肺水肿、肺出血、局限性肺不张、微循环血栓形成和栓塞以及肺泡内透明膜形成等改变。上述病理变化,严重影响肺的通气和换气功能,可导致呼吸衰竭甚至死亡。

(三)心脏功能的变化

除心源性休克伴有原发性心功能障碍外,其他各类型休克也都可引起心功能的改变。

一般而言,休克的早期可出现心脏活动的代偿性加强,此后心脏的活动逐渐被抑制,甚至出现心力衰竭。发生机制主要如下。①休克时血压进行性降低以及心率加快所引起的心室舒张期缩短,可使冠脉灌流量减少和心肌供血不足;②交感神经系统兴奋使心率加快、心肌收缩力增强,导致心肌耗氧量增加,加重心脏缺氧;③高钾血症和酸中毒使心肌收缩力下降;④心肌内 DIC 形成,引起局灶性心肌坏死;⑤内毒素等使心肌受损,心肌收缩力减弱。

(四)中枢神经系统功能的变化

休克早期,由于血液的重新分布和脑循环的自身调节,保证了脑的血液供给,临床上除因应激反应引起的烦躁不安外,一般没有明显的脑功能障碍。随着休克的发展,血压进行性下降,引起脑的血液供应不足,再加上脑循环内微血栓形成和出血,加重脑循环障碍,脑组织发生严重缺血、缺氧。患者表现为神志淡漠,甚至昏迷。缺血、缺氧还可使脑血管壁通透性增强,导致脑水肿和颅内压升高,加重脑功能障碍。

(五)肝和胃肠功能的变化

休克时由于肝动脉血液灌流量减少、肝内微循环障碍和 DIC 形成等引起肝功能障碍。肝功能障碍又可通过下列机制加重休克。①肝细胞对乳酸利用出现障碍,引起或加重酸中毒;②蛋白质和凝血因子合成障碍,可引起低蛋白血症和出血;②肝的生物转化作用减弱,从肠道吸收入血的内毒素不能充分解毒而发生或加重内毒素血症。

胃肠因缺血、淤血和 DIC 形成,发生功能紊乱。肠壁水肿、黏膜糜烂,甚至发生应激性溃疡。此外,胃肠的缺血缺氧,还可使消化液分泌抑制,胃肠运动减弱。上述改变使肠道黏膜屏障功能减弱或破坏,致使肠道细菌毒素被吸收入血而加重休克。

(六)多器官功能障碍综合征

多器官功能障碍综合征(MODS)是指在严重创伤、感染和休克等时,原无器官功能障碍的患者同时或在短时间内相继出现两个或两个以上器官系统的功能障碍,以致机体内环境的稳定必须靠临床干预才能维持的综合征。MODS 如达到器官、系统衰竭的程度,称多系统器官衰竭。MODS 是患者休克难治和致死的重要原因,而且衰竭的器官越多,患者病死率也就越高。如有三个器官发生功能衰竭时,患者病死率可高达 80% 以上。

小 结

休克是指机体在强烈致病因素作用下,有效循环血量急剧减少,组织血液灌流量严重不足,导致各重要生命器官和细胞功能代谢障碍及结构损害的急性全身性病理过程。休克的原因有失血和失液、烧伤、创伤、感染、过敏、心脏和大血管疾病、神经刺激等。休克发生的始动环节是血容量减少、心输出量急剧减少和血管床容量增大。各种不同休克的共同发病基础是微循环障碍。休克的发展过程可分为三期。①微循环缺血性缺氧期:由于交感-肾上腺髓质系统强烈兴奋,微动脉、后微动脉、毛细血管前括约肌和微静脉收缩,毛细血管前阻力、后阻力特别是前阻力显著增加,大量真毛细血管网关闭,微循环血液灌流量显著减少,出现少灌少流、灌少于流的情况,引起组织缺血缺氧。此期通过各种代偿,可以维持正常动脉血压,保证心、脑血液供应。②微循环淤血性缺氧期:由于持续缺血缺氧,酸中毒以及血液流变学改变等,微动脉、毛细血管前括约肌舒张,微静脉口径缩小,毛细血管后阻力大于前阻力,微循环血流缓慢,出现灌而少流、灌大于流的情况,引起组织淤血缺氧。此期动脉血压显著下降。③微循环衰竭期:由于持续而严重的缺氧和酸中毒,微血管发生麻痹性扩张,毛细血管床大量开放,微循环中可有广泛微血栓形成,微循环血流停止,出现不灌不流状态。此期患者血压进一步下降,全身多部位出血,可出现多系统器官功能不全或衰竭的症状。休克时各器官功能都可发生改变,其中肾、肺、心、脑等重要器官出现功能障碍,是造成休克难治的重要因素,也是休克患者死亡的主要原因。主要表现为:①急性肾功能衰竭;②急性呼吸窘迫综合征;③心功能障碍甚至心力衰竭;④脑功能障碍;⑤多器官功能障碍综合征。

能力检测

一、A1 型题/A2 型题

1. 多数休克发生的共同基础是( )。

A. 血容量减少　　　　　　B. 血管床容量增加　　　　　C. 心输出量减少

D. 动脉血压下降　　　　　E. 微循环障碍

2. 心源性休克发病的始动环节是( )。

A. 血容量减少　　　　　　B. 心输出量急剧减少　　　　C. 血管床容量增加

D. 细菌内毒素作用　　　　E. 交感神经肾上腺髓质兴奋

3. 血管源性休克发病的始动环节是( )。

A. 血容量减少　　　　　　B. 心输出量急剧减少　　　　C. 血管床容量增加

D. 细菌内毒素作用　　　　E. 交感神经肾上腺髓质系统兴奋

4. 休克代偿期组织微循环变化的特点是( )。

A. 多灌少流,灌多于流　　B. 少灌少流,灌少于流　　　C. 少灌多流,灌少于流

D. 不灌不流,血流停滞　　E. 多灌多流,灌多于流

5. 休克进展期组织微循环变化的特点是( )。

A. 少灌少流,灌少于流　　B. 少灌多流,灌少于流　　　C. 灌而少流,灌多于流

D. 多灌少流,灌多于流　　E. 不灌不流,血流停滞

6. 休克早期血流量基本不变的器官是( )。

A. 心脏　　　B. 肝　　　C. 肾　　　　D. 肺　　　E. 脾

7. 休克时易发生的酸碱失衡类型是( )。

A. 代谢性碱中毒　　　　　B. 呼吸性酸中毒　　　　　　C. 代谢性酸中毒

D. 呼吸性碱中毒　　　　　E. 以上都不是

8. 在低血容量性休克的早期最易受损害的器官是( )。

A. 心脏　　　B. 肝　　　C. 脾　　　　D. 肺　　　E. 肾

9. 休克时心力衰竭的发生与下列哪项机制无关?( )

A. 冠脉血流量减少　　　　　　　　　B. 心肌耗氧量增加

C. 前负荷增加　　　　　　　　　　　D. 酸中毒、高钾血症抑制心肌

E. 多种毒性因子抑制心肌

10. 休克时急性呼吸窘迫综合征的主要病理变化是( )。

A. 肺内 DIC 形成　　　　　　　　　B. 急性弥漫性肺泡-毛细血管膜损伤

C. 急性肺不张　　　　　　　　　　　D. 急性肺淤血和水肿

E. 急性肺水肿

11. 某患者因创伤导致大出血,体格检查:心率 105 次/分,血压 100/80 mmHg,脸色苍白,烦躁,手足湿冷,尿量减少。请问患者处于休克的什么阶段?(　　)

　　A. 休克代偿期　　　　　　B. 休克进展期　　　　　　C. DIC 期

　　D. 休克难治期　　　　　　E. 休克期

二、A3 型题/A4 型题

12～14 题共用题干

患者,男,19 岁。因左肩下方红肿疼痛 4 天就诊,诊断为左肩下疖肿。在青霉素皮试结果阴性后,肌注青霉素 160 万 U。用药后 20 min 左右,患者出现头昏、胸闷、气促,随即进入昏迷状态。体格检查:面色苍白,手足冰凉,脉搏消失,血压测不到。

12. 该患者可能发生了(　　)。

　　A. 创伤性休克　　　　　　B. 过敏性休克　　　　　　C. 神经源性休克

　　D. 感染性休克　　　　　　E. 心源性休克

13. 该患者处在休克的哪一个阶段?(　　)

　　A. 休克代偿期　　　　　　B. 休克难治期　　　　　　C. 休克进展期

　　D. DIC 期　　　　　　　　E. 休克早期

14. 医护人员应马上采取的措施是(　　)。

　　A. 大量输液、吸氧　　　　B. 皮下或静脉注射肾上腺素　C. 静脉滴注地塞米松

　　D. 迅速建立静脉通道　　　E. 皮下或静脉注射去甲肾上腺素

三、B1 型题

15～17 题共用备选答案

　　A. 心源性休克　　　　　　B. 低血容量性休克　　　　C. 感染性休克

　　D. 过敏性休克　　　　　　E. 创伤性休克

15. 大面积烧伤患者发生的休克属于(　　)。

16. 细菌性痢疾患者发生的休克属于(　　)。

17. 严重心律失常患者发生的休克属于(　　)。

(王亚宁)

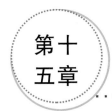

第十五章 重要器官功能衰竭

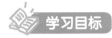

1. 掌握心力衰竭的概念、病因、诱因及机体功能、代谢的变化。
2. 掌握肝性脑病的诱因。
3. 熟悉呼吸衰竭的概念及机体功能和代谢的变化。
4. 熟悉急性肾衰竭、慢性肾衰竭时机体功能和代谢的变化。
5. 了解心力衰竭、呼吸衰竭、肝性脑病及肾衰竭的发生机制。

第一节 心力衰竭

一、概念

心力衰竭是指在各种致病因素的作用下,心泵功能障碍,使心输出量绝对或相对不足,以致不能满足机体组织代谢需要的病理过程或综合征。心泵功能包括收缩功能和舒张功能,其中心肌收缩能力降低是造成心泵功能减退的主要原因。

心功能不全与心力衰竭本质上是相同的,只是在程度上有所区别:心力衰竭一般是指心功能不全的失代偿阶段,患者有明显的临床症状和体征;心功能不全包括代偿阶段和失代偿阶段。在实际应用中,这两个概念往往是通用的。

二、原因和诱因

(一)原因

1. 心肌舒缩功能障碍

(1)心肌损害:原发性心肌病变如心肌梗死、心肌病和心肌炎等时,心肌细胞出现变性、坏死及心肌组织纤维化等改变,引起心肌结构的完整性破坏,导致心肌舒缩能力降低。

(2)心肌代谢障碍:冠状动脉粥样硬化、严重贫血、呼吸功能障碍、心肌过度肥大、维生素 B_1 缺乏等,可引起心肌能量代谢障碍,导致心脏泵血功能降低。

2. 心脏负荷过重

心脏长时间工作负荷过重时,心肌细胞发生适应性改变,以承受增高的负荷,维持相对正常的心输出量,但这种长期的适应性代偿最终将会导致心肌舒缩功能降低。

(1) 压力负荷过重:压力负荷是指心脏收缩时所必须承受的阻力负荷,又称后负荷。左心室压力负荷过重主要见于高血压病、主动脉瓣狭窄、主动脉缩窄等;右心室压力负荷过重主要见于肺动脉高压、肺动脉瓣狭窄等。

(2) 容量负荷过重:容量负荷是指心脏在收缩之前所承受的负荷,相当于心脏舒张末期的容量,又称前负荷。左心室容量负荷过重主要见于二尖瓣或主动脉瓣关闭不全;右心室前负荷过重主要见于三尖瓣或肺动脉瓣关闭不全、房室间隔缺损。甲状腺功能亢进症、严重贫血等使循环速度加快时,左、右心室前负荷都增加。

(二) 诱因

据统计,临床上 90% 以上心力衰竭的发生,都是在心功能不全基本病因的基础上因某些因素诱发的。凡能加重心脏负荷,增加心肌耗氧,妨碍心肌供血供氧的各种因素都可能诱发和加重心力衰竭。常见诱因如下。

(1) 感染:各种感染尤其是呼吸道感染是心力衰竭最常见的诱因。

(2) 心律失常:心律失常尤其是快速型心律失常,如室上性心动过速、心房颤动等可诱发和加重心力衰竭。

(3) 水、电解质及酸碱平衡紊乱:常见于酸中毒、高钾血症和低钾血症。

(4) 妊娠与分娩:可加重心脏负荷从而诱发心力衰竭。

(5) 其他:情绪激动、过度劳累、过快过多输液、寒冷、饥饿、暴食暴饮、大手术、创伤、洋地黄中毒等均可诱发心力衰竭。

三、分类

(一) 按心力衰竭发生的部位分类

1. 左心衰竭

左心衰竭见于心肌梗死、高血压性心脏病,主动脉瓣狭窄及关闭不全、二尖瓣关闭不全等。在心输出量减少的同时,以肺循环淤血、肺水肿为特征。

2. 右心衰竭

右心衰竭见于慢性阻塞性肺疾病、肺动脉栓塞及先天性心脏缺陷,也可继发于左心衰竭。临床上以体循环淤血、静脉系统压力增高,下肢甚至全身水肿为特征。

3. 全心衰竭

全心衰竭指左、右两侧心室都发生衰竭,见于重度心肌炎、严重贫血等,也可见于长期左心衰竭并发右心衰竭时。

(二) 按心力衰竭发生的速度分类

1. 急性心力衰竭

急性心力衰竭发病急骤,心输出量骤然降低,机体来不及进行有效的代偿作用,常见于急性心肌梗死、严重心肌炎等。

2. 慢性心力衰竭

慢性心力衰竭发生缓慢、病程长,有代偿性改变出现,常见于高血压病、慢性心瓣膜病和肺动脉高压等。常伴有明显的静脉淤血和组织水肿,又称充血性心力衰竭。

（三）按心力衰竭时心输出量的高低分类

1. 低输出量性心力衰竭

心输出量明显低于正常，主要见于冠心病、心瓣膜病、心肌炎、心肌病、高血压病和肺动脉高压等引起的心力衰竭。

2. 高输出量性心力衰竭

高输出量性心力衰竭主要见于甲状腺功能亢进症、严重贫血、维生素 B_1 缺乏等。上述疾病时因循环血量增多或循环速度加快，静脉回流增加，代偿阶段心输出量明显高于正常。心力衰竭发生时心输出量较发病前有所下降，不能满足上述病因造成的机体高水平代谢需求，但心输出量仍高于或不低于正常值，故称为高输出量性心力衰竭。

四、机体的代偿反应

正常心脏具有强大的适应代偿能力。当心脏负荷增加和(或)心肌受损时，机体可动员心力储备和多种代偿功能来提高心输出量以满足机体的代谢需要。若病因持续存在，可导致失代偿而出现心力衰竭。

（一）心脏本身的代偿

1. 心率加快

一定程度的心率加快是最容易被迅速动员起来的代偿活动。正常人可通过心率加快使心输出量增加数倍。心功能不全时心率加快也是一种重要的代偿形式，借此可使心输出量维持在一定的水平，对维持动脉血压和保证心、脑的血液灌流有积极的代偿意义。但心率过快（如成人超过 180 次/分）时则由于心舒张期缩短，心肌耗氧量过大，使每搏输出量明显减少而失去代偿意义。

2. 心肌收缩力增强

（1）紧张源性扩张：按照 Frank-Starling 定律，在一定范围内，心肌收缩力与心肌纤维的初长度成正比。心肌纤维收缩的最适初长度为肌小节在 $2.0 \sim 2.2\ \mu m$，此时收缩产生的收缩力最大。当容量负荷增加，心室舒张末期容积增大，心肌初长度增长，如肌小节长度不超过 $2.2\ \mu m$，可使心肌收缩力加强而起到代偿作用。这种伴有心肌收缩力增强的心腔扩张，称为紧张源性扩张，是心脏对容量负荷增加采取的重要代偿方式。但心腔过度扩张，肌小节长度超过 $2.2\ \mu m$ 时，心肌收缩力反而下降，失去代偿功能，称肌源性扩张。

（2）心肌肥大：心肌肥大是指心肌细胞体积增大并伴间质增生的心脏重量增加，是心脏长期负荷过重所形成的一种慢性代偿方式，有以下两种表现形式。①向心性肥大：表现为心脏重量增加，心室壁增厚，但没有明显的心腔扩大，主要是由于心脏长期压力负荷过度所致。②离心性肥大：表现为心脏重量增加，心腔明显扩大，往往由长期容量负荷过度引起。

心肌肥大使心脏总的收缩力增强，可在相当长的时间内维持心输出量相对稳定而不出现明显的心力衰竭症状，是一种较为持久而有效地代偿方式。当心肌过度肥大时，可发生失代偿导致心力衰竭。

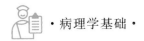
（二）心外的代偿反应

1. 血容量增加

心输出量不足时由于肾血流量减少,肾素-血管紧张素-醛固酮系统被激活,从而导致体内钠、水潴留,使血容量增加。血容量增加有利于提高心输出量和维持动脉血压,通常是慢性心力衰竭的代偿方式。

2. 循环血量重新分配

心输出量减少引起的交感神经兴奋性增高,使外周小血管广泛收缩,器官组织的血流量减少。由于各脏器的血管对交感神经兴奋的反应不一致,因而血液重新分布。表现为皮肤、骨骼肌、肾脏和内脏器官血流量显著减少,因脑血管、冠状血管并不收缩,故心、脑的血液供应可不减少,这种血液的重新分布具有重要的代偿意义。心力衰竭发展到严重阶段,心、脑血流量也将减少。

3. 红细胞增多

心功能不全患者因血流变慢而发生循环性缺氧,刺激肾脏合成促红细胞生成素,促进骨髓的造血功能,使红细胞增多,血液携氧增强。但红细胞过多,可增大血液黏滞性,加重心脏负荷。

4. 组织细胞利用氧的能力增加

心力衰竭时细胞中线粒体的呼吸酶活性增强。在慢性缺氧时,细胞内线粒体的数量还可增多,因而组织利用氧的能力增强。

五、发生机制

心力衰竭的发病机制较为复杂,至今尚未完全阐明。目前认为,心力衰竭的发生发展是多种机制共同作用的结果,其基本发病机制是心肌舒缩功能障碍。

（一）心肌收缩性减弱

心肌收缩性减弱是心力衰竭发生发展的主要原因。

1. 心肌的正常结构破坏

完整的心肌结构是实现心肌舒缩功能的基本条件。当严重的心肌缺血缺氧、炎症、中毒等造成大量心肌纤维变性、坏死,使心肌收缩蛋白结构大量破坏或丧失时,将引起心肌收缩性减弱而导致心力衰竭。

2. 心肌能量代谢障碍

能量是心肌收缩的物质基础。能量代谢过程包括能量的生成、储存和利用三个阶段,其中任何一个环节发生障碍,均可导致心肌收缩性减弱。

（1）能量生成障碍:严重贫血、冠状动脉硬化时,心肌因缺血缺氧,有氧氧化过程障碍,能量生成不足,引起心肌收缩性减弱;维生素 B_1 缺乏时,丙酮酸不能通过氧化脱羧转变为乙酰辅酶 A 进入三羧酸循环,导致 ATP 生成不足,引起心肌收缩性减弱;心肌过度肥大时,心肌内毛细血管的增长速度,明显落后于肥大心肌细胞的增长,致使毛细血管数量相对减少,加上过度肥大的心肌内线粒体含量相对不足,这些均可导致肥大心肌产能减少。

（2）能量利用障碍:心肌对能量的利用,是把 ATP 储存的化学能转化为心肌收缩的机械能的过程。这一过程是通过位于肌球蛋白分子头部的 ATP 酶水解 ATP 实现的。长期心脏负荷过重引起心肌过度肥大时，其肌球蛋白分子头部的 ATP 酶结构发生变异，活性降低，ATP 水解发生障碍，从而不能给心肌收缩提供足够的能量，心肌收缩性因此减弱。

3. 心肌兴奋-收缩耦联障碍

Ca^{2+} 是把心肌的电兴奋和机械收缩连接起来的关键性中介物质。任何影响 Ca^{2+} 转运、分布的因素都可影响心肌的兴奋-收缩耦联过程而使心肌收缩性减弱。

（1）肌质网钙转运功能障碍：过度肥大的心肌中，肌浆网 ATP 酶活性降低，在心肌复极化时，肌质网摄取和储存的 Ca^{2+} 量减少，故心肌兴奋时，肌质网向胞浆中释放的 Ca^{2+} 量也相对减少，结果使胞浆中 Ca^{2+} 浓度不能迅速达到引起心肌收缩的阈值，从而引起心肌兴奋-收缩耦联障碍。

（2）胞外 Ca^{2+} 内流障碍：细胞外 Ca^{2+} 内流在心肌收缩活动中起重要作用，它不但可以升高胞内 Ca^{2+} 浓度，更主要的是触发肌质网释放 Ca^{2+}。长期心脏负荷过重、心肌缺血缺氧等，可影响心肌细胞膜钙通道开放，导致 Ca^{2+} 内流受阻。此外，因细胞外液中的 Ca^{2+} 和 K^+ 在心肌细胞膜上有相互竞争的作用，因此在高钾血症时，也可导致 Ca^{2+} 内流受阻。

（3）肌钙蛋白与 Ca^{2+} 结合障碍：肌钙蛋白与 Ca^{2+} 结合是心肌兴奋-收缩耦联的关键。各种原因引起心肌细胞酸中毒时，心肌细胞中 H^+ 浓度增加，H^+ 与 Ca^{2+} 有竞争与肌钙蛋白结合的作用，而且 H^+ 与肌钙蛋白的亲和力远比 Ca^{2+} 的大，因而影响了 Ca^{2+} 与肌钙蛋白结合，导致心肌兴奋-收缩耦联障碍。酸中毒还可使肌质网中钙结合蛋白与 Ca^{2+} 的亲和力增大，使肌质网在心肌收缩时不能释放足量的 Ca^{2+}。

（二）心肌舒张功能障碍

心脏舒张是保证心室有足够血液充盈的基本因素。据统计，由心室舒张功能障碍和顺应性降低引起的心力衰竭占全部心力衰竭的 $20\%\sim40\%$，尤其在老年患者中发病率较高。心室舒张功能障碍可能的机制如下。

1. Ca^{2+} 复位延缓或障碍

过度肥大的心肌由于 ATP 供应不足，肌质网 ATP 酶活性降低，不能迅速将胞浆内的 Ca^{2+} 摄取入肌质网和向细胞外排出，心肌收缩后胞浆内的 Ca^{2+} 浓度不能迅速降低并与肌钙蛋白解离，导致心室舒张迟缓和不完全，从而使心肌舒张功能障碍。

2. 肌球-肌动蛋白复合体解离障碍

肌球-肌动蛋白复合体的解离，是一个主动耗能的过程，需要 ATP 的参与。因此，凡能引起心肌能量不足的任何因素都可由于肌球-肌动蛋白复合体解离困难，影响心室的充盈和舒张。

3. 心室顺应性降低

心室顺应性降低时，心室的扩张充盈受限，导致心输出量减少。主要原因有：心肌肥大致心室壁增厚、水肿以及心肌纤维化、心包炎和心包填塞等。

4. 心室舒张势能减少

心室舒张的势能来自心室的收缩，心室收缩越大，这种势能就越大。这常见于心肌肥大、冠状动脉狭窄、高血压病、心肌病等。

（三）心脏各部分舒缩活动不协调

心肌梗死、心肌炎、严重贫血、肺心病、高血压性心脏病等时，由于病变呈区域性分布，

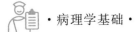

就会出现心脏各部分的舒缩活动在时间上和空间上的不协调,导致心输出量减少。

六、机体的功能、代谢变化

心力衰竭时机体一系列功能代谢变化的根本原因在于心脏泵功能障碍。其结果是心输出量减少,动脉系统缺血引起组织血液灌注不足;静脉回流受阻,引起体循环和肺循环淤血,从而导致器官功能障碍和代谢紊乱。

（一）心输出量减少

心功能不全初期,机体通过代偿可使心输出量维持在正常水平,随着病情加重,心输出量显著减少,产生一系列外周组织器官血液灌流量不足的表现。

1. 动脉血压的变化

急性心力衰竭时,由于心输出量急剧减少,动脉血压下降,甚至可以发生心源性休克。但在慢性心力衰竭时,机体通过各种代偿引起外周小动脉收缩、心率加快以及血容量增多等,可使动脉血压维持于正常水平。

2. 皮肤苍白或发绀

皮肤血流量减少时,患者出现皮肤苍白,温度降低和出冷汗,严重时患者肢端皮肤出现发绀。

3. 尿量减少

心力衰竭时肾脏血流量减少最显著,由于肾小球滤过率降低,肾小管重吸收增加,患者出现尿量减少,钠、水潴留。

4. 疲乏无力

骨骼肌血流量减少时,能量代谢水平降低,患者出现疲乏无力,对体力活动的耐受力降低。

5. 失眠、嗜睡

脑供血不足时,中枢神经系统功能紊乱,患者出现头痛、头晕、记忆力减退、烦躁不安和失眠等症状,严重时出现嗜睡和昏迷。

（二）肺循环淤血

肺循环淤血出现在左心衰竭时。由于左心室收缩力减弱,射血量减少,使舒张期心室内残留血量增多,室内压增高,肺静脉回流受阻,肺毛细血管内压升高,引起肺淤血和肺水肿。临床表现为呼吸困难和发绀。根据肺淤血、水肿的严重程度,呼吸困难可有不同的表现形式。

1. 劳力性呼吸困难

呼吸困难仅在体力活动时出现,休息后消失,称为劳力性呼吸困难。它为左心衰竭的最早表现。发生机制:①体力活动时,回心血量增多,肺淤血加重;②体力活动时,心率增快,心脏舒张期缩短,左心室充盈减少,肺淤血加重;③体力活动时,机体耗氧量增加,缺氧加重,刺激呼吸中枢,使呼吸加深加快,出现呼吸困难。

2. 端坐呼吸

患者在安静时已出现呼吸困难,平卧时加重,故被迫采取端坐或半卧位以减轻呼吸困难的程度,称为端坐呼吸。发生机制:①端坐或半卧位时下肢静脉血液回流量减少,肺淤血减轻;②端坐时膈肌下降,胸腔容积增大,肺容易扩张,肺活量增加;③端坐时下肢水肿液吸收减少,血容量减少,肺淤血减轻。

3. 夜间阵发性呼吸困难

患者入睡后突然感到气急、胸闷而惊醒,在坐起咳嗽和喘气后有所缓解,称夜间阵发性呼吸困难。发生机制:①端坐呼吸的患者入睡后往往滑向平卧位,因而下半身静脉血液回流增多,而且在白天因重力关系积聚在下垂部位组织间隙中的水肿液也因体位改变而回流入血,故肺部的淤血水肿明显加剧;②入睡时迷走神经中枢紧张性升高,支气管平滑肌收缩,支气管口径变小,通气阻力增大;③卧位时膈肌上移,肺活量较小;④熟睡时中枢神经系统处于相对抑制状态,神经反射的敏感性降低,因而只有当肺淤血发展到比较严重的时候,才能刺激呼吸中枢,引起突然发作的呼吸困难。如果患者在发作时伴有哮鸣音,则称为心性哮喘。

(三)体循环淤血

体循环淤血发生在右心衰竭或全心衰竭时,主要表现为体循环静脉系统压力增高,内脏器官发生淤血和水肿。

1. 静脉系统淤血和静脉压升高

由于上、下腔静脉回流受阻,血液在静脉系统中发生淤滞,并使静脉压升高。临床表现为颈静脉怒张、肝颈静脉回流征阳性等。

2. 肝肿大及肝功能损害

由于下腔静脉回流受阻,肝静脉压升高,肝发生淤血、水肿,出现肝肿大,局部有压痛,持久的右心衰竭还可造成淤血性肝硬化。

3. 水肿

心力衰竭时发生的水肿称为心性水肿,是全心衰竭和右心衰竭的主要临床变现之一,其发生主要与毛细血管内压升高和钠、水潴留有关。

案例分析

患者,女,56岁。因反复呼吸困难2年,加重3个月入院。入院前2年,患者上一层楼后即会出现呼吸困难,有踝部水肿。此后症状逐渐加重,间断服药治疗效果不佳,因夜间阵发性呼吸困难于半年前住院治疗3周。近两月来呼吸困难加重,夜间只能端坐入睡,重度水肿。有高血压病史10年。体格检查:血压165/110 mmHg,脉搏108次/分,呼吸29次/分,颈静脉怒张;肝肿大可触及,四肢凹性水肿。胸部X线片检查提示有少量胸腔积液,心脏扩大。

问题:

1. 该患者最可能的诊断是什么?有何依据?

2. 试解释该患者主要临床表现的病理生理基础。

第二节　呼吸衰竭

一、概念

呼吸衰竭是指外呼吸功能严重障碍,以致在静息时出现动脉血氧分压(PaO_2)低于 8.0 kPa(60 mmHg),伴有或不伴有动脉血二氧化碳分压($PaCO_2$)高于 6.67 kPa(50 mmHg)的病理过程。

呼吸衰竭必定有 PaO_2 的降低。根据 $PaCO_2$ 是否升高,通常把呼吸衰竭分为低氧血症型(Ⅰ型)和低氧血症伴高碳酸血症型(Ⅱ型)两类;根据主要的发病机制不同,可将呼吸衰竭分为通气性和换气性呼吸衰竭两大类;根据原发病变部位不同分为中枢性和外周性呼吸衰竭;根据发病的急缓可分为急性和慢性呼吸衰竭。

二、原因及发生机制

外呼吸包括肺通气和肺换气两个基本过程。呼吸衰竭由肺通气功能障碍和(或)肺换气功能障碍所致。而肺换气功能障碍又包括弥散障碍、肺泡通气与血流比例失调。

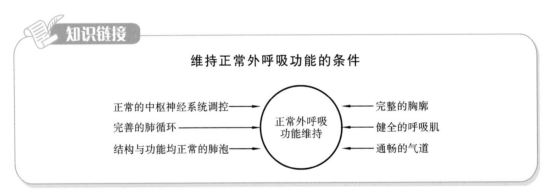

知识链接

维持正常外呼吸功能的条件

正常的中枢神经系统调控 → 正常外呼吸功能维持 ← 完整的胸廓
完善的肺循环 → ← 健全的呼吸肌
结构与功能均正常的肺泡 → ← 通畅的气道

(一)肺通气功能障碍

肺通气是指肺泡气与外界空气之间气体交换的过程。肺通气障碍包括由肺泡扩张受限所致的限制性通气不足和由呼吸道阻力增加而引起的阻塞性通气不足。

1. 限制性通气障碍

肺泡扩张受限所引起的肺泡通气不足称为限制性通气障碍,其发生机制如下。

(1)呼吸肌活动障碍:呼吸中枢抑制如镇静药、麻醉药、安眠药过量等;中枢神经或周围神经的器质性病变,如脑血管意外、脑外伤、脑炎、脊髓灰质炎等;呼吸肌本身的收缩功能障碍,如营养不良所致的呼吸肌萎缩、低钾血症、缺氧、酸中毒所致的呼吸肌无力等,均可累及呼吸肌收缩功能,以致肺泡不能正常扩张而发生通气不足。

(2)胸廓和肺的顺应性降低:在呼吸运动过程中,胸廓和肺的扩张,必须克服来自胸壁和肺组织的弹性阻力,方可实现肺泡的通气功能。肺与胸廓扩张的难易程度通常以顺应性表示。胸廓和肺的顺应性降低时,可致肺泡通气量减少。胸廓的顺应性降低常见于严重的胸部畸形、胸膜粘连增厚或纤维化等;肺的顺应性降低常见于严重的肺纤维化、肺不张、肺实变、肺叶或肺段切除、肺水肿和通气过度等。

（3）胸腔积液或气胸：胸腔大量积液时，肺严重受压，造成肺扩张受限；开放性气胸时，胸内负压消失，在回缩力的作用下，导致肺塌陷，从而发生肺限制性通气障碍。

2. 阻塞性通气不足

由于气道狭窄或阻塞，使气道阻力增加引起的通气障碍称为阻塞性通气不足。其常见于慢性支气管炎、阻塞性肺气肿、支气管哮喘、喉水肿、肿物压迫气管或急性异物阻塞等时。

限制性或阻塞性通气不足的共同后果：肺泡通气不足，使肺泡气不能及时更新，PaO_2下降，$PaCO_2$升高，导致 II 型呼吸衰竭。

（二）肺换气功能障碍

肺换气是指肺泡气与肺泡毛细血管血流之间气体交换的过程。肺换气功能障碍包括弥散障碍和肺泡通气与血流比例失调。

1. 弥散障碍

肺泡气与肺泡毛细血管进行气体交换的过程是一个物理性弥散过程。引起弥散障碍常见的原因如下。

（1）肺泡膜面积减少：正常成人肺泡总面积约为 80 m^2，静息呼吸时参与换气的肺泡表面积约 40 m^2，运动时增加。由于储备量大，因此只有当肺泡膜面积减少一半以上时，才会引起换气功能障碍。肺泡膜面积减少可见于肺实变、肺不胀、肺叶切除等。

（2）肺泡膜厚度增加：由于肺泡膜极薄，故正常气体交换速度很快。当肺水肿、肺泡透明膜形成、肺纤维化、肺泡毛细血管扩张等时，可因弥散距离增宽而使气体弥散障碍。

单纯弥散障碍导致 I 型呼吸衰竭。因为 CO_2 的弥散能力比 O_2 大 20 倍，不易受影响。

2. 肺泡通气与血流比例失调

有效的换气不仅取决于肺泡膜面积与厚度、肺泡总通气量与血流量，还要求肺泡的通气与血流配合协调。正常人在静息状态下，每分肺泡通气量（V_A）约为 4L，肺血流量（Q）约为每分钟 5L，二者的比值（V_A/Q）约为 0.8。即当 V_A/Q 比值约为 0.8 时，肺泡通气与血流处于协调状态，流经肺泡的静脉血能够被充分动脉化。肺部疾病时，由于肺内病变分布不均和病变程度不等，对各部分肺的通气与血流的影响也不一致，从而造成肺泡的通气与血流比例严重失调，导致肺换气障碍。V_A/Q 比值失调有两种基本形式（图 15-1）。

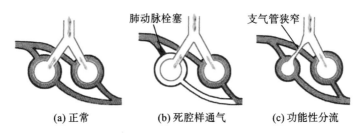

(a) 正常　　　　(b) 死腔样通气　　　　(c) 功能性分流

图 15-1　肺泡通气血流比值失调示意图

（1）部分肺泡通气不足：支气管哮喘、慢性支气管炎、阻塞性肺气肿等引起的气道阻塞或狭窄性病变，以及肺纤维化、肺水肿等限制性通气障碍，都可导致肺泡通气分布的严重不均，V_A/Q 比值降低。病变重的部位肺泡通气明显降低而血流无相应减少，流经这部分肺泡的静脉血未经充分氧合便掺入动脉血内，这种情况类似肺动-静脉短路，故称为功能性分

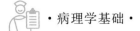

流增加,又称为静脉血掺杂。

（2）部分肺泡血流不足：肺动脉栓塞、肺血管受压扭曲和肺泡壁毛细血管床减少等,都可导致部分肺泡血流减少,V_A/Q 比值增高。患部肺泡血流少而通气多,吸入的空气没有或很少参与气体交换,犹如增加了肺泡死腔量,故这种情况又称为死腔样通气。

肺泡通气与血流比例失调可导致 PaO_2 下降,$PaCO_2$ 正常或降低,严重时升高。$PaCO_2$ 的变化主要取决于部分正常肺泡的代偿通气程度。如代偿性通气过度,$PaCO_2$ 低于正常;如肺组织病变广泛而严重,代偿不足,引起 $PaCO_2$ 升高。

呼吸衰竭的发病机制中,单纯的通气不足、单纯的弥散障碍或单纯的肺泡通气与血流比例失调是较少的,这些因素往往同时存在或相继发生作用。

三、机体的功能、代谢变化

呼吸衰竭时,机体可发生一系列功能和代谢的变化,引起这些变化的主要原因是低氧血症、高碳酸血症以及由此而引起的酸碱平衡紊乱。

（一）酸碱平衡及电解质代谢紊乱

外呼吸功能障碍可引起呼吸性酸中毒、呼吸性碱中毒、代谢性酸中毒,也可合并代谢性碱中毒。临床常见的多为混合型酸碱平衡紊乱。

1. 呼吸性酸中毒

Ⅱ型呼吸衰竭时,由于大量二氧化碳潴留,可发生呼吸性酸中毒。此时可有血清钾离子浓度增高,原因是酸中毒导致细胞内钾离子外移和肾小管上皮排钾减少。

2. 代谢性酸中毒

由于严重缺氧,无氧酵解加强,酸性代谢产物增多,可引起代谢性酸中毒。如合并肾功能不全,则因肾脏排酸保碱功能障碍使代谢性酸中毒加重,此时血清钾浓度增高可更明显。

3. 呼吸性碱中毒

$PaCO_2$ 明显下降的患者,可因原发性碳酸过低而发生呼吸性碱中毒,此时因细胞外钾离子进入细胞内,可发生血清钾浓度降低。

（二）呼吸系统功能变化

呼吸系统功能变化多由原发疾病引起。因此原发疾病不同,呼吸功能的紊乱也各异,主要表现为呼吸频率、节律及深度的变化。如:阻塞性通气障碍时,由于气流受阻,呼吸慢而深;胸廓及肺顺应性降低时,则因牵张感受器受刺激而反射地引起呼吸浅快;中枢性呼吸衰竭可出现呼吸浅慢,可出现潮式呼吸、间歇呼吸、抽泣样呼吸、叹气样呼吸等呼吸节律紊乱。

外呼吸功能障碍造成的低氧血症或高碳酸血症可进一步影响呼吸功能。PaO_2 低于 8.0 kPa 时,作用于颈动脉体与主动脉体化学感受器,反射性增加通气;二氧化碳潴留主要作用于中枢化学感受器,使呼吸中枢兴奋,从而引起呼吸加深加快,增加肺泡通气量。但 PaO_2 过低或 $PaCO_2$ 过高时,将损害或抑制呼吸中枢。此时呼吸运动主要靠缺氧对外周化学感受器的刺激来维持,如果给予高浓度的氧吸入,则虽可缓解低氧血症,但却因此解除了缺氧反射性兴奋呼吸中枢的作用而使呼吸进一步抑制,因此Ⅱ型呼吸衰竭患者应低浓度、低流量持续吸氧。

（三）循环系统功能变化

一定程度的 PaO_2 降低和 $PaCO_2$ 升高可反射性兴奋心血管运动中枢，使心率加快，心输出量增加，皮肤及腹腔内脏血管收缩，因而发生血液重分布和血压轻度升高。但严重的缺氧和二氧化碳潴留可直接抑制心血管中枢和心脏活动，扩张血管，导致血压下降、心肌收缩力减弱、心律失常等严重后果。呼吸衰竭可伴发心力衰竭，尤其是右心衰竭，即肺源性心脏病。

（四）中枢神经系统变化

中枢神经系统对缺氧很敏感，故最易受损。PaO_2 低于 8.0 kPa 时可出现智力和视力的轻度减退；如 PaO_2 迅速降至 5.33～6.67 kPa 以下时，就会引起一系列神经精神症状，如头痛、不安、定向与记忆障碍、精神错乱、嗜睡，以致惊厥和昏迷；PaO_2 低于 2.67 kPa 时，只需几分钟就可造成神经细胞的不可逆性损害。CO_2 潴留使 $PaCO_2$ 超过 10.7 kPa 时，可引起头痛、头晕、烦躁不安、言语不清、扑翼样震颤、精神错乱、嗜睡、昏迷、抽搐等症状，称为二氧化碳麻醉。通常将呼吸衰竭引起的脑功能障碍称为肺性脑病。

（五）肾功能变化

呼吸衰竭时肾可受损，轻者尿中出现蛋白、红细胞、白细胞及管型等。严重时可发生急性肾功能衰竭，出现少尿、氮质血症和代谢性酸中毒等变化。此时肾脏结构往往无明显变化，故常为功能性肾功能衰竭。只要外呼吸功能好转，肾功能就可较快恢复。

案例分析

某特发性肺间质纤维化患者，男，32 岁，因气短入院。体格检查：呼吸急促，发绀，两肺底有湿性啰音。体温 36.2 ℃，心率 105 次/分，呼吸 58 次/分。肺活量 1000 mL（正常成年男性 3500 mL）。血气分析：PaO_2 58 mmHg，$PaCO_2$ 34 mmHg。初步诊断为呼吸衰竭。

问题：

1. 该患者发生了哪型呼吸衰竭？
2. 试分析该患者发生呼吸衰竭的机制。

第三节　肝性脑病

一、概念

肝性脑病是指在排除其他已知脑病的前提下，继发于严重肝脏疾病的一系列精神神经综合征，以中枢神经系统功能障碍为主要临床表现。初起时有性格行为的改变和判断力下降，继后出现精神错乱、行动异常、定向障碍和扑翼样震颤，严重时发展为嗜睡甚至昏迷。

二、原因与分类

肝性脑病根据病因不同，分为内源性和外源性两类。

1. 内源性肝性脑病

内源性肝性脑病多见于重症急性病毒性肝炎、急性肝中毒、重症胆道感染等。因肝细胞广泛坏死,肝脏清除来自肠道毒性产物的功能明显降低而引起,常呈急性经过,没有明显的诱因。

2. 外源性肝性脑病

外源性肝性脑病多继发于严重慢性肝病(如晚期肝硬化、肝癌等)和(或)门-体静脉分流术后。由于门静脉中的有毒物质绕过肝脏直接进入体循环而引起。常呈慢性经过,在诱因的作用下可反复发作。

三、发生机制

肝性脑病的发生机制至今尚未阐明。多数学者认为其发生主要是由于脑组织的功能和代谢障碍所引起。目前较为公认的学说有氨中毒学说、假性神经递质学说、血浆氨基酸失衡学说、γ-氨基丁酸学说等。下面主要阐述氨中毒学说和假性神经递质学说。

(一)氨中毒学说

临床观察证实,80%～90%的肝性脑病患者,可以检测到血氨水平升高,经降血氨治疗后,症状明显缓解,表明血氨增高对肝性脑病的发生发展起着十分重要的作用。

正常情况下,氨的生成与清除保持动态平衡,血氨水平相对稳定。当氨的生成过多或清除不足,可使血氨水平增高,过量的氨通过血脑屏障进入脑内,干扰脑细胞的代谢和功能,导致肝性脑病的发生。

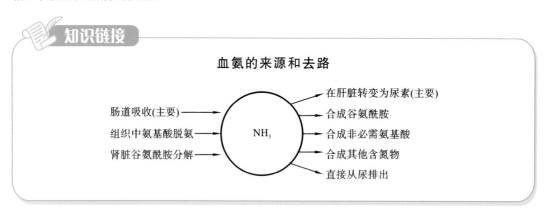

1. 血氨增多的原因

(1)氨的清除不足:体内氨清除的主要途径是通过肝内的鸟氨酸循环合成尿素,经肾脏排出体外。肝功能障碍时,由于代谢障碍,ATP供给不足以及肝内酶系统受损害,导致鸟氨酸循环障碍,尿素合成能力降低,组织代谢过程中形成的氨及肠道吸收的氨在肝内合成尿素减少,血氨增多。

(2)氨的生成过多:肝硬化时,由于门静脉血流受阻,肠黏膜淤血、水肿,或由于胆汁分泌减少,食物消化、吸收和排空发生障碍,肠内蛋白质及尿素等受细菌作用,产氨增多。特别在进食高蛋白膳食或上消化道出血时,产氨更多。

(3)肠道和尿液中pH值的变化:肠道中氨的吸收与肠道的pH值有密切关系。当肠道 pH 值较低时,NH_3 与 H^+ 结合成不被吸收的 NH_4^+ 而随粪便排出体外。当肠道 pH 值升高时,NH_3 的吸收增多。临床上常给患者口服不易吸收的乳果糖,使其在肠腔中被细菌分解产生乳酸、醋酸等,降低肠腔的 pH 值,从而减少氨的吸收;当尿液中的 pH 值偏低时,进入肾小管管腔中的 NH_3 与 H^+ 结合成 NH_4^+ 而被排出。有呼吸性碱中毒时,肾小管管腔中的 H^+ 减少,因此随尿排出的 NH_4^+ 明显减少,NH_3 弥散入血增多,导致血氨增高(图 15-2)。

$$氨吸收 \quad NH_3 + H^+ \underset{pH \downarrow}{\overset{pH \downarrow}{\rightleftharpoons}} NH_4^+ \quad 氨排出$$

图 15-2 肠道和尿液 pH 值对氨吸收的影响

2. 氨对脑的毒性作用

血氨增多时,通过血脑屏障进入脑组织的氨增多。氨对脑的毒性作用机理,至今尚未完全阐明,可能通过下列几个环节干扰神经细胞代谢(图 15-3)。

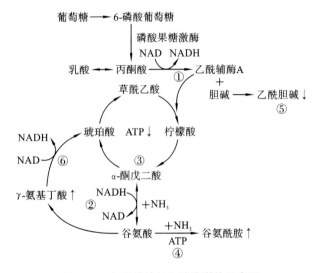

图 15-3 氨干扰神经细胞代谢的示意图

注:①丙酮酸氧化脱羧障碍;②NADH 减少,呼吸链递氢过程受抑制;③α-酮戊二酸减少;
④合成谷氨酰胺时消耗 ATP,谷氨酰胺增多;⑤乙酰胆碱合成减少;
⑥γ-氨基丁酸转氨酶活性受抑制,使 γ-氨基丁酸蓄积。

(1)改变脑内神经递质:正常情况下,中枢神经系统内兴奋性神经递质(如谷氨酸、乙酰胆碱等)和抑制性神经递质(如 γ-氨基丁酸、谷氨酰胺等)之间保持相对平衡。而脑内氨增多可使兴奋性递质减少,抑制性递质增多,破坏了递质间的平衡,导致中枢神经系统功能紊乱。其发生机制如下。①谷氨酰胺增多,谷氨酸减少:氨与脑细胞中蓄积的 α-酮戊二酸结合,生成谷氨酸,随后谷氨酸与氨结合,生成谷氨酰胺,以解除氨的毒性,这一解毒过程导致抑制性神经递质谷氨酰胺增多,兴奋性递质谷氨酸被消耗而减少;②γ-氨基丁酸的变化。γ-氨基丁酸是一种中枢抑制性神经递质。当脑内氨增多时,谷氨酸被消耗,因而 γ-氨基丁酸形成减少。目前认为肝性脑病时的躁动、精神错乱、抽搐等神经精神症状与 γ-氨基丁酸减少有关。高浓度的氨可抑制 γ-氨基丁酸转氨酶,使 γ-氨基丁酸在脑内蓄积,出现嗜睡、昏迷等症状。③乙酰胆碱含量减少:高浓度氨抑制丙酮酸的氧化脱羧过程,使乙酰辅酶 A 生成减少,从而影响乙酰胆碱的合成。乙酰胆碱是中枢兴奋性神经递质,它的减少可导致脑功能抑制。

(2)干扰脑细胞的能量代谢:脑内神经活动消耗能量很大,其能量主要来源于葡萄糖的有氧氧化。氨主要通过干扰葡萄糖的有氧氧化过程而影响中枢神经系统的功能。①ATP 生成减少:氨与脑内的 α-酮戊二酸结合,形成谷氨酸,一方面使三羧酸循环中间产物 α-酮戊二酸减少,影响糖的有氧代谢,同时又消耗了大量的 NADH,妨碍了呼吸链中的递氢过程,以致 ATP 生成不足;②ATP 消耗增多:在氨进一步与谷氨酸结合形成谷氨酰胺的过程中又消耗了大量的 ATP。因此脑细胞活动所需能量不足,不能维持中枢神经系统的兴奋活动,从而引起昏迷。

(3)对神经细胞膜有抑制作用:氨可与 K^+ 竞争向细胞内转移,并能抑制细胞膜 Na^+-K^+ 依赖性 ATP 酶的活性,从而影响 Na^+、K^+ 在神经细胞内外的正常分布,使膜电位发生变化和导致兴奋、传导等功能活动异常。

临床上 20% 肝性脑病患者,血氨是正常的;部分患者,虽然血氨明显升高,但未发生脑病;部分血氨升高的昏迷患者在血氨恢复后昏迷无改善;急性重型肝炎患者的血氨水平与其临床昏迷表现无相关性。由此可见,氨中毒不是肝性脑病的唯一发病机制。

（二）假性神经递质学说

1. 脑干网状结构与神经递质

脑干网状结构对维持大脑皮层的兴奋性和觉醒具有特殊的作用,其中以上行激动系统尤为重要。上行激动系统在网状结构中需要多次更换神经元,所经过的突触非常多,突触在传递信息时需要神经递质,主要为去甲肾上腺素和多巴胺等。肝功能障碍时,正常神经递质被假性递质所取代,从而引起神经传递障碍。

2. 假性神经递质与肝性脑病

正常情况下,食物蛋白质中的芳香族氨基酸,如苯丙氨酸及酪氨酸,经肠内细菌脱羧酶的作用,形成苯乙胺及酪胺。这些胺类物质从肠道吸收,经门静脉到达肝脏,经肝脏单胺氧化酶的作用被分解、清除。肝功能不全或门体静脉分流时,这些胺类随体循环进入脑组织,在脑内经 β-羟化酶的作用,形成苯乙醇胺和羟苯乙醇胺。由于苯乙醇胺和羟苯乙醇胺在结构上与正常递质去甲肾上腺素和多巴胺很相似,但生理效应远不如正常神经递质强,因而不能产生正常的效应,故称为假性神经递质(图 15-4)。

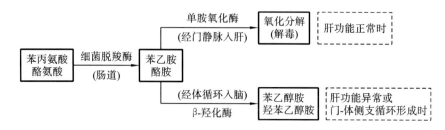

图 15-4　假性神经递质的形成

当脑干网状结构中假性神经递质增多时,则竞争性地取代正常神经递质而被神经末梢所摄取和储存,发生神经冲动时再释放出来。因假性神经递质传递信息的功能远不及正常神经递质强,致使网状结构上行激动系统功能失常,以致大脑功能发生抑制,出现意识障碍乃至昏迷。如果黑质、纹状体中的抑制性递质多巴胺被假性神经递质取代,则出现扑翼样震颤。

总之,肝性脑病的发生机制较为复杂,是多方面因素综合作用的结果,在不同病例可能以某一因素为其主要发病机制。

四、诱发因素

1. 消化道出血

消化道出血是导致肝性脑病发生最常见的诱因。肝硬化患者由于食管下段静脉曲张,较易发生上消化道出血。血中丰富的蛋白质受肠道细菌的作用,产生大量氨及其他毒性物质并吸收入血;加上出血造成的低血容量、低血压等进一步加重肝的损害,从而诱发肝性脑病。

2. 感染

肝病患者如果合并感染时,可诱发肝性脑病。发生机制是:一方面细菌及其毒素侵入肝脏,加重肝细胞的损害及肝功能障碍;另一方面感染引起的发热和组织坏死,使组织蛋白分解加强,导致产氨增多。

3. 大量放腹腔积液

一次放液量过多或过快时,由于腹腔内压突然降低,门静脉系统淤血,流入肝脏的血液减少,引起肝脏缺氧,肝细胞进一步受损;或因放液丢失电解质过多,引起电解质紊乱,都可促使肝性脑病的发生。

4. 药物损害

麻醉及镇静药(特别是巴比妥类及吗啡)使用过多等,除中枢神经抑制作用,还可以增加肝脏的负担,加重肝脏的损害,促使肝性脑病的发生。

5. 便秘

便秘时由于粪便在肠道内停留时间长,氨和硫醇等有毒物质不能及时排出,吸收入血增多而诱发肝性脑病

6. 其他

碱中毒、氮质血症、进食过量蛋白质及口服铵盐、大手术、饮酒等。

案例分析

患者,男,49 岁。6 年前诊断为肝硬化。间歇性乏力、食欲不振 2 年。1 天前进食不洁肉食后,出现高热、频繁呕吐,继之出现说胡话,扑翼样震颤,继而进入昏迷。体格检查:体温 39 ℃,脉搏 114 次/分,血压 90/60 mmHg,肝病面容,腹壁静脉曲张,脾肋下 3.5 cm,腹腔积液征阳性。

问题:

1. 该患者是否发生了肝性脑病?

2. 试分析该患者肝性脑病的诱发因素。

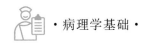

第四节　肾功能衰竭

一、肾功能衰竭的概念

肾脏是人体的重要排泄器官,具有排泄体内代谢产物和毒物,调节体内水、电解质和酸碱平衡,分泌肾素、前列腺素、促红细胞生成素等功能。当各种原因引起肾功能严重障碍时,会出现代谢产物、毒物不能充分排出而蓄积体内,水、电解质和酸碱平衡紊乱,肾内分泌功能障碍等临床表现,这一病理过程,称为肾衰竭。通常根据发病的急缓和病程的长短,分为急性和慢性两类,它们发展到严重阶段,均可导致尿毒症。

二、急性肾功能衰竭

急性肾功能衰竭是各种原因在短期内引起肾脏泌尿功能急剧降低,以致机体内环境出现严重紊乱的临床综合征。临床上主要表现为水中毒、氮质血症、高钾血症和代谢性酸中毒,多数患者伴有少尿或无尿,称少尿型急性肾功能衰竭。少数患者尿量并不减少,但肾脏排泄功能障碍,氮质血症明显,称非少尿型急性肾功能衰竭。临床上以少尿型多见。

(一)病因和发生机制

根据发病原因可将急性肾功能衰竭分为肾前性、肾性和肾后性急性肾功能衰竭三大类。

1. 肾前性急性肾功能衰竭

肾前性急性肾衰竭是由于肾脏血液灌流量急剧减少所致,常见于休克的早期和急性心力衰竭。此时,有效循环血量减少和血压降低除直接导致肾血流量减少外,还可通过交感-肾上腺髓质系统和肾素-血管紧张素系统使肾脏小动脉强烈收缩,从而进一步降低肾脏血液灌流量和有效滤过压,因此滤过率显著下降。早期由于肾实质尚无器质性损害,因而属于功能性急性肾功能衰竭。但若肾缺血持续过久就会引起肾脏器质性损害,从而导致肾性急性肾功能衰竭。

2. 肾性急性肾功能衰竭

肾性急性肾功能衰竭是指由肾脏器质性病变所引起的急性肾功能衰竭,常见于以下情况。

(1)急性肾小管坏死:①持续肾缺血:多见于各种原因引起的休克未得到及时有效的抢救时,此时由于肾脏血液灌流量显著而持续地减少,引起肾小管发生缺血性损害,甚至坏死。②肾毒物:重金属(如汞、砷、铅等)、药物(如新霉素、庆大霉素、卡那霉素等)、有机毒物(如四氯化碳、氯仿、甲醇等)、生物毒素(如毒蕈、蛇毒)等,经肾脏排泄时,均可直接损害肾小管,甚至引起肾小管上皮细胞坏死。肾小管坏死后,管腔内原尿向肾间质回漏,一方面可直接使尿量减少,另一方面肾间质水肿压迫肾小管和细胞碎片形成的管型阻塞,引起肾小球囊内压增高,使滤过率进一步减少。

(2)肾脏本身疾病:肾小球、肾间质和肾血管的各种疾病,如急性肾小球肾炎、恶性高血压、急性肾盂肾炎、双侧肾动脉栓塞等都能引起肾实质弥漫性损害,导致急性肾功能衰竭。

（3）肾小管阻塞：异型输血、严重挤压伤时，可因血红蛋白、肌红蛋白形成管型阻塞肾小管，使肾小球囊内压增高，滤过率明显减少而导致急性肾功能衰竭。

3. 肾后性急性肾功能衰竭

从肾盏到尿道口任何部位的尿路梗阻，都有可能引起肾后性急性肾功能衰竭，多见于膀胱以上的梗阻，常由双侧尿路结石、前列腺肥大、前列腺癌和盆腔肿瘤等引起。此时由于尿液难以排出，致使有效滤过压下降，引起肾小球的滤过率降低。早期并无肾实质的器质性损害，若能及时解除梗阻，可使肾脏泌尿功能迅速恢复。

（二）机体的功能、代谢变化

少尿型急性肾功能衰竭的发病过程一般可分为少尿期、多尿期和恢复期三个阶段。

1. 少尿期

此期尿量显著减少，甚至无尿，同时机体内环境严重紊乱，是病程中最危险的阶段。持续数天至数周，持续时间越长，预后越差。

（1）尿的变化：①少尿或无尿：是少尿期的主要表现，与肾小球滤过率显著降低、原尿由坏死的肾小管漏回间质以及肾小管阻塞等因素有关；②低比重尿：常固定于 $1.010\sim1.020$，由原尿浓缩功能障碍所致；③尿钠增高：由肾小管对钠的重吸收障碍所致；④血尿、蛋白尿和管型尿：因肾小球毛细血管通透性增加、肾小球滤过障碍和肾小管受损所致。

（2）水中毒：由于少尿、体内分解代谢加强致内生水增多、摄入水过多等原因，可引起体内水潴留、稀释性低钠血症和细胞水肿。严重患者可并发肺水肿、脑水肿和心功能不全。因此对急性肾衰竭患者，应严密观察和记录出入水量，严格控制补液速度和补液量。

（3）高钾血症：这是急性肾衰竭患者最危险的变化，常为少尿期的致死原因。引起高钾血症的原因有：①尿量的显著减少，使钾排出减少；②组织损伤、细胞分解代谢增强、缺氧、酸中毒等因素促使钾从细胞内向细胞外转移；③摄入含钾食物或药物、大量输入含高浓度钾的库血等。高钾血症可诱发心律失常，甚至导致心跳骤停而危及患者生命。

（4）代谢性酸中毒：主要是由于尿量减少使酸性代谢产物在体内蓄积、肾脏排酸保碱功能障碍及分解代谢增强，产酸增多所致，具有进行性、不易纠正的特点。酸中毒可抑制心血管系统和中枢神经系统，并能促进高钾血症的发生。

（5）氮质血症：血中尿素、肌酐、尿酸等非蛋白含氮物质的含量显著增高，称为氮质血症。它主要是由于肾脏不能充分排出蛋白质代谢产物和蛋白质分解代谢增强（感染、中毒、组织严重创伤等）所致。患者出现恶心、呕吐、腹胀及腹泻症状，严重者发生尿毒症。

2. 多尿期

尿量逐渐增多至每天 400 mL 以上时，即进入多尿期，是肾功能开始恢复的表现。此期尿量可达每日 3000 mL 以上。产生多尿的机制为：①肾小球滤过功能逐渐恢复正常；②间质水肿消退，肾小管内的管型被冲走，阻塞解除；③肾小管上皮虽已开始再生修复，但其功能尚不完善，故重吸收钠、水的功能仍然低下，原尿不能被充分浓缩；④少尿期中潴留在血中的尿素等代谢产物开始经肾小球大量滤出，原尿的渗透压增高，引起渗透性利尿。

多尿期早期，由于肾功能尚未完全恢复，因此氮质血症、高钾血症和酸中毒等并不能立即改善。后期由于患者每天可排出大量水和电解质，若不及时补充，则可发生脱水、低钾血症和低钠血症。多尿期历时 1～2 周后病程进入恢复期。

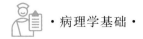

3. 恢复期

此期患者尿量和血中非蛋白氮含量都基本恢复正常,水、电解质和酸碱平衡紊乱得到纠正,所引起的症状消失。但是肾小管功能需要经过数月或更长时间才能完全恢复正常。少数病例由于肾小管上皮的破坏严重和修复不全,可出现肾组织纤维化而转变为慢性肾衰竭。

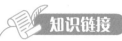

非少尿型急性肾功能衰竭

非少尿型急性肾功能衰竭患者,肾内病变一般较轻。虽然也有肾小球滤过率的减少和肾小管的损害,但以肾小管浓缩功能的障碍较为明显,因此虽有氮质血症,但尿量并无明显减少(每天在 $400\sim1000$ mL),多无高钾血症。患者临床症状轻,病程短,并发症少,预后较好。

三、慢性肾功能衰竭

慢性肾功能衰竭是指各种慢性肾脏疾病引起肾单位进行性破坏,以致残存肾单位不能充分排出代谢废物和维持内环境稳定,使体内逐渐出现代谢废物和毒物的潴留、水、电解质和酸碱平衡紊乱以及肾脏内分泌功能障碍的病理过程。慢性肾功能衰竭发展呈渐进性,病程迁延,病情复杂,常以尿毒症为结局使患者死亡。

(一)病因和发生机制

引起慢性肾功能衰竭的疾病,以慢性肾小球肾炎最常见,占 $50\%\sim60\%$。肾小动脉硬化症、慢性肾盂肾炎以及全身性红斑狼疮等也是较为常见的原因。其他如肾结核、糖尿病肾病、高血压性肾硬化、多囊肾、肾脏发育不全,以及结石、肿瘤、前列腺肥大等引起的尿道梗阻也可导致慢性肾衰竭。在发生慢性肾功能衰竭之前,由于各种慢性肾脏疾病可分别引起以肾小球或肾小管损害为主的病变,故在临床上可出现不同的症状和体征。但在各种慢性肾脏疾病的晚期,由于大量肾单位的破坏和功能的丧失可出现相同的后果,即残存肾单位过少所致的肾衰竭,因此慢性肾功能衰竭是各种慢性肾脏疾病最后的共同结局。

慢性肾衰竭的发病机制目前尚未完全阐明,主要有以下几种学说。

1. 健存肾单位学说

慢性肾脏疾病时,肾单位不断破坏和功能丧失,肾功能只能由未受损的残余肾单位(健存肾单位)来承担。丧失肾功能的肾单位越多,残存的完整肾单位就越少。当残存的肾单位少到不能维持正常的泌尿功能时,内环境就开始发生紊乱,即慢性肾功能衰竭开始发生发展。

2. 矫枉失衡学说

当肾单位减少和肾小球滤过率降低时,体内某溶质蓄积,作为适应性反应,血液中某种调节因子增多,以促进这些溶质的排出,从而使该溶质在血浆中的水平不致升高。但这种矫枉过程又可造成新的失衡,引起其他器官功能、代谢改变,使内环境进一步紊乱。例如,慢性肾功能衰竭时磷排出减少,血磷升高而血钙降低,血钙降低又可刺激甲状旁腺,引起继发性甲状旁腺激素分泌增多。甲状旁腺激素促进肾排磷增多,从而使血磷降到正常水平,起到"矫正"作用。晚期由于残存肾单位太少,继发性甲状旁腺激素分泌增多已不能维持磷的充分排出,故血磷水平显著升高。而甲状旁腺激素的增多又能对机体其他功能产生不良影响(如溶骨作用等),使内环境进一步紊乱,出现"失衡"。

(二)机体的功能、代谢变化

1. 尿的变化

(1)尿量的变化:①早期出现夜尿、多尿,发生机制主要是残存肾单位血流量增多,原尿生成增多且流速快,肾小管来不及重吸收;原尿中溶质含量增加,产生渗透性利尿;肾间质受损,不能形成高渗环境,尿浓缩功能降低;②晚期出现少尿,主要是由于肾单位大量破坏,肾血流量极度减少所致。

(2)尿比重变化:由于肾小管浓缩功能降低,患者出现低比重尿或低渗尿。随着病情的进展,肾小管浓缩和稀释功能均丧失,终尿渗透压接近血浆,尿比重固定在 1.008~1.012 之间,称为等渗尿。

(3)尿液成分的变化:尿中可出现蛋白质、红细胞、白细胞和管型等。

2. 水、电解质及酸碱平衡紊乱

(1)水代谢紊乱:由于大量肾单位被破坏,肾脏对水的调节功能减退。水摄入增加时,易发生水潴留,甚至引起水中毒、肺水肿、脑水肿和心力衰竭等;严格控制水的摄入时,又可引起脱水。

(2)电解质代谢紊乱:①钠代谢紊乱:由于肾脏对钠的调节能力降低,可出现血钠过高或过低。由于长期限制钠盐和渗透性利尿效应,常致低钠血症,临床表现有恶心、头痛、肌肉无力、血压下降,严重时出现抽搐、嗜睡甚至昏迷;若补钠过多,又易造成钠、水潴留,使血压升高,心脏负荷加重。②钾代谢紊乱:一般可维持血钾正常。但持续多尿、呕吐、腹泻或长期使用排钾利尿剂时,可出现低钾血症;晚期由于少尿、感染、代谢性酸中毒等可发生高钾血症。③钙磷代谢紊乱:主要表现为血磷升高,血钙降低及肾性骨营养不良。

(3)酸碱平衡紊乱:肾单位大量破坏时肾小球滤过率明显下降,加上肾小管泌 NH_3 与 H^+ 减少,重吸收 HCO_3^- 减少,可引起代谢性酸中毒。

3. 氮质血症

由于肾小球滤过率减少,含氮代谢终产物如尿素、尿酸、肌酐等在体内蓄积,血中非蛋白氮增加,出现氮质血症。

4. 肾性高血压

因肾实质病变引起的高血压称为肾性高血压,慢性肾功能衰竭患者伴发高血压的机制如下。①肾脏排钠、排水功能降低,引起钠、水潴留,使血容量增加和心输出量增多;②肾素-血管紧张素系统的活性增高,一方面使小动脉收缩,外周阻力增大,另一方面引起钠、水潴留;③肾脏形成的前列腺素 A_2 和 E_2 等舒血管物质减少。

5. 贫血和出血倾向

慢性肾脏疾病经常伴有贫血。其发病机制如下。①肾实质破坏后,肾脏形成的促红细胞生成素减少;②同时血液中潴留的毒性物质既可抑制骨髓造血,又可引起溶血及出血,从而造成红细胞的破坏与丢失。

患者常有出血倾向,其主要临床表现为皮下淤斑和黏膜出血,如鼻出血和胃肠道出血

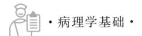

等,主要是由于毒性物质在体内蓄积,引起血小板的功能障碍所致。

四、尿毒症

尿毒症是指急、慢性肾功能衰竭发展到最严重阶段,由于终末代谢产物和内源性毒性物质在体内潴留,水、电解质及酸碱平衡紊乱以及肾脏内分泌功能失调,从而引起一系列自身中毒症状。尿毒症患者需靠透析来延长生命,肾移植是目前彻底治疗尿毒症的最有效方法。

(一)尿毒症毒素

研究发现,尿毒症患者血浆中有 200 多种代谢产物或毒性物质,其中很多可引起尿毒症症状,故称为尿毒症毒素。尿毒症毒素包括蓄积在体内的正常代谢产物,也包括某些进入体内的外源性毒物或其代谢产物,还包括含量异常升高的生理活性物质。一般可分为小分子毒素(如尿素、肌酐、胍类和胺类等)、中分子毒素(如多肽、细菌裂解产物等)和大分子毒素(如甲状旁腺激素等)。尿毒症是多因素共同作用的结果。

(二)主要的功能代谢变化

在尿毒症期,除前述的急、慢性肾衰竭症状进一步加重外,还可出现各系统器官功能障碍的临床表现。

1. 神经系统

神经系统功能紊乱是尿毒症的主要表现。①尿毒症性脑病:早期患者有头昏、头痛、乏力、理解力及记忆力减退等症状,随着病情的加重可出现烦躁不安、肌肉颤动、抽搐,最后发展为嗜睡和昏迷。可能与毒物蓄积引起脑水肿、脑缺血缺氧引起神经细胞变性等有关。②周围神经损害:患者出现下肢疼痛、无力、甚至麻痹。

2. 消化系统

消化系统症状是尿毒症出现最早、最突出的症状,表现为食欲不振、厌食,恶心、呕吐或腹泻等。这些症状可能与肠道细菌尿素酶分解尿素产氨增多,氨刺激胃肠道黏膜引起炎症和多发性表浅性小溃疡等有关。患者常并发胃肠道出血。此外,恶心、呕吐也与中枢神经系统的功能障碍有关。

3. 心血管系统

心血管系统主要表现为心力衰竭和心律失常等,这是肾性高血压、酸中毒、高钾血症、钠水潴留、贫血及毒性物质等作用的结果。由于尿素等的刺激作用,还可发生纤维素性心包炎,患者可有心前区疼痛,听诊时可闻及心包摩擦音。

4. 呼吸系统

酸中毒时患者呼吸慢而深。由于细菌分解唾液中的尿素形成氨,呼出气有氨味。严重患者可出现肺水肿,纤维素性胸膜炎或肺钙化等病变。肺水肿与心力衰竭、低蛋白血症、钠水潴留等因素的作用有关。纤维素性胸膜炎是尿素刺激引起的炎症;肺钙化是磷酸钙在肺组织内沉积所致。

5. 皮肤变化

患者常出现皮肤瘙痒、干燥、脱屑和颜色改变。尿素随汗液排出,在汗腺开口处形成细小白色结晶,称为尿素霜。

案例分析

患者,女,44 岁。患有慢性肾小球肾炎十余年。近一月来出现多尿、夜尿,近一周来出现恶心、乏力、鼻出血等症状,遂来医院就诊。体格检查:血压 155/105 mmHg,血红蛋白 94 g/L,血浆尿素氮 15.4 mmol/L(正常值 3.2~7.1 mmol/L)。

问题:

1. 该患者最可能的诊断是什么?
2. 试解释该患者主要临床表现的病理生理基础。

小 结

心力衰竭是指由于心泵功能障碍,使心输出量绝对或相对不足,以致不能满足机体组织代谢需要的病理过程。由于心肌的舒缩功能障碍和心脏负荷过重引起,常在感染、心律失常等情况下诱发或加重。其发生机制是:心肌收缩性减弱、心肌舒张功能障碍和心脏各部舒缩活动不协调。心力衰竭时机体的功能代谢变化,主要以心输出量减少和静脉系统淤血为特征。左心衰竭引起肺循环淤血,主要表现为呼吸困难等;右心衰竭引起体循环静脉系统淤血,表现为颈静脉怒张、肝肿大、心性水肿等。

呼吸衰竭是指外呼吸功能严重障碍,以致在静息时出现动脉血氧分压降低,伴有或不伴有动脉血二氧化碳分压增高的病理过程。其原因和发生机制是:肺通气功能障碍、弥散障碍、肺泡通气与血流比例失调。呼吸衰竭时机体可出现一系列功能和代谢的变化,严重时引起混合型酸碱平衡紊乱、呼吸节律改变、右心衰竭、肺性脑病、肾功能衰竭等后果。

肝性脑病是指继发于严重肝脏疾病的一系列精神神经综合征,以中枢神经系统功能障碍为主要临床表现。肝性脑病常见于急性或亚急性肝坏死、肝硬化等。其发生机制尚未阐明,公认的学说有氨中毒学说、假性神经递质学说等。常见的诱因有消化道出血、感染、大量放腹水、药物损害、便秘、碱中毒、氮质血症、进食蛋白质过量及口服铵盐、大手术、饮酒等。

急性肾功能衰竭是各种原因在短期内引起肾脏泌尿功能急剧降低,以致机体内环境出现严重紊乱的临床综合征。少尿型急性肾衰竭的发病过程可分为少尿期(出现少尿或无尿、水中毒、高钾血症、代谢性酸中毒和氮质血症)、多尿期和恢复期三个阶段。慢性肾功能衰竭是由各种慢性肾脏疾病引起肾单位进行性破坏所致,主要表现为泌尿功能障碍、水、电解质及酸碱平衡紊乱、氮质血症、肾性高血压、贫血和出血倾向。严重的急、慢性肾功能衰竭均可导致尿毒症。

能力检测

一、A1 型题/A2 型题

1. 下述哪项原因不会导致心脏压力负荷增加?( )

A. 主动脉狭窄   B. 肺动脉狭窄   C. 二尖瓣关闭不全

D. 高血压　　　　　　　　　E. 主动脉瓣狭窄

2. 下述哪项原因不会导致心脏容量负荷增加?(　　)

A. 二尖瓣关闭不全　　　　B. 主动脉关闭不全　　　　C. 室间隔缺损

D. 肺动脉高压　　　　　　E. 动静脉瘘

3. 下述哪项不是心力衰竭的原因?(　　)

A. 心脏负荷增加　　　　　B. 感染　　　　　　　　　C. 弥漫性心肌病变

D. 心肌缺血缺氧　　　　　E. 心肌代谢障碍

4. 心力衰竭时,机体不可能出现哪项变化?(　　)

A. 通过代偿心肌收缩力增强

B. 交感神经兴奋使心率加快

C. 肾素-血管紧张素-醛固酮系统激活,增加血容量

D. 早期血液重新分配,心脑不缺血

E. 动脉压和静脉压可保持正常

5. 左心衰竭时发生呼吸困难的主要机制是(　　)。

A. 心脏缺血缺氧　　　　　　　　　B. 低血压

C. 肺淤血、肺水肿　　　　　　　　D. 体循环淤血,回心血量减少

E. 以上都不是

6. 右心衰竭不可能出现下面哪些变化?(　　)

A. 腹水　　　　　　　　　B. 下肢水肿　　　　　　　C. 肝肿大

D. 颈静脉怒张　　　　　　E. 心源性哮喘

7. 呼吸衰竭的发生原因是指(　　)。

A. 内呼吸严重障碍　　　　B. 外呼吸严重障碍　　　　C. 氧吸入障碍

D. 氧利用障碍　　　　　　E. 氧吸入和利用均有障碍

8. 以下哪项可以引起限制性通气不足?(　　)

A. 气道阻塞　　　　　　　　　　　B. 肺泡膜厚度增加

C. 通气血流比例失调　　　　　　　D. 肺泡膜面积减少和厚度增加

E. 呼吸肌活动障碍

9. 以下哪项原因可以引起阻塞性通气不足?(　　)

A. 气管痉挛收缩　　　　　B. 呼吸肌活动障碍　　　　C. 严重的胸廓畸形

D. 肺泡表面活性物质减少　E. 肺叶切除

10. 肝性脑病患者氨清除不足的原因主要是(　　)。

A. 三羧酸循环障碍　　　　B. 谷氨酸合成障碍　　　　C. 谷氨酰胺合成障碍

D. 鸟氨酸循环障碍　　　　E. 肾小管分泌氨减少

11. 患者,男,40岁。以呕血、黑便入院,既往有肝硬化病史。入院后再次呕血约1500 mL,3天后,患者逐渐出现嗜睡、昏迷症状。诊断为肝硬化食管下段静脉曲张破裂出血,肝性脑病。

请问该患者发生肝性脑病的诱因是(　　)。

A. 药物使用不当　　　　　B. 摄入过量蛋白质　　　　C. 消化道出血

D. 感染　　　　　　　　　E. 便秘

12. 引起慢性肾功能衰竭最常见的原因是( )。

A. 慢性肾小球肾炎　　　　B. 慢性肾盂肾炎　　　　C. 急性肾小球肾炎

D. 肾肿瘤　　　　　　　　E. 前列腺增生

13. 肾功能衰竭是指( )。

A. 持续少尿或无尿的病理过程

B. 引起氮质血症的各种疾病

C. 尿中出现蛋白质、管型、红细胞和白细胞的病理过程

D. 各种肾实质疾病引起的病理过程

E. 各种原因引起的肾泌尿功能严重障碍

14. 尿毒症患者最早出现和最突出的症状是( )。

A. 尿毒症心包炎　　　　B. 外周神经感觉异常　　　　C. 消化道症状

D. 心力衰竭　　　　　　E. 尿毒症肺炎

15. 尿毒症患者呼出的气体有氨味是由于( )。

A. 细菌在口腔及咽部繁殖　　　　　　B. 随唾液排出的尿素被分解成氨

C. 胃排空减弱　　　　　　　　　　　D. 大量硫醇排出

E. 丙酮排出增多

16. 慢性肾功能衰竭患者较早出现的症状是( )。

A. 少尿　　　　　　　　B. 夜尿　　　　　　　　C. 高钾血症

D. 尿毒症　　　　　　　E. 肾性骨营养不良

二、A3 型题/A4 型题

17～18 题共用题干

患者,女,53 岁。患风湿性心脏病数年,心悸气短,乏力,活动后症状加重。近两日来发热,咳嗽,胸闷气短不能平卧,呼吸困难,腹胀,双下肢水肿,颈静脉怒张,肝脏肋下三指,彩超提示左右心室肥大。

17. 该患者可能发生了( )。

A. 呼吸衰竭　　　　　　B. 左心衰竭　　　　　　C. 右心衰竭

D. 全心衰竭　　　　　　E. 上呼吸道感染

18. 对该患者的健康教育,不正确的是( )。

A. 低盐饮食　　　　　　　　　　　　B. 防寒保暖,预防上呼吸道感染

C. 保持良好的情绪　　　　　　　　　D. 低蛋白饮食

E. 尽量避免在寒冷潮湿环境居住

19～20 题共用题干

患者,男,78 岁。因咳喘、胸闷 3 天就诊。既往有慢性支气管炎,肺气肿,肺心病史。输液过程中出现呼吸困难、心悸、气促。体格检查:面色苍白,口唇发绀,双肺布满哮鸣音,心率 170 次/分。观察输液滴数约 94 滴/分。

19. 该患者可能发生了( )。

A. 急性呼吸衰竭　　　　B. 急性肺水肿　　　　C. 急性支气管哮喘

D. 休克　　　　　　　　E. 急性上呼吸道感染

20. 输液过程中出现上述临床症状的主要原因是( )。

A. 感染　　　　　　　　B. 肺源性心脏病　　　　　　C. 输液速度过快

D. 肺气肿　　　　　　　E. 呼吸道阻塞

21～23 题共用题干

患者,男,63 岁。患慢性支气管炎近三十年,气短,腹胀,双下肢水肿 2 年,加重 1 月来诊。体格检查:皮肤黏膜轻度发绀,颈静脉怒张,肝肋下三指。诊断为慢性阻塞性肺疾病急性加重期、肺源性心脏病、呼吸衰竭。

21. 该患者的血气变化最可能是(　　　)。

A. PaO_2 降低　　　　　B. PaO_2 降低伴 $PaCO_2$ 升高　　C. $PaCO_2$ 升高

D. PaO_2 升高伴 $PaCO_2$ 降低　　E. $PaCO_2$ 正常或降低

22. 该患者发生呼吸衰竭的机制是(　　　)。

A. 阻塞性通气不足　　　　　　　　　B. 限制性通气不足

C. 肺泡膜面积减少和厚度增加　　　　D. 通气血流比值失调

E. 以上均是

23. 护理该患者错误的做法是(　　　)。

A. 持续低流量低浓度吸氧　　　　　　B. 较高浓度吸氧以迅速改善缺氧

C. 严格注意输液量及速度　　　　　　D. 及时清除呼吸道分泌物

E. 定时翻身拍背,改换体位

24～25 题共用题干

患者,男,39 岁。患有慢性肾小球肾炎十余年。近一周来出现频繁恶心、呕吐、乏力、鼻出血、肢体麻木等症状,遂来医院就诊。体格检查:水肿,反应迟钝,血压 155/128 mmHg,心脏听诊可听到心包摩擦音。实验室检查:血红蛋白 90 g/L,血尿素氮 32 mmol/L。

24. 对该患者最正确的诊断是(　　　)。

A. 急性肾功能衰竭　　　　B. 肾功能不全　　　　　C. 尿毒症

D. 心功能不全　　　　　　E. 肝功能不全

25. 应该如何处理患者?(　　　)

A. 吸氧　　　　　　　　　　　　　　B. 给予强心剂

C. 对麻木的肢体进行理疗　　　　　　D. 给予助消化药

E. 立即透析

三、B1 型题

26～29 题共用备选答案

A. 心肌严重损害　　　　　B. 心肌代谢障碍　　　　　C. 心脏前负荷过重

D. 心脏后负荷过重　　　　E. 心律失常

26. 维生素 B_1 缺乏引起心力衰竭主要是由于(　　　)。

27. 大面积心肌梗死引起心力衰竭主要是由于(　　　)。

28. 高血压病引起心力衰竭主要是由于(　　　)。

29. 甲状腺功能亢进症引起心力衰竭主要是由于(　　　)。

(王亚宁)

实验指导

实验一　细胞和组织的适应、损伤与修复

一、目的要求

（1）观察组织细胞适应、损伤与修复的常见大体标本和病理切片。

（2）掌握肉芽组织的形态与功能。

（3）熟悉细胞水肿、脂肪变性、凝固性坏死的病变特点。

二、识别病理标本

（1）肾盂积水：肾体积较正常大，切面见肾盂肾盏高度扩张，肾实质因受压而萎缩变薄。

（2）肾细胞水肿：肾体积增大，重量增加，包膜紧张。切面膨出，边缘外翻，混浊无光泽，似开水烫过一样。

（3）心脏肥大：高血压引起的左心室肥大，左心室壁增厚。

（4）肝脂肪变性：肝体积增大，重量增加，呈淡黄色、质软、触之有油腻感。

（5）干酪样坏死（肾结核标本）：肾体积增大，重量增加，切面见空洞形成，空洞内残留有较多的黄白色、质地松脆的坏死物，状如干酪，故称为干酪样坏死，属于凝固性坏死。

（6）足干性坏疽：坏死区干燥皱缩，呈黑色，与周围正常组织分界清楚。

（7）坏疽性阑尾炎（湿性坏疽）：阑尾明显肿胀，浆膜面失去光泽，部分呈墨绿色，与周围组织分界不清。

三、观察病理切片

（一）观察要点

1. 肝脂肪变性

①低倍镜：可见大部分肝细胞浆内有大小不一的圆形空泡，脂肪变性明显处肝窦受压变窄。②高倍镜：肝细胞浆内见圆形、边界清楚的空泡，肝细胞核被空泡挤到细胞的一边（注意与肝细胞水肿区别）。

2. 肉芽组织

①低倍镜：可见大量新生毛细血管和成纤维细胞，毛细血管排列方向与表面垂直，其深

层为致密纤维结缔组织,与表面平行,系瘢痕组织。②高倍镜:新生毛细血管壁由单层内皮细胞构成;成纤维细胞位于毛细血管之间,细胞较大,胞质丰富,呈椭圆形、棱形或星芒状,细胞界限不清楚,胞核呈椭圆形或梭形;上述两种成分之间有中性粒细胞、淋巴细胞和浆细胞等炎细胞。

（二）绘图

绘出肝脂肪变性和肉芽组织的显微镜下图。

四、病例讨论

（一）病例

患者,42 岁,男性。上腹部疼痛 5 年,疼痛以饭后 1 h 最明显,伴上腹部饱胀、嗳气、反酸等症状。近一周来疼痛加重,于今日中午呕出咖啡样残渣 300 mL 入院。体格检查:心率 125 次/分,血压 80/50 mmHg,精神差,贫血貌,上腹中部压痛阳性。胃镜:胃小弯近幽门处见一单发、圆形、约 1 cm 的溃疡,溃疡边缘整齐、底部平坦,黏膜皱襞呈放射状,有出血。

（二）讨论

1. 该患者的病理诊断是什么?
2. 患者已经出现了哪种并发症? 若不及时治疗会出现什么后果?

实验二　局部血液循环障碍

一、目的要求

（1）观察淤血、血栓、梗死的大体标本和切片标本。
（2）熟悉淤血、血栓、梗死的肉眼及显微镜下病变特点。

二、识别病理标本

（1）肺淤血:肺体积增大,重量增加,颜色暗红,包膜紧张,质地较实;慢性肺淤血标本肺呈棕褐色,肺质地变硬。

（2）慢性肝淤血(槟榔肝):肝脏体积增大,呈暗红色,包膜紧张,表面及切面见红黄色相间的状似槟榔切面的条纹。

（3）静脉血栓形成:剪开的静脉腔内见圆柱形固体物紧密附着于血管内膜面,该物体较粗糙、干燥,呈黑白色相间的结构(新鲜时红白色相间)。

（4）脾贫血性梗死:脾梗死灶似三角形,其尖端指向脾门,底部靠近包膜,灰白色、干燥、质实,边界清楚,可见明显的充血出血带。

三、观察病理切片

（一）观察要点

1. 慢性肺淤血

①低倍镜:肺泡壁毛细血管和小静脉高度扩张充满红细胞,多数肺泡腔内充满淡红色

水肿液。②高倍镜:部分肺泡腔内见红细胞和含有棕黄色含铁血黄素颗粒的心衰细胞。

2. 慢性肝淤血

①低倍镜:肝小叶中央静脉及其周围肝窦扩张充满红细胞。②高倍镜:肝小叶中央的部分肝细胞萎缩甚至消失,周边的部分肝细胞内出现大小不等的圆形空泡(脂肪变性)。

3. 静脉内混合血栓

①低倍镜:血栓为深红色和淡红色层层交错,深红色为血液凝固而成,淡红色为血小板小梁,血小板小梁形成纵横交错的波浪状,粗细不等。②高倍镜:在血小板小梁的边缘可见黏附有许多白细胞,血小板小梁间为纤维素网,其间充满大量红细胞。

（二）绘图

绘出肺淤血显微镜下图。

四、病例讨论

（一）病例

患者,女,30岁,因胎位异常做剖宫产手术。手术过程顺利,术后第四天产妇有便意,由其丈夫陪同自行下床,回病房途中突然晕倒。医务人员赶到时,患者面色青紫,无心跳,血压测不到,经多方抢救无效死亡。

尸体解剖检查阳性所见:①左髂总静脉内膜面可见数处灰褐色粗糙物附着(范围约3 cm×2 cm),该处静脉明显扩张。②肺动脉左、右主干各有一个灰黑色条状物堵塞,与血管内膜无明显粘连。

（二）讨论

1. 什么原因引起患者死亡?
2. 请根据学过的病理学知识分析解释本例患者的死亡原因。

实验三 炎 症

一、目的要求

(1) 观察各类炎症的大体标本、切片标本及各种炎细胞。
(2) 掌握化脓性炎的类型、病变特点。
(3) 熟悉各种炎细胞的镜下特点。

二、识别病理标本

(1) 纤维素性心外膜炎:心包脏层表面粗糙,有纤维素渗出物覆盖,灰白色,呈绒毛状。
(2) 急性化脓性阑尾炎:阑尾肿胀,浆膜面充血明显,有脓性渗出物。切面:阑尾壁增厚,腔内有脓性渗出物。
(3) 脑脓肿:大脑半球矢状切面,一侧见一个脓腔,腔内脓液已流失,仅留少许脓液黏附,周围有纤维组织包绕,边界清楚,邻近的侧脑室已被挤压变形。
(4) 假膜性炎:结肠黏膜表面有一层灰黄色糠皮样假膜,部分假膜已脱落,形成多数大小不一、形状不规则的浅表溃疡。

(5)急性重型肝炎:肝脏体积明显缩小,包膜皱缩,边缘薄而锐,切面呈土黄色。

(6)子宫颈息肉:子宫颈外口见一个或数个带蒂的结节状肿物,蒂与宫颈内口相连。

三、观察病理切片

(一)观察要点

1. 纤维素性心外膜炎

心外膜可见红染的丝网状或片状纤维素,网眼内可见渗出的炎细胞。

2. 各种炎细胞

高倍镜下可见各种炎细胞的形态特点。①中性粒细胞:胞核分叶状,常为 2～3 叶,胞浆呈浅红色。②嗜酸性粒细胞:胞核呈分叶状,胞浆内含有粗大的嗜酸性颗粒。③单核细胞:胞体大,胞浆丰富,核呈肾形或椭圆形,常偏于一侧。④淋巴细胞:体积较小,胞核呈圆形、深染,胞浆极少。⑤浆细胞:胞体呈卵圆形,胞核呈圆形,位于胞体一侧,染色质呈轮辐状排列,胞浆丰富。

3. 蜂窝织炎性阑尾炎

阑尾腔内见有脓性渗出物,部分阑尾黏膜组织坏死脱落。黏膜下层血管扩张,在阑尾壁全层见大量中性粒细胞弥漫性浸润。

(二)绘图

绘出中性粒细胞、单核细胞、淋巴细胞、嗜酸性粒细胞的形态。

四、病例讨论

(一)病例

患者,男,28 岁。因淋雨受凉后突然出现寒战、高热、头痛,感全身肌肉酸痛。随之出现咳嗽,咳少量铁锈色痰,右下胸部疼痛,深呼吸时加重来院就诊。

体格检查:患者呈急性病容,呼吸急促。体温 39.5 ℃,脉搏 108 次/分,呼吸 26 次/分,血压 120/80 mmHg。右胸下部语颤增强,叩诊呈浊音,可闻及支气管呼吸音。

实验室检查:白细胞总数 $25×10^9$/L,其中中性粒细胞 0.9,有核左移。X 线检查:右下肺可见大片密度增高阴影。

临床诊断:右肺下叶大叶性肺炎。经对症处理和抗生素治疗一周后康复出院。

(二)讨论

1. 本病是一种什么类型的炎症?

2. 右肺下叶可能出现什么样的病理变化?

3. 试分析患者发热、白细胞增多的原因。

实验四 肿 瘤

一、目的要求

(1)掌握良性肿瘤与恶性肿瘤的区别以及癌与肉瘤的区别。

（2）了解常见肿瘤的病理形态学特点。

（3）观察各种常见肿瘤的形态与结构。

二、识别病理标本

注意观察肿瘤的大小、数目、重量、形态、颜色、表面光滑度、硬度和切面情况及与周围组织的界限等。

（1）**子宫平滑肌瘤**：肿瘤呈多个大小不一的球形肿块，质地坚硬，位于子宫肌壁间（或黏膜下，或浆膜下）。切面灰白色，有包膜，界限清楚，呈编织状或旋涡状。

（2）**脂肪瘤**：肿瘤呈圆球形、结节状或分叶状，表面光滑，有较薄的纤维性包膜，切面黄色或淡黄色，很像成熟的脂肪组织，质软。

（3）**原发性肝癌**：肝脏明显增大，切面在肝右叶见一巨大肿块，质地硬，呈灰白色，伴有出血、坏死，与周围分界不清，肿块周围有数个散在灰白色小结节。

（4）**乳腺癌**：乳头略下陷，其周围皮肤呈橘皮样改变。切面见一个不规则形肿块，灰白色，与周围正常组织分界不清，有的似树枝状穿入脂肪内。

（5）**卵巢畸胎瘤**：肿瘤体积较大，直径多在 15 cm 以上，表面光滑，呈圆形，囊性，切面多为单房，囊内含有灰白色皮脂、毛发、牙齿等。

（6）**肺转移性癌**：肺脏体积增大，在肺叶内见多数灰白色、边界清楚的圆形瘤结节，散在性分布，大小较一致，无包膜。

三、观察病理切片

（一）观察要点

1. 鳞状细胞癌

鳞状上皮向下呈浸润性生长，形成大小不等的癌巢。癌巢被周围的结缔组织分隔包绕。癌巢内细胞分化低，细胞大小、形态及排列均不规则，特别是胞核大，胞核深染，胞核与胞浆比明显异常。癌巢中心为同心圆样红色角化物质，称为癌珠或角化珠。

2. 腺癌

肿瘤的腺体增多，有的相互靠近，呈"背靠背"或"共壁"现象。腺体大小不等，形态不规则，排列紊乱，并向下浸润黏膜下层和肌层，使肠壁正常结构破坏。癌细胞大小不等，呈立方形或低柱状，单层或多层，细胞分界不清，核增大，且大小和形态不一，核染色质增多，呈粗颗粒状，核膜增厚，核分裂象易见，并可见病理性核分裂象。

3. 平滑肌肉瘤

瘤细胞形态多种多样，核大小不一，呈杆状或圆形，或多边形，核仁明显，核分裂象多见，有病理性核分裂象，也可见较多的瘤巨细胞。瘤细胞排列紊乱。瘤内间质少，血管丰富，可伴有出血、坏死。

4. 平滑肌瘤

肿瘤细胞排列成不规则的结节，结节内的细胞纵横交错，失去正常平滑肌的层次结构。细胞大小比较一致，胞浆呈红色，胞核呈杆状。

（二）绘图

绘出鳞状细胞癌与腺癌的显微镜下图。

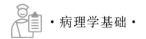

四、病例讨论

（一）病例

患者,女性,50 岁。因发现左乳肿块 1 年,逐渐增大伴疼痛 2 月入院。一年前左乳外上象限发现一质硬的无痛性肿块,直径约 2.0 cm,可轻微活动。未诊治。2 个月前肿块逐渐增大、变硬,出现乳头内陷并固定。体格检查:左乳为一巨大肿块占据,约 29.2 cm×19.5 cm,质硬,大片皮肤水肿呈"橘皮样",边界不清,不活动;左乳头内陷、固定,可挤出黄褐色混浊液体。左腋下肿大淋巴结融合成团,约 4 cm×3 cm×3 cm 大小,质硬,界限不清,固定,无压痛。钼靶 X 线检查:左乳巨大肿块。

（二）讨论

1. 本患者可能患有什么病? 其诊断依据是什么?
2. 如要确诊还需作什么检查?

实验五　常见疾病

一、目的要求

（1）观察常见疾病的病理标本及病理切片。

（2）熟悉动脉粥样硬化、高血压病、大叶性肺炎、门脉性肝硬化、急性肾小球肾炎和慢性肾小球肾炎的病变特征。

（3）了解风湿病、小叶性肺炎、胃溃疡、子宫颈癌、乳腺癌的病变特征。

二、识别病理标本

（1）主动脉粥样硬化:主动脉纵向切开,其内膜表面凸凹不平,可见大小不等、形状不规则的黄白色斑点或条纹或纤维斑块或粥样斑块隆起。有的斑块表面已有破溃,形成溃疡。

（2）冠状动脉粥样硬化:冠状动脉前降支的横切面可见管壁部分增厚,斑块为灰黄色突起,管腔呈新月形狭窄,局部有钙盐沉积,管腔内有血栓形成。

（3）心肌梗死:心尖部及左心室前壁有一个较大范围的灰白色坏死区,坏死组织无光泽,形状不规则,坏死组织周围可见充血、出血带,内膜面上有大块附壁血栓。

（4）高血压性心脏病:为左心室向心性肥大,心脏体积明显增大,重量增加,左心室壁明显肥厚,乳头肌增粗,心腔不扩张,瓣膜无器质性病变。

（5）高血压病的肾脏病变:为原发性颗粒性固缩肾,肾体积明显缩小,重量减轻,质地变硬,表面呈细颗粒状。切面皮质变薄,皮质与髓质分界不清,其间的肾小动脉壁增厚。

（6）风湿性心内膜炎:早期病变,在二尖瓣的瓣膜闭锁缘上可见串珠状排列、粟粒大小、呈灰白色、半透明的疣状赘生物。晚期,二尖瓣明显增厚,瓣叶相互粘连,瓣膜口呈鱼口状,仅容一个手指通过。

（7）大叶性肺炎:为灰色肝样变期病变,病变肺叶肿大、呈灰白色,切面呈细颗粒状,质地变实如肝,胸膜表面可有纤维素渗出物。

（8）小叶性肺炎:肺的表面及切面,可见散在的、大小相近的、灰白色或灰黄色的实变区,稍突出于表面,部分实变区融合在一起。其间的细支气管腔内可有脓性物质。

（9）胃溃疡:从胃大弯剪开,在胃小弯近幽门处可见一个溃疡,呈圆形,直径约 2 cm,溃疡边缘整齐,似刀切状,周围黏膜皱襞呈放射状向溃疡集中,底部平坦,深达肌层,剖面标本溃疡呈漏斗状。

（10）门脉性肝硬化:肝体积明显缩小,重量减轻,质地变硬,表面不光滑,可见许多突出于表面的半球形结节,切面呈颗粒状或小结节状,大小较一致,直径不超过 1 cm,结节周围有纤维组织条索包绕,肝被膜增厚。

（11）急性肾小球肾炎:肾肿大,被膜紧张,表面光滑,颜色暗红,肾表面与切面可见蚤咬状的黑褐色出血点,肾皮质增厚,与髓质分界清楚。

（12）慢性肾小球肾炎:为继发性颗粒性固缩肾,肾体积缩小,质地变硬,颗粒较均匀;切面见皮质萎缩变薄,皮质、髓质分界不清,包膜粘连。

（13）葡萄胎:子宫增大,子宫腔内有许多圆形或椭圆形、成串或成簇、大小不等、透明或半透明、壁薄、内含清亮液体的囊泡,其间有细蒂相连,似葡萄状。

（14）子宫颈癌:子宫颈可见一个菜花状物,灰白色,质硬,表面有出血坏死,癌组织已蔓延至子宫体。

（15）乳腺癌:乳头向内回缩,皮肤凸凹不平,形成橘皮样外观,侵犯皮肤形成溃疡,切面可见癌组织呈灰白色结节,与周围组织界限不清,其间可有坏死。

三、观察病理切片

（一）观察要点

1. 主动脉粥样硬化

斑块表层是由玻璃样变的胶原纤维、弹力纤维等形成的纤维帽,纤维帽下方可见泡沫细胞,深层为粉染的粥样坏死物,可见大量无定形的坏死崩解产物、针状空隙或菱形的胆固醇结晶和蓝染的钙盐沉积。斑块底部和边缘出现肉芽组织,动脉中膜平滑肌细胞萎缩,动脉壁增厚,管腔狭窄。

2. 大叶性肺炎

大叶性肺炎为灰色肝样变期病变,肺泡壁毛细血管被渗出物挤压,管腔狭窄或闭塞,肺泡腔内充满大量纤维素及中性粒细胞,肺泡间的纤维素相互连接,肺泡明显实变。

3. 小叶性肺炎

病灶内的细支气管壁及其所属肺泡壁充血、水肿及中性粒细胞浸润,细支气管腔及肺泡内充满以大量中性粒细胞为主的脓性渗出物,细支气管黏膜上皮及肺泡壁常有上皮细胞坏死脱落。病灶周围肺组织呈不同程度的代偿性肺气肿。

4. 门脉性肝硬化

假小叶形成,假小叶内有萎缩、正常及增大的肝细胞,肝细胞排列紊乱、大小不等。假小叶内常无中央静脉或偏位,也可见两个以上中央静脉,有时可见汇管区。纤维组织间隔较窄,可见小胆管增生、胆汁淤积和少量慢性炎细胞浸润。

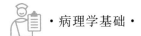

5．急性肾小球肾炎

病变的肾小球体积增大,细胞数增多,主要为肿胀增生的毛细血管内皮细胞及系膜细胞,并见较多中性粒细胞和巨噬细胞浸润,毛细血管管腔狭窄或闭塞。肾小管上皮细胞发生变性,管腔内可见蛋白管型、红细胞管型、白细胞管型。肾间质充血、水肿、少量炎细胞浸润。

6．慢性肾小球肾炎

病变的肾小球纤维化和玻璃样变,相互靠拢集中,所属肾小管萎缩或消失,间质纤维组织增生,有淋巴细胞、浆细胞浸润以及细小动脉管壁玻璃样变。有的肾小球体积增大、肾小管扩张,可见管型。

（二）绘图

绘出大叶性肺炎灰色肝样变期和门脉性肝硬化的显微镜下图。

四、病例讨论

（一）病例

患者,男性,64 岁。胸闷,伴头晕,运动后气短 5 年,下肢水肿 3 个月。5 年前开始出现头晕,劳累后气短,血压最高为 160/120 mmHg,并开始不规律服用降压药,血压一直波动于 130～150/100～110 mmHg。3 个月前开始间断出现双下肢水肿伴乏力,轻度活动有心悸、气短,夜间偶有憋醒。父母均患有高血压。体格检查:脉搏 112 次/分,血压 160/110 mmHg,双下肢有凹陷性水肿。B 超显示左心室、左心房增大。

（二）讨论

1. 患者的临床诊断是什么?
2. 其临床表现的病理基础是什么?

实验六　传　染　病

一、目的要求

（1）熟悉病毒性肝炎、结核病、细菌性痢疾、伤寒、流脑、乙脑的病变特征。

（2）观察病毒性肝炎、结核病、细菌性痢疾、伤寒、流脑、乙脑的大体标本和病理切片。

二、识别病理标本

（1）急性重型肝炎:肝体积明显缩小,包膜皱缩,尤以左叶明显,边缘变薄、变锐,质地柔软,切面呈土黄色或红褐色。

（2）原发性肺结核:儿童肺,右肺上叶近胸膜处有一个原发病灶(黄色干酪样坏死),同侧肺门淋巴结肿大并有干酪样坏死。

（3）慢性纤维空洞型肺结核:肺内可见多个厚壁空洞,以肺上叶较多。空洞大小不一,形态不规则,空洞壁厚,空洞壁内有干酪样坏死灶。

（4）细菌性痢疾:乙状结肠黏膜表面有一层灰色膜状物,粗糙而无光泽,即假膜。病变范围广泛,部分假膜脱落,形成溃疡。

（5）肠伤寒:小肠黏膜见一椭圆形的溃疡,边缘隆起,溃疡的长轴与肠的长轴相平行。

（6）流行性脑脊髓膜炎:脑膜血管高度扩张充血,蛛网膜下腔充满灰色混浊脓性渗出物。渗出物覆盖脑沟、脑回,导致脑沟、脑回结构不清。

（7）流行性乙型脑炎:脑膜血管充血,脑水肿使脑回变宽、脑沟变窄,切面皮质内可见散在粟粒大小的软化灶。

三、观察病理切片

（一）观察要点

1. 急性病毒性肝炎

肝细胞体积普遍肿大,胞浆疏松、透亮,称为气球样变。个别肝细胞体积缩小,胞浆浓缩,嗜酸性增强,整个细胞变成红色圆形小体,称为嗜酸性小体。肝索排列紊乱,肝窦受压,少数肝细胞坏死(点状坏死),坏死灶内及汇管区淋巴细胞浸润。

2. 结核结节

组织中见结节状病灶,其中央为红染无结构颗粒状物质,即干酪样坏死。周围有类上皮细胞、朗汉斯巨细胞。类上皮细胞梭形或多角形,境界不清,常与邻近细胞连成片。朗汉斯巨细胞体积大,胞浆丰富,胞核数量多,十几个至几十个,排列在细胞的周边部,呈马蹄状或花环状。外周有大量致敏 T 淋巴细胞和反应性增生的成纤维细胞包围。

3. 细菌性痢疾

低倍镜:肠黏膜表面为假膜覆盖,黏膜上皮及腺体大片消失。高倍镜:假膜由无结构的坏死物质、炎细胞及纤维素构成,黏膜层、肌层有大量炎细胞浸润。

4. 肠伤寒

低倍镜:回肠黏膜及黏膜下层见淋巴滤泡增生,滤泡内有多量伤寒小结。高倍镜:滤泡内有大量增生的巨噬细胞,体积大、胞浆丰富,内有吞噬的红细胞、淋巴细胞及组织碎片,称为伤寒细胞。

5. 流行性脑脊髓膜炎

低倍镜:脑膜血管高度扩张、充血,蛛网膜下腔充满大量脓性渗出物。高倍镜:蛛网膜下腔渗出物中的炎细胞为中性粒细胞和脓细胞。

6. 流行性乙型脑炎

低倍镜:脑血管高度扩张、充血,血管周围间隙加宽,淋巴细胞、单核细胞围绕周围形成血管套。高倍镜:神经细胞变性、坏死,可见神经细胞卫星现象及嗜神经细胞现象。脑组织内可见筛网状软化灶,也可见胶质细胞增生形成的胶质结节。

（二）绘图

绘出结核结节的显微镜下图。

四、病例讨论

（一）病例

患者,男性,36 岁。因发热、腹痛、脓血便 3 天来诊。患者因出差有不洁饮食,于 3 天前

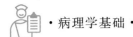

回来后突然发热,体温 38.2 ℃,畏寒,无寒战,同时有下腹部阵发性疼痛和腹泻,大便每天
10 余次至数十次,为少量脓血便,以脓为主,无特殊恶臭味,伴里急后重,无恶心和呕吐。
体格检查:体温 38.5 ℃,心率 96 次/分,呼吸 20 次/分,血压 120/80 mmHg。急性热病容,
腹平软,左下腹有压痛,无肌紧张和反跳痛,未触及肿块,肠鸣音 5 次/分。实验室检查:血
常规示白细胞 $16.4×10^9$/L,中性粒细胞 0.88;粪便常规:黏液脓性便,白细胞:多数/HP,
红细胞:3～5 个/HP。

（二）讨论

1. 该患者的诊断是什么？其诊断依据有哪些？
2. 试分析该患者的症状与体征的发生机制。

参考文献

[1]　金惠铭,王建枝.病理生理学[M].7版.北京:人民卫生出版社,2010.

[2]　王斌,陈命家.病理学与病理生理学[M].6版.北京:人民卫生出版社,2010.

[3]　吴继峰.病理学[M].2版.北京:人民卫生出版社,2010.

[4]　吴伟康,赵卫星.病理学[M].2版.北京:人民卫生出版社,2009.

[5]　王建中,贺平泽.病理学基础[M].2版.北京:科学出版社,2008.

[6]　李玉林.病理学[M].7版.北京:人民卫生出版社,2008.

[7]　王志敏.病理学基础[M].2版.北京:人民卫生出版社,2008.

[8]　郎志峰.病理学[M].北京:人民卫生出版社,2007.

[9]　杨如虹.病理生理学[M].2版.北京:科学出版社,2007.

[10]　金惠铭,王建枝.病理生理学[M].6版.北京:人民卫生出版社,2006.

[11]　步宏.病理学与病理生理学[M].2版.北京:人民卫生出版社,2006.